高职高专医药院校创新教材

供高等职业教育药学类、药品制造类、食品药品管理类等相关专业使用

中药鉴定技术

（第三版）

主　编　傅　红
副主编　姚学文　李顺源
编　者　（按姓氏汉语拼音排序）
　　　　丑　安　长沙卫生职业学院
　　　　傅　红　天津生物工程职业技术学院
　　　　傅巧真　潍坊护理职业学院
　　　　李顺源　雅安职业技术学院
　　　　姚学文　南阳医学高等专科学校
　　　　尹浣姝　天津生物工程职业技术学院
　　　　赵兴华　沧州医学高等专科学校

科学出版社
北　京

内 容 简 介

　　本教材是高职高专医药院校创新教材之一。本教材以 2020 年版《中华人民共和国药典》为指南，参考全国职业院校技能大赛中药传统技能大赛中性状鉴别赛项中药品种为依据编写而成。教材紧贴中药行业工作需求，在理论与实践兼顾的基础上，重点强调学生对中药鉴定技能的掌握与应用，着重培养学生的职业能力与职业素质。

　　本书共分为四个模块：中药鉴定技术基本知识、中药性状鉴定、中药显微鉴定、中药理化鉴定。每个模块下有若干项目，共二十四个项目。在正文中增加链接、自测题等。

　　本教材可供高等职业教育药学类、药品制造类、食品药品管理类等相关专业使用，同时可供全国执业中药师资格考试、基层中药生产采购人员参考使用，亦可作为全国职业院校技能大赛中药传统技能大赛的赛前辅导用书。

图书在版编目（CIP）数据

中药鉴定技术 / 傅红主编. —3 版. —北京：科学出版社，2021.1

高职高专医药院校创新教材

ISBN 978-7-03-066640-6

Ⅰ. 中… Ⅱ. 傅… Ⅲ. 中药鉴定学–高等职业教育–教材 Ⅳ. R282.5

中国版本图书馆 CIP 数据核字（2020）第 214163 号

责任编辑：丁海燕 / 责任校对：杨　赛
责任印制：赵　博 / 封面设计：涿州锦晖

科学出版社 出版
北京东黄城根北街 16 号
邮政编码：100717
http://www.sciencep.com
保定市中画美凯印刷有限公司印刷
科学出版社发行　各地新华书店经销
*

2004 年 9 月第　一　版　开本：850×1168　1/16
2021 年 1 月第　三　版　印张：17 1/2
2024 年 1 月第二十二次印刷　字数：518 000

定价：69.80 元
（如有印装质量问题，我社负责调换）

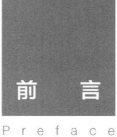

前　言

Preface

党的二十大报告指出："人民健康是民族昌盛和国家强盛的重要标志。把保障人民健康放在优先发展的战略位置，完善人民健康促进政策。"贯彻落实党的二十大决策部署，积极推动健康事业发展，离不开人才队伍建设。党的二十大报告指出："培养造就大批德才兼备的高素质人才，是国家和民族长远发展大计。"教材是教学内容的重要载体，是教学的重要依据、培养人才的重要保障。本次教材修订旨在贯彻党的二十大报告精神和党的教育方针，落实立德树人根本任务，坚持为党育人、为国育才。

为了适应全国高等职业教育的迅速发展，在科学出版社的组织下对《中药鉴定技术（第二版）》教材进行了新一轮修订。本教材编写的指导思想是既要贯彻新时代现代高职教育理念，又注重中药鉴定理论知识与技能要求的完整性。在教材中体现价值引领、知识传授、技能培养、职业素养"四位一体"的教育教学目标，以中药鉴定理论知识与技能操作能力为主线贯穿对学生"工匠精神"、中药行业职业素养、安全意识教育的内容。

在学习任务编排上遵循学生能力发展规律，将工作任务按市场需求分为常用中药性状鉴定、中药显微鉴定、中药理化鉴定三个层次，中药的鉴定由简单到复杂，由单项鉴别能力训练到综合鉴别能力训练。性状鉴定部分以全国职业院校技能大赛中药传统技能赛项中性状鉴别赛项 350 种中药为基础，按植物类药、动物类药、矿物类药进行分类，每味中药从来源、产地、性状鉴别、质量、功效等 5 方面编写，书中性状鉴定部分全部使用中药材及饮片照片插图，使性状鉴别特征更清晰地展示。显微鉴定部分以全国职业院校技能大赛显微鉴别赛项 35 种中药品种为基础编写，在显微特征墨线图基础上，增加显微照片，更直观地表达中药的显微鉴别要点。图文结合的形式，让中药鉴定知识易学易懂，将知识性、趣味性相结合。

在编写过程中编者参考了经典的中药专著及部分高职教材，在此一并表示感谢！鉴于编者水平有限，若有不足之处，敬请各位专家、同行批评指正！

傅　红

2023 年 8 月

配 套 资 源

欢迎登录"中科云教育"平台，**免费**数字化课程等你来！

  本系列教材配有图片、视频、音频、动画、题库、PPT 课件等数字化资源，持续更新，欢迎选用！

"中科云教育"平台数字化课程登录路径

电脑端

> 第一步：打开网址 http://www.coursegate.cn/short/RJ1YU.action

> 第二步：注册、登录

> 第三步：点击上方导航栏"课程"，在右侧搜索栏搜索对应课程，开始学习

手机端

> 第一步：打开微信"扫一扫"，扫描下方二维码

> 第二步：注册、登录

> 第三步：用微信扫描上方二维码，进入课程，开始学习

PPT 课件，请在数字化课程中各章节里下载！

目 录

Contents

项目一　中药鉴定技术概论

一、中药鉴定技术的基本概念

中药鉴定技术是研究中药鉴定方法和质量标准的一门应用技能性学科。它是以传统的中药鉴别经验为基础，运用现代自然科学的方法和技术，系统地整理和研究中药的来源、品种鉴别特征、质量评价方法、开发和扩大中药资源等方面的知识。

中药是指在中医药理论和临床经验指导下用于防治疾病和医疗保健的药物，包括中药材、饮片和中成药（在本书中特指中药材和中药饮片）。中药材是取自天然的未经加工或只经过简单产地加工的原料药，简称为"药材"，按其来源可分为植物药、动物药和矿物药 3 大类，迄今为止，中药材的总数量已近 13 000 种。中药材经过净制、切制、炮制，制成符合临床医疗需要的加工品称为饮片。中成药是以饮片（或药材）为原料，根据临床处方的要求，采用相应的制备工艺和加工方法制备成的随时可以应用的剂型。中药饮片（或药材）在临床上应用的形式绝大多数是复方和中成药。只有把药材、饮片和中成药的鉴定方法与特征联系起来，才能真正达到中药鉴定的目的。

二、中药鉴定的目的与任务

中药鉴定的任务是根据《中华人民共和国药典》（简称《中国药典》）、《中华人民共和国卫生部药品标准》（简称《部颁药品标准》）等药品标准及中药研究资料来鉴定和评价中药品种的真伪和品质的优劣，参与研究和制定中药规范化质量标准，其目的是为确保临床用药的安全与有效提供科学依据，为中药的生产与流通提供鉴定技术和方法。

（一）中药品种的真伪鉴定

中药作为商品在流通中，由于其品种复杂，常会出现伪品、混淆品和代用品。因此对中药品种的真伪鉴定是中药鉴定技术的首要任务。所谓"真"即为正品，凡是国家药品标准所收载的中药品种均为正品；凡是不符合国家药品标准规定以及以非药品冒充中药或以其他种药品冒充正品的品种均为伪品。伪品的出现往往是由于正品紧缺或正品为贵重药、进口药等。伪造者利用某些加工手段，使其在外形上与正品相似，以假充真。混淆品是指真假混淆，常由于中药材的来源为近似种、名称相同、形状相似等作为正品使用；代用品则是指在性味、归经、功效上与被代用的中药相似，但在配方用药时不能随意取代，必须经医生同意后方可使用。

中药材的品种与中成药的质量控制密切相关。只有通过对中药资源的调查，科学分类与鉴定，才能澄清混乱品种，从源头上控制中成药原料的质量。由于中药材来源的多样性和复杂性，中药品种的真伪鉴定是一项长期而艰巨的任务。

（二）中药质量的优劣鉴定

中药品质的优劣鉴定即中药的质量鉴定。所谓"优"即质量优良，指符合国家药品标准规定的各项指标的中药；所谓"劣"即劣药，指虽品种正确，但质量不符合国家药品标准规定的中药。中药品质的优劣鉴定直接关系到临床用药的有效性、安全性与稳定性，是中药鉴定技术的基本任务。

中药内在质量的优劣主要取决于有效成分的种类及其含量。影响有效成分的种类及其含量的因素有药用的品种、产地的分布、生长繁殖条件、采收季节、加工方法、生产工艺、药用部位、贮藏、运输和包装等。此外，实际生产流通和使用过程中，往往还发现中药质量控制标准不健全（如川贝母、山药、天冬、天南星等无量化指标），非药用部位超标（如山茱萸掺入果核、沉香掺入不含树脂的木质部等），某些药材（如五味子、川芎、黄柏等）常被提取成分后再次流入市场作药，严重影响药材的质量、安全及声誉。科学地客观地评价中药的质量是一项重要任务，也是生产和使用中药的基础。

对于长期以来存在的中药质量问题，一方面要努力提高从业人员的职业道德和业务素质，大力推动道地药材的规范化种植；另一方面有关部门要抓紧制定和完善中药质量检验标准，药材的管理、研究、生产、使用、经营、检验等部门应密切配合，严格把关，深入调查研究，规范生产、流通、经营等各个环节，完善检验项目，提高质量标准，加强市场的监督、管理与执法力度，杜绝伪劣中药的生产和流通。

（三）中药规范化质量标准的研究和制定

为了解决中药实际应用过程中存在的品种质量不稳定、不可靠的问题，参与研究和制定统一的国际通行的中药规范化质量标准是中药鉴定技术的一项战略任务，同时也是中药出口进入国外市场进行质量控制的需要。随着中药现代化、标准化、国际化、产业化发展进程的加快，中药质量标准的研究和制定成为中药鉴定技术在新的历史条件下具有战略性发展的任务。它的目的是为中药的生产、流通、检验、使用等提供科学依据，确保临床用药的安全有效、稳定可控，同时也为中药国际贸易的发展奠定基础。

凡正式批准生产的中药，包括中药材、饮品及中成药，都要制定规范化的质量标准。目前所执行的法定中药质量标准是《中国药典》（2020 年版）一部和《部颁药品标准》的中药标准。制定中药质量标准的原则，要充分体现"安全有效、技术先进、经济合理"。规范的中药质量标准必须具有科学性和先进性的特点。科学性强调中药质量标准的内容必须正确无误，先进性重点强调中药质量检验的技术和手段必须能反映当今自然科学技术发展的最新成果，尽量采用国际通行的质量检测标准和先进的仪器分析手段。规范的中药质量标准有利于指导中药的研制开发、生产使用，也有利于中药市场的监督管理。

中药质量标准包括中药材、饮片和中成药的质量标准，要求中药的来源要正确，中成药的处方要固定，采收加工、炮制方法或生产工艺要固定，临床疗效要确定，对有害物质要有限量检查，对有效成分或有效部位要有定性鉴别和含量测定等。中药材（或饮片）的质量标准包括名称、汉语拼音、药材拉丁名、来源、性状、鉴别、检查、浸出物、含量测定、炮制、性味与归经、功能与主治、用法与用量、注意与贮藏等内容；中药制剂的质量标准包括名称、汉语拼音、处方、制法、性状、鉴别、浸出物、含量测定、功能与主治、用法与用量、注意、规格、贮藏、有效期等内容。

三、中药鉴定技术的传承与发展

中药鉴定技术作为一种应用技能，是随着人类长期生产实践从寻找食物、发现药物这一漫长过程中不断积累起来的。远古时代，人们在寻找充饥的物质时即产生了食物，与此同时"神农尝百草，一日遇七十毒"，又发现了许多具有特殊作用的植物和动物，即产生了当时的药物，故有"食药同源"之说。初期的中药鉴定知识主要通过师承口授的方式流传后世，文字产生后则出现了古代记载药物的书籍，即"本草"。从秦汉到清代流传下来的现存本草著作有 400 多种。从历代本草中可以看到中药鉴定技术逐步发展的历程以及以原始的经验鉴别和直观的形态描述为主要特征的发展阶段。

我国第一部诗歌总集《诗经》中已有蒹葭、苤苢、木瓜、桃、李、薇等 100 多种植物的记述，其中很多也是我们长期以来使用的中药。《山海经》中也有药用动物鹿、麝、犀、熊、牛等的记载。1973年，长沙马王堆发掘的三号汉墓中出土的医书《五十二病方》，共载有 247 种药物、283 首中药处方以及丸、散、饼、曲、酒等中药剂型。

秦汉时期，我国已知最早的本草学专著《神农本草经》，共载药365种，分为上品、中品、下品，每药描述以药性和主治为主，它总结了汉代以前各个时期所积累的医药经验和有关中药学的基本理论，此时期为中药经验鉴别的发展阶段。

南北朝时期（公元420～589年），医药学家陶弘景所著的《本草经集注》，共7卷，载药730种，首次将药物按自然属性分类，分为玉石、草木、虫、兽、果、菜、米食、有名未用八类，描述了各种药物的性味、产地、采集、形态、鉴别等。

唐朝时期，由苏敬等23人共同撰写的《新修本草》即《唐本草》，是我国历史上第一部国家颁行的药典，共54卷，载药800余种，新增114种，其中有不少是外国输入的药物，如血竭等。此外，公元741年陈藏器所著《本草拾遗》，共10卷，收载了《唐本草》未载药物692种，每药均有性味、功效、生长环境、形态、产地、混淆品种考证等的描述，并根据药效提出了宣、通、补、泄、轻、重、燥、湿、滑、涩等十种分类方法。

宋朝时期，由苏颂等编著的《本草图经》是我国最早的版印墨线药图，共21卷，载有药图930余幅，多为实地写生而成，并注意药材的道地性，为现今本草考证的重要参考书之一。公元1108年，由唐慎微编著的《经史证类备急本草》（简称《证类本草》），共31卷，载药1746种，是当今研究宋代以前本草发展和中药鉴定方法的保存最完备的重要文献。

明朝时期，刘文泰等编著的《本草精要》，共42卷，载药1815种，附有彩色绘图。公元1566年，陈嘉谟编著的《本草蒙荃》，共12卷，载药742种，有关于道地药材及药物炮制方法的描述。公元1596年，李时珍编著的《本草纲目》，共52卷，载药1892种（也有统计数为1897种），附药图1109幅，附方11096首，全书按药物的自然属性分类，分成16纲60目，并对各种药物的形态鉴别方法有较完整的记载和描述。该书自出版发行后，于17世纪初流传到国外，曾译成多国文字，畅销世界各地，成为世界医药学重要的文献资料之一。《本草纲目》系统总结了我国16世纪以前历代诸家本草的医药学成就，开创了自然分类系统的历史，记载的方药数量最多，形态描述较为逼真，注重药物的品质与产地、采制方法的关系，推动了我国和世界医药学向前不断发展。

清朝时期，赵学敏在《本草纲目》的基础上，编著了《本草纲目拾遗》，共10卷，载药921种，其中收载了《本草纲目》未记载的药物多达716种，新增药中首次记载了西洋参、冬虫夏草、浙贝母、鸦胆子、银柴胡等品种，丰富和发展了祖国药学。公元1840年，德玛尔·旦增彭措编著的藏药专著《晶珠本草》，共载青海、西藏东部、四川西部的药材2294种，主要描述了药材的来源、生境、性味、功效等，是历代收集藏药最多的典籍。1848年，由吴其濬编著的《植物名实图考》和《植物名实图考长编》，是一部考证药用植物的重要本草专著，共60卷，载药2552种，其中《植物名实图考》38卷，记载植物1714种，《植物名实图考长编》22卷，记载植物838种，所载植物均系作者亲自实践、实际考察所得。本书最大的特点是附有详尽的关于植物形态、产地、性味、用途的描述以及较为精确的插图。

1840年鸦片战争后，国外植物学、天然药物学传入我国，使得中国学者在以传统形态学方法研究中药的同时，引进了化学鉴定方法，从而丰富和发展了中药鉴定技术的内容。为了学习和推广国外天然药物学的先进技术和方法，为我国建立中药鉴定技术科学奠定基础，我国学者赵燏黄和徐伯鋆等于1934年编著了我国第一本《生药学》（上编）参考书，1937年叶三多又接着编著了《生药学》（下编），虽然此书侧重于介绍国外常用的生药，但它为中药鉴定技术的建立起到了先导作用。

中华人民共和国成立之后，党和国家十分重视祖国医药事业，经过七十多年的发展，中医药事业取得了显著进步和快速发展，在服务于经济建设和人类的健康事业中发挥着越来越重要的作用。

1956年，我国相继成立了4所中医学院；1959年各中医学院相继成立了中药系，开设了中药专业。在发展中医药教育的同时，国家又相继成立了中国药材公司、中国中医科学院、中国食品药品检定研究院生物制品检定所等各种中药生产经营、研究和检验的专门机构，从而使中药鉴定技术真正服务于人民健康事业；与此同时，为了确保人民用药安全和有效，国家对中药的质量加强了监督管理，先后成立了国家药品监督管理局、国家中医药管理局等专门的药品监督管理部门，颁布并实施了《中华人民共和国药典》、制定了《部颁药品标准》以及各省、自治区、直辖市出版的地方药品标准，而且新颁药品标准的技术手段越来越先进实用，中药的标准化、现代化研究逐步在全国启动，中药的研制、生产、流通等已逐步纳入法治化轨道。

中药鉴定技术和方法不断提高。从 20 世纪 70 年代以前的性状鉴定法，发展到 20 世纪 80 年代开始应用的显微鉴定法和理化鉴定法以及到 20 世纪 90 年代末兴起的生物鉴定法。其间，新技术、新方法的广泛应用主要体现在各种先进的理化分析仪器设备的具体应用，如扫描电镜用于种子、叶、花冠等的表面超微结构及花粉粒的形态结构的观察鉴定。薄层扫描法、高效液相色谱法、蛋白质电泳法等用于常用中药品种的品质鉴别。此外，聚合酶链反应（polymerase chain reaction，PCR）鉴别技术、DNA 分子遗传标记技术、中药指纹图谱质量控制技术以及计算机图像分析技术等新技术、新方法已得到了广泛应用。

中药鉴定技术的发展还体现在中药鉴定技术专著的大量出版和应用，如《中药志》《全国中草药汇编》《中药大辞典》《中药材粉末显微鉴定》《中国中药资源》《中国中药资源志要》《中国中药区划》《中华本草》《中药材品种论述》《中国中药材真伪鉴别》《中药鉴别紫外谱线组法及应用》《中国药用动物志》《中药材薄层色谱鉴别》《中药材光谱鉴别》等。

中药鉴定技术今后发展的方向是标准化、现代化和信息化。具体表现在下列 3 个方面：一是中药质量控制和评价的标准化。质量控制的标准化主要指中药有效成分必须能够定性定量分析，包括中药材、中药饮片以及中成药的质量控制。质量评价标准是指中药有效成分与药效之间的关系评价，其中最大的难题就是针对常用中药必须逐步建立一整套可进行有效成分含量测定、杂质及有害物质限量检查的质量标准。二是中药鉴定技术的现代化。中药鉴定技术只有及时吸收当今自然科学最新成果和先进技术，才能使本学科飞速发展和广泛应用，如 DNA 分子遗传标记技术、放射免疫技术、热分析、X射线衍射分析、原子发射光谱分析、荧光分析及随机扩增多态性 DNA（RAPD）技术、PCR 技术、高效液相色谱（HPLC）技术、质谱（mass spectrum，MS）技术、核磁共振（nuclear magnetic resonance，NMR）技术、红外光谱（infrared spectro-photometry，IR）技术、紫外光谱（ultraviolet spectrum，UV）技术、气相色谱（gas chromatogram，GC）技术等分析技术以及计算机图像分析系统等分析鉴别技术的应用，极大地提高了中药鉴定的质量和效率。三是中药鉴定的信息化发展，主要包括中药鉴定与计算机信息技术的结合应用，如利用计算机图像学、三维重建和图像分析系统等技术进行中药形态鉴定的三维化、可视化和定量化，也可用来建立中药品种的来源、性状、显微、理化鉴别特征数据库，从而应用于中药鉴定工作中。

四、中药的分类与命名

（一）中药的分类

由于中药品种繁多，来源不同，成分、功能及剂型各异，对中药进行科学的分类，便于学习、研究、生产和应用。

中药常用的分类方法有药用部位分类法、功效分类法、汉字笔画分类法、化学成分分类法、自然属性分类法、剂型分类法等 6 种，其中前 5 种是中药材及饮片常用的分类法，剂型分类法则为中成药常用的分类法。

1. 药用部位分类法　是按动植物药材的药用部位类别而分类的，植物药通常可分为根及根茎类、茎木类、皮类、叶类、花类、果实种子类、全草类、藻菌地衣类、树脂类等；动物药可分为昆虫类、甲壳骨角胶类、代谢及病理类等；矿物药可分为汞化合物类、铁化合物类、铅化合物类、铜化合物类、钠化合物类等。这种分类方法有利于对中药材及中药饮片的鉴定、经营管理和中药商品交易的需要。

2. 功效分类法　是按中药的功效及应用进行分类的，如《神农本草经》将所载的 365 种中药分为上品、中品、下品等 3 类；目前各级中医药院校所使用的《中药学》教材均采用功效分类法，将常用中药分为解表药、清热药、泻下药、祛风湿药、利水渗湿药、温里药、行气药、消食药、驱虫药、止血药、活血化瘀药、化痰止咳平喘药、安神药、平肝息风药、开窍药、补虚药、收涩药、外用药等。这种分类方法主要便于临床应用。

3. 汉字笔画分类法 是按中药名的首个汉字笔画顺序进行分类排列的，主要便于学习和查阅，如《中国药典》《全国中草药汇编》《中药大辞典》等采用此法。

4. 化学成分分类法 化学成分分类法是按中药所含化学成分进行分类排列的，通常可分为生物碱类、苷类、挥发油类、糖类、有机酸类、鞣质及多元酚类、甾体类、蛋白质及酶类、无机化合物类、脂类等，此种分类法便于学习和研究中药的有效成分及其药理作用。

5. 自然属性分类法 自然属性分类法是按药用动植物的自然属性进行分类的，如《神农本草经集注》将 730 种药物分为玉石、草木、虫、兽、果、菜、米食、有名未用等 8 类；《本草纲目》将 1892 种药物分为水、火、土、金石、草、谷、菜、果、木、服器、虫、鳞、介、禽、兽、人等 16 纲 60 目。这种分类方法便于对中药品种的基源进行鉴定，有利于根据生物的亲缘关系去开发和研制新药。

6. 剂型分类法 剂型分类法是按中成药的剂型进行分类的，常可分为片剂、丸剂、散剂、颗粒剂、胶囊剂、栓剂、膜剂、膏剂、胶剂、合剂、酊剂、糖浆剂、注射剂、雾剂、丹剂、酒剂等，主要便于中成药的研究、生产、检验、贸易、运输和贮藏等。

（二）中药的命名

由于中医药的历史演变、地域分布、民族用药习惯、地区性方言、错别字和用字不规范等因素，中药的名称具有多样性和复杂性，同名异物、同物异名、一药多名的现象比较普遍，这也是造成中药品种混乱的主要原因之一。一个规范的中药名称必须含义明确，特征单一，体现中医药特色，便于分类识别、临床应用、经营管理。因此，中药命名的规范化以及对名称易混中药的品种整理和更正，即中药名称必须采用"正名正字"是提高中药质量的重要方法之一。

1. 中药材名

（1）根据药材产地而命名：如巴豆产于巴蜀（四川古代名）；浙贝母产于浙江等。

（2）根据药材的形状而命名：以药材的形状与某物相似而命名，如人参因其状如人形；狗脊因其形似狗之脊骨，又因其全体密披金黄色绒毛亦称金毛狗脊；猫爪草因其簇生的块根状如猫爪而得名。

（3）根据药材特有的气味而命名：如具香气的麝香、丁香、茴香、木香、松香等，虽都称之为香，但香气各异而独特。也有因其腥臭之气而得名的，如鱼腥草、败酱草。

（4）根据药材具有的味道而命名：如五味子，因其皮肉甘酸，核中苦辛，全果带有咸味而得名；甘草因其味甜而得名；苦参因其味苦而得名；细辛因其味辛而得名；酸枣仁因其味酸而得名。

（5）根据药材具有的天然颜色而命名：如色黄的中药有黄连、黄柏、大黄、黄芪；色黑的中药有玄参；色红的中药有红花、朱砂、丹参、赤芍；色白的中药有白芷、白果、白矾；色紫的有紫草；色金黄的有金果榄等。

（6）根据药材生长的季节而命名：如半夏是因其在仲夏时成熟采收；夏枯草、夏天无均是生长至夏至后枯萎故名；冬虫夏草指冬虫夏草菌寄生在蝙蝠蛾科昆虫蝙蝠蛾幼虫的菌座，因夏天在越冬的虫体上长出子座形的草菌而得名。

（7）根据中药进口的国名或名称译音而命名：一些中药是从国外进口而来，有的标名出口国名，如安息香，来自古代安息国；有的在药名前冠以"番"、"胡"、"西"等字样，以说明该药原为进口品种，如番木鳖、番泻叶、胡黄连、胡椒、西洋参、西红花等。

（8）根据药材的功效特点而命名：一些中药在功效上有其特性，如肉苁蓉，补而不峻，药性从容和缓，且药用部位为肉质茎，故名肉苁蓉；王不留行其性走而不守，通经下乳之功甚速，古人认为虽有王命也不能留其行，故名。

此外还有以药材的入药部位而命名的，如桃仁、杏仁的药用部位是种子，桑枝的药用部位是嫩枝，桑叶的药用部位是叶片等。

2. 中药饮片名 中药饮片是指中药材经过适当的加工炮制而制成具有一定规格的药材加工品，如盐附子、炙甘草、白附片、酒当归等。因此，加工炮制的饮片名通常在药材名前加制法或辅料名的缩写，如煅石膏、盐杜仲、酒当归等；如生用或鲜用则在药材名前分别加"生"或"鲜"字，如生川乌、生石膏、生地黄、鲜地黄、鲜芦根、鲜石斛等。

3. 中成药名　中成药的命名公式一般为药名加制剂名。具体有下列几种情形：

（1）单味制剂：药名+制剂名，如三七片。

（2）复方制剂：有主药名缩写+制剂名的，如双黄连口服液；有君药名+制剂名的，如天麻丸；有复方+君药名+制剂名，如复方丹参片；有君药名+功效名+制剂名，如黄连上清丸、牛黄清心丸等；有方药数+君药名+制剂名，如六味地黄丸等；有功效名+君药名+制剂名，如明目地黄丸等；有功效名+制剂名，如急支糖浆、玉屏风口服液、补中益气丸等；有君药名+服法+制剂名，如川芎茶调散等；有方药剂量比+制剂名，如六一散等；有主药名缩写+君药名+制剂名，如杞菊地黄丸、知柏地黄丸等；有医籍名+功效名+制剂名，如金匮肾气丸等；有产地名+制剂名，如云南白药等；有有效成分名+制剂名，如齐墩果酸片等；有中成药形状名，如紫金锭、一捻金等；有比喻名+制剂名，如二仙膏等。

项目二　中药材的采收加工

一、中药资源与产地

（一）中药资源

我国幅员辽阔，东西南北地理环境和气候条件各异，高山、丘陵、草原、湖泊等不同地形，以及寒带、温带、亚热带和热带等不同气候带，分别蕴藏着各种不同的天然动植物药资源，地下贮藏着丰富的矿物药资源。

中药资源根据来源可分为天然资源和人工资源。天然资源包括植物药资源、动物药资源和矿物药资源，其中植物药资源和动物药资源可随药用植物和药用动物的生长繁殖而进行自然更新，故又称为可更新资源，而矿物药资源则属于不可更新资源。人工资源包括引种栽培的植物药、人工养殖的动物药、细胞组织培养产物、中药饮片及中成药等。

目前，供市场药用的资源以人工资源为主，但天然资源仍是开发新药源的主要领域。人工种植和养殖的动植物药材品种和面积近年来有了较大发展，大面积种植的品种达250多种。人工养殖的动物药大约有40多种，如珍珠、蛤蚧、全蝎、土鳖虫、蜈蚣、地龙、金钱白花蛇、蕲蛇、乌梢蛇等已进行了人工养殖试验，同时在探索动物药取材新途径方面也有了较大进步，如人工养麝与活体取香、梅花鹿的驯化与鹿茸的生产、牛黄的人工合成与活体培植等，缓解了动物药市场供求的矛盾，保护了野生动物濒危物种。利用药用植物的细胞或组织进行人工培养来快速繁殖优质高产药用植物新品种和生产高含量活性成分有了新突破，开展药用植物细胞组织培养的品种已有200多种，如人参、三七、甘草、长春花、紫杉、黄连、石斛等。

中药资源是自然资源的一部分，本身的总量是很有限的，人们只有适度开发利用，才能保证中药市场供应的长期稳定。中药资源通常具有下列特点：①再生性与生产性；②有限性与可解体性；③区域性与道地性；④时间性与空间性；⑤多样性与多用性。这些特点为我们合理利用和保护中药资源，提供了科学依据。

在中药资源的可持续利用方面，国家为了保护中药资源，先后制定并颁布实施了数部专门的中药资源保护法律法规，从而确立了依法保护中药资源可持续利用的指导思想。例如，1984年颁布实施的《珍稀濒危保护植物名录》，第一批共354种，1987年又颁布实施了第二批共400多种；1987年颁布实施的《野生药材资源管理条例》，重点保护野生药材珍稀濒危物种；同年颁布实施的《国家重点保护野生药材名录》，第一批76种，其中植物58种，动物18种，一级保护物种4种，二级保护物种27种，三级保护物种有45种；1989年颁布实施的《中华人民共和国野生动物保护法》和《国家重点保护野生动物名录》，其中药用动物共161种，如虎、五步蛇、乌梢蛇、中国林蛙等珍稀动物。中药资源保护的对策包括：制定药材资源利用与保护区规划，建立药用动植物自然保护区；建立珍稀濒危药用动植物园和种质基因库，采取就地保存和异地保存相结合的保护措施，如野生珍稀或濒危动植物药材物种的引种驯化、野生变家种家养，自然保护区的封山育林和草地围栏，有条件的动植物园积极收集珍稀濒危物种的植株、种子、花粉、器官、组织、细胞甚至染色体等种质；建立中药材现代化产业基地，大力发展优质道地药材生产；做到合理采收，采收野生药材要注意计划收购，挖大留小，轮采轮休，切忌盲目过量采收；禁止采猎国家一级保护野生药材物种，二级和三级野生药材物种按计划采猎。此外，应加强遗传育种研究，利用现代生物技术和方法来保护和永续利用中药资源。

（二）中药的产地

1. 产地与药材质量的关系 药材产地与其质量密切相关。这是因为不同的产地，药材所处的地势（海拔）、土壤（性质、无机盐和微量元素）、气候条件（包括光照、气温、降水量）、水质、生态环境等各异，以及环境温度的骤变、天然雷电、射线与土壤中微量元素引起的突变和种间杂交等，致使不同产地的同种药材所含有效成分的种类和数量差异显著，品质悬殊。例如，安徽合肥产的薄荷挥发油主含薄荷醇 80.10%，而新疆塔城和阿勒泰产的薄荷则主含氧化胡椒酮，含量分别为 68.47% 和 76.34%，吐鲁番产的薄荷则主含胡薄荷酮 50.06% 和薄荷酮 26.05%。类似的例子还有甘草（甘草酸）、金银花（绿原酸）、丹参（丹参酮Ⅱa）、青蒿（青蒿素）、葛根（葛根素和总黄酮）等。

药材质量与其生长的自然环境密切相关，在引种栽培选址时，必须选择该药材生长最适宜的地方（与原产地相近的自然条件）建立种植基地，尽可能使栽培条件有利于药用植物生长和有效成分积累，同时还必须应用现代分析手段或通过药效试验对栽培产品的品质进行科学评价。

2. 药材产区 中药应用讲究"道地药材"，这是指特定的产地所出产的历史悠久、品质优良、生产与加工技术精良、优质高产、疗效显著、具有明显地域特色的著名药材。某一地区主产的、传统经验认为品质较优的药材，通常在药材名称前冠以产地，如川贝母、川黄柏、云三七、宁夏枸杞、西宁大黄、甘肃当归、山西党参、蒙古黄芪、吉林人参、怀地黄、亳白芍、杭白菊、苏薄荷、广藿香、辽细辛、关龙胆、建泽泻、广西蛤蚧、凤丹皮、济银花等均为有名的常用道地药材。

根据我国地形地貌的自然特点和民族医药体系的中心来划分道地药材，将我国划分为川药、广药、云药、贵药、怀药、浙药、关药、秦药、淮药、北药、南药、蒙药、藏药、维药等 14 个道地产区。

（1）川药：指主产于四川、重庆的道地药材，如川贝母、川芎、黄连、附子、川乌、麦冬、丹参、干姜、郁金、姜黄、半夏、天麻、川牛膝、川楝皮、花椒、黄柏、厚朴、金钱草、青蒿、五倍子、冬虫夏草、银耳、麝香等。

（2）广药：指主产于南岭以南地区（包括广东、广西、海南）的道地药材，如砂仁、广藿香、穿心莲、广金钱草、槟榔、益智、肉桂、苏木、巴戟天、高良姜、八角茴香、胡椒、马钱子、罗汉果、陈皮、青蒿、石斛、钩藤、蛤蚧、金钱白花蛇、海龙、海马、珍珠、地龙等。

（3）云药：指主产于云南的道地药材，如三七、木香、重楼、茯苓、萝芙木、诃子、草果、儿茶等。

（4）贵药：指主产于贵州的道地药材，如杜仲、天麻、天冬、黄精、吴茱萸、五倍子、朱砂等。

（5）怀药：指主产于河南的道地药材，如地黄、牛膝、山药、菊花（以上四药习称"四大怀药"）、天花粉、瓜蒌、白芷、辛夷、红花、金银花、山茱萸等。

（6）浙药：指主产于浙江的道地药材，如浙贝母、白术、延胡索、山茱萸、玄参、杭白芍、杭菊花、杭麦冬（以上八药习称"浙八味"）、温郁金、莪术、栀子、乌梅、乌梢蛇等。

（7）关药：指主产于山海关以北地区（包括辽宁、吉林、黑龙江及内蒙古东北部）的道地药材，如人参、细辛、五味子、防风、龙胆、平贝母、升麻、桔梗、鹿茸、鹿角、哈蟆油等。

（8）秦药：指主产于陕西及周边地区（甘肃、宁夏）的道地药材，如大黄、当归、秦艽、羌活、银柴胡、枸杞子、南五味子、党参、槐米、槐角、茵陈、秦皮、猪苓等。

（9）淮药：指主产于淮河流域以及长江中下游地区（包括湖北、安徽、江苏等）的道地药材，如半夏、葛根、苍术、射干、续断、南沙参、太子参、明党参、天南星、牡丹皮、木瓜、银杏、艾叶、薄荷、龟甲、鳖甲、蟾酥、斑蝥、蜈蚣、蕲蛇、珍珠、石膏等。

（10）北药：指主产于河北、山东、山西、陕西北部的道地药材，如党参、柴胡、白芷、北沙参、板蓝根、大青叶、青黛、黄芩、香附、知母、山楂、连翘、酸枣仁、桃仁、薏苡仁、小茴香、大枣、香加皮、阿胶、全蝎、土鳖虫、滑石、代赭石等。

（11）南药：指主产于长江以南、南岭以北地区（包括湖南、江西、福建、台湾地区）的道地药材，如威灵仙、泽泻、蛇床子、枳壳、枳实、莲子、紫苏、香薷、僵蚕、雄黄等。

（12）蒙药：指主产于内蒙古中西部地区的道地药材以及蒙古族聚居区蒙医所使用的药材，如锁阳、黄芪、甘草、麻黄、赤芍、肉苁蓉、淫羊藿、郁李仁、苦杏仁、蒺藜、冬葵果、金莲花、瑞香狼毒等。

（13）藏药：指主产于青藏高原包括西藏、青海、四川等的道地药材以及藏族聚居区藏医所使用的药材，如冬虫夏草、雪莲花、甘松、胡黄连、藏木香、藏菖蒲、藏茴香、藏党参、余甘子、毛诃子、麝香、硼砂等。

（14）维药：指主产于新疆的道地药材以及维吾尔族聚居区维医所使用的药材，如雪莲花、伊贝母、阿魏、紫草、甘草、锁阳、肉苁蓉、孜然、罗布麻等。

二、中药材的采收

中药材的合理采收对保证中药品质，保护和扩大药物资源，具有重要意义。中药材质量与有效成分密切相关，而有效成分的种类及含量又取决于药材品种药用部位产地、生产技术、采收加工、贮藏运输、包装等，其中与采收有关的因素是采收的年限、季节时间、方法等。我国古代劳动人民在长期的生产实践中，积累了丰富的采药经验和智慧，如"三月茵陈四月蒿，五月六月当柴烧"，"春采茵陈夏采蒿"等。科学的采收应综合考虑药用部分中有效成分的积累动态（质量）和药用部分的单位面积产量变化（产量）这两个指标，同时对含毒性成分的药材还要注意以毒性成分含量最低时采收，以获得优质、高产、安全的中药材。因此，中药材的品质与其采收时间、采收方法及药用部分密切相关。

（一）采收时间

有效成分在药用植物中的含量可随其生长发育阶段或季节的不同而有所差异。例如，薄荷的采收，一年两次，第1次在7月中下旬，主要供提取薄荷脑用；第2次在10月中下旬，主要做药材用。实验证明，薄荷在花蕾期叶片中含油量最高，原油的含薄荷脑量以盛花期为最高。而叶的产量则以花后期为最高。槐米含芦丁可达28.0%，如已开花结果，则芦丁含量急剧下降。甘草在生长初期甘草甜素的含量为6.5%，开花前期10.5%，开花盛期4.5%，生长末期3.5%，故甘草以开花前期采收为宜。穿心莲的有效成分穿心莲内酯和新穿心莲内酯的含量在8月（营养期）分别为6.5%和9.0%，在9月（花蕾期）分别为13.60%和18.50%，在10月（开花结果期）分别为13.20%和8.5%。显然，在9月份采收，其品质最佳。

中药的最佳采收期选择，要综合考虑以下两个方面：①有效成分含量有明显的高峰期而药用部分含量变化不显著，则含量高峰期即为最佳采收期；②有效成分含量高峰期与药用部分产量高峰期不一致时，则考虑有效成分的总含量，即有效成分的总量=单位产量×有效成分的百分含量，总值最大时，即为适宜采收期。也可利用绘制有效成分含量和产量曲线图，由两曲线的相交点直接找到合理的采收期。多因素影响质量的药材，可根据决定药材质量和产量的指标因素的数据测定，应用计算机软件进行多元方差分析处理，最终确定最佳采收期。

用有效成分含量高峰期或总含量来指导中药材的采收，虽然比较合理，但需做大量的研究工作。同时许多中药的有效成分尚未明了，当今中药材生产仍需借鉴传统的采收经验，并结合各种药用部分的生长特点，分别掌握合理的采收季节和时间。

1. 植物药的采收   不同的药用部分，采收时间也各不相同。

（1）根及根茎类：一般在秋、冬季节植物地上部分将枯萎时及春初发芽前或刚露苗时采收。此时根或根茎中所贮藏的营养物质最为丰富，通常有效成分和产量均较高，如怀牛膝、党参、黄连、大黄等。有些中药材入秋前倒苗，则宜在夏季采收，如浙贝母、半夏、太子参等。

（2）茎木类：一般在秋、冬两季采收，此时有效成分积累最多，如大血藤、忍冬藤等。有些木类中药材则全年可采，如苏木、降香、沉香等。

（3）皮类：一般在春末夏初采收，如黄柏、厚朴、秦皮等。此时树皮养分及液汁增多，形成层细胞分裂较快，皮部易从木部剥离，伤口较易愈合。采皮时可用条状半环状剥取或砍树剥皮等。少数皮类药材于秋、冬两季采收，如川楝皮、肉桂等。根皮通常在挖根后剥取或趁鲜抽去木心，如牡丹皮、五加皮等。

（4）叶类：多在植物叶片生长旺盛期采收，开花前或果实尚未成熟前采收，此时有效成分含量较高，如艾叶、臭梧桐叶等，但桑叶需经霜后采收。

（5）花类：一般不宜在花完全盛开后采收。开放过久几近衰败的花朵，不仅影响药材的色泽、气味，且有效成分的含量也会显著减少。花蕾期采收的有金银花、槐米、丁香、辛夷等；花开初期采收的有洋金花等；在花盛开时采收的有菊花、番红花；红花则要求在花冠由黄变橙红时采收。对花期较长、花朵陆续开放的药材，应分批采摘，以保证质量。

（6）果实种子类：一般果实宜在完全成熟或将近成熟时采收，如瓜蒌、栀子、山楂、桑椹等；少数采收未成熟的果实（如枳壳）或幼果（如枳实）。种子类药材需在完全成熟后采收，如牵牛子、决明子、白芥子等。

（7）全草类：多在植株充分生长、茎叶茂盛时采收，如青蒿、穿心莲、淡竹叶等；有的在开花时采收，如益母草、荆芥、香薷等。全草类药材采收时大多割取地上部分，少数连根挖取，全株药用，如蒲公英、紫花地丁等。

（8）藻、菌、地衣类：药用部位不同则采收时间不一，如冬虫夏草在夏初子座出土孢子未散发时采挖；马勃宜在子实体刚成熟时采收；海藻则在夏、秋两季采捞；松萝全年均可采收。

2. 动物药的采收　不同的种类和药用部位，采收的时间也不同。

（1）昆虫类：入药部分含虫卵的则在虫卵孵化前采收，如桑螵蛸宜在3月中旬前采集，过时虫卵已孵化；成虫入药的宜在其活动期捕捉，如土鳖虫等；有翅昆虫，宜在清晨露水未干时捕捉，此时昆虫不易起飞，如斑蝥等。

（2）两栖类、爬行类：多在夏秋两季捕捉，如蟾酥、乌梢蛇、蕲蛇、金钱白花蛇等，少数在霜降期捕捉，如哈蟆油。

（3）脊椎动物：大多全年可采，如龟甲、鸡内金、刺猬皮、牛黄、马宝等；但鹿茸须在清明后（5月中旬至7月下旬）适时锯取，过时则骨化，鹿角多在春季锯取；麝香活体取香则多在10月进行。

3. 矿物药的采收　没有季节限制，全年可挖。矿物类中药材大多结合开矿采掘或水利工程获得，如石膏、滑石、龙骨、龙齿等。有些矿物药系人工制品，如密陀僧、轻粉等。

（二）采收方法

正确的采收方法，能保持中药材的有效成分和外形美观。花类中药材，如槐米、金银花、菊花等，手工摘取较机器采收更能获得品质良好而一致的花朵。地下器官采挖时，应注意避免损伤。含鞣质的树皮类中药材，或需除去外皮的根及根茎类中药材，采收加工时忌用铁器，以免引起表面色泽的变化，如肉桂、川楝皮、山药等。

三、中药材的产地加工

中药材采收后，除少数要求鲜用，如鲜地黄、鲜石斛、鲜芦根、生姜等，绝大多数需在产地进行一些简单的加工，促使干燥，符合商品规格，保证中药材质量，便于包装储运。一般说来都应做到形体完整、水分含量适度、色泽好、香气散失少而不变味（须经改味的玄参、生地等除外）、有效成分破坏少、纯净度高等要求。

（一）产地加工的目的

（1）除去杂质及非药用部分，保证中药材的纯净度。

（2）按药典规定进行加工或修制，使中药材尽快灭活、干燥。对需鲜用的中药材，要及时进行保鲜处理，以免霉烂变质。

（3）降低或消除中药材的毒副作用，确保用药安全。有些毒性大的中药材如附子等，可通过浸、漂、蒸、煮等方法来降低毒性。有些中药材表面带有大量毛状物，如枇杷叶、石韦叶、狗脊等，如不清除，服用时可能刺激口腔和咽喉黏膜，引起发炎或咳嗽。

（4）有利于药材商品规格标准化。通过加工分等，对中药材制定等级规格标准，使商品规格标准化，有利于中药材的国内外交流与贸易。

（5）有利于包装、运输及贮藏。通过除杂分等，加工修制，使中药材商品便于包装储运。

（二）常用的产地加工方法

1. 净选　净选是将采收的新鲜中药材除去泥沙、杂质和非药用部分，或将中药材按大小粗细等进行分档，包括拣、洗、去芦、去心、去皮等以及按商品规格分档。例如，牛膝去芦、须根；地骨皮去木心；白芍、山药去外皮；香附、金樱子、枇杷叶去毛等。具有芳香气味的中药材一般不宜用水淘洗，如细辛、木香、薄荷等。

2. 切片　较大的根及根茎类，坚硬的藤木类和肉质的果实类中药材大多趁鲜切成块、片等，以利干燥。如大黄、土茯苓、乌药、木瓜、山楂等，近年产地趁鲜切片干燥的中药材品种日益增多。但对于某些具挥发性成分或有效成分容易氧化的中药材，则不宜切成薄片干燥或长期保存，否则会降低中药材质量，如当归、川芎、常山、槟榔等。

3. 蒸、煮、烫　含黏液汁、淀粉或糖分多的药材，用一般方法不易干燥，先经蒸煮或烫的处理，则易干燥，同时可使一些药材中的酶类失去活性，避免分解中药材的有效成分。加热时间的长短及采取何种加热方法，应视中药材的性质而定。例如，莪术、白芍煮至透心，天麻、红参蒸至透心，红大戟、太子参置沸水中略烫等。中药材经加热处理后，不仅容易干燥，有的便于刮皮抽心，有的能杀死虫卵或蚜虫，防止孵化，保持药效，如桑螵蛸、五倍子等；有的熟制后能起滋润作用，如黄精、玉竹等；有的不易散瓣，如杭白菊。

4. 发汗　有些中药材在加工过程中，用微火烘至半干或微煮蒸后，堆置起来发热，使其内部水分往外溢，变软变色、增强气味或减少刺激性，有利于干燥，这种方法习称"发汗"，如厚朴、杜仲、茯苓、玄参、续断、秦艽等。

5. 干燥　除少数中药材如生姜、地黄、石斛等，有时要求鲜用外，绝大多数中药材在加工后都要及时干燥。干燥的目的是除去新鲜药材中的大量水分，避免发霉、变色、虫蛀及有效成分的分解和破坏，利于贮藏，保证中药材质量。

常用的干燥方法有晒干、阴干等自然干燥法及利用各种干燥设备如电热式、远红外式、微波式、低温冷冻等的人工干燥法。

晒干法是最经济方便的干燥方法，多数中药材可采用此法。阴干法是将药材放置或悬挂在通风的室内或荫棚下，避免阳光直射，利用水分在空气中自然蒸发而干燥。主要适用于含挥发性成分的花类、叶类及全草类中药材。有的中药材在干燥过程中易于皮肉分离或空枯，须继续揉搓，如党参、麦冬等。有的中药材在干燥过程中要进行打光，如光山药等。

烘干法是利用人工加热的方法将中药材干燥。干燥温度一般以50~60℃为宜，此温度对一般中药材的成分没有大的破坏作用，同时亦可抑制酶的活性，而含较多脂肪油或需保留酶的活性的、含挥发油的中药材、富含淀粉的中药材不宜用烘干法。低温冷冻干燥法是利用低温真空冷冻干燥设备，在低温下使中药材内部水分冻结，然后在低温减压条件下除去其中水分，使中药材干燥。采用此法干燥的中药材，能保持新鲜时固有的色泽和形状，且有效成分基本无损失，是理想的干燥方法。

项目三　中药鉴定的工作内容

一、中药鉴定的依据

中药鉴定的依据是国家药品标准和地方药品标准。在中药鉴定的实际工作中，由于中药存在品种繁多、各地用药习惯不同等特殊性，所以对于国家和地方药品标准未收载的品种鉴定，有时还需要参考有关中药品种和质量研究方面的专著。

（一）国家药品标准

《中华人民共和国药品管理法》第二十八条规定"药品应当符合国家药品标准。经国务院药品监督管理部门核准的药品质量标准高于国家标准的，按照经核准的药品质量标准执行；没有国家药品标准的，应当符合经核准的药品质量标准。国务院药品监督管理部门颁布的《中华人民共和国药典》和药品标准为国家药品标准。国务院药品监督管理部门会同国务院卫生健康主管部门组织药典委员会，负责国家药品标准的制定和修订。国务院药品监督管理部门设置或指定的药品检验机构负责标定国家药品标准品、对照品。"因此，中药鉴定的主要依据是国家药品标准，即国务院药品监督管理部门颁布的《中国药典》和药品标准。

1.《中华人民共和国药典》　《中华人民共和国药典》简称《中国药典》，是国家监督管理药品质量的法定技术标准。《中国药典》现每隔 5 年修订再版，每版药典的"一部"是药材、饮片等天然药品的质量标准。本书凡提到《中国药典》（一部）、《中国药典》或药典，都是指现行版药典即《中华人民共和国药典》（2020 年版）。

《中国药典》（一部）内容主要包括"凡例"、"正文"（药材及饮片、植物油脂和提取物、成方制剂和单味制剂）。"药材及饮片"的正文收载药材及饮片。每一品种项下记载品名（包括中文名、汉语拼音名与拉丁名）、来源、采收加工（或饮片制法）、性状、鉴别（包括经验鉴别、显微鉴别、理化鉴别）、检查（杂质、水分、灰分、有害元素等）、浸出物测定、含量测定、炮制、性味与归经、功能与主治、用法与用量、使用注意、贮藏等内容。每种药材的记载项目不完全一样，但"性状"一项是必载项目。

药典中记载的各项内容都有法定的约束力，在我国从事药品生产、经营、检验、使用的任何单位和个人，都必须执行药典规定，否则就是违法。

2. 药品标准　也称《部颁药品标准》，是由卫生部责成中国食品药品检定研究院生物制品检定所牵头，组织各省、自治区、直辖市药品检验所，对全国药材二级站所经销的中药材品种进行全面调查、鉴定，选取《中国药典》未收载的、来源清楚、疗效确切、多地区经营使用的常用中药材，分期分批制定并颁发实施的。

中药材《部颁药品标准》包括《中华人民共和国卫生部药品标准》（中药材第一册），《中华人民共和国卫生部药品标准》（藏药第一册），《中华人民共和国卫生部药品标准》（蒙药分册），《中华人民共和国卫生部药品标准》（维吾尔药分册）等。

《部颁药品标准》中药成方制剂部分是根据全国各省区八千多种中药成方制剂中筛选出来的品种而制定的，其中 1～19 册收载了 3736 种，已经颁布施行。这一标准的颁布实施，为中成药的生产与管理及人民用药的安全有效，着重解决中成药品种中存在的处方不合理、疗效不确切的问题，起着关键性的指导作用。

3.《中华人民共和国卫生部进口药材标准》　由卫生部颁布，1987 年 5 月 1 日起执行。它收载了31 种进口药材，是对外签订进口药材合同条款及检验的法定依据。所收载的品种包括：丁香、大腹皮、马钱子、石决明、天竺黄、血竭、苏合香、沉香、胖大海、槟榔、熊胆、儿茶、牛黄、西青果、西洋参、肉豆蔻、芦荟、诃子、胡黄连、海马、羚羊角、蛤蚧、番泻叶、檀香、麝香等。此外，国家食品药品监督管理局颁布的《国家中成药标准汇编》（共收载中成药 1518 种），1983 年 3 月卫生部与国家医药管理局联合颁布的《七十六种药材商品规格标准》，以及国家商务部颁布的《中药材包装技术规范》等也属国家药品标准，是全国各有关单位必须遵照执行的法定药品标准。

（二）地方药品标准

地方药品标准是各省、自治区、直辖市根据各地用药习惯的不同，收载国家药品标准尚未收载的或虽有收载但规格有所不同的品种，并在本省或市、自治区颁布施行的一种具有地区性约束力的药品标准。地方药品标准包括各省、自治区、直辖市中药材标准及中药炮制规范，如《上海市药品标准》《江苏省中药饮片炮制规范》等。

二、中药鉴定的一般程序

中药鉴定的一般程序包括样品登记、取样、鉴定、填写鉴定报告书等内容。

（一）样品登记

在对送检样品进行鉴定前，首先必须对送检药品进行登记，包括送检单位、日期、鉴定目的、样品数量、一般状态和包装等。

（二）取样

检品一般分为抽检品和送检品两类。药材的取样必须具有代表性，否则将直接影响鉴定结果的正确性。因此，最好由药检人员按要求亲自取样并在取样中必须注意各个环节。

1. 取样原则

（1）取样前，应注意品名、产地、批号、规格等级及包件式样是否一致，检查包装的完整性、清洁程度、有无水迹霉变或其他物质污染等情况，并详细记录。凡有异常情况的包件，应单独检验。

（2）同批药材总包件数不足 5 件的，应逐件取样；5～99 件，随机取样 5 件；100～1000 件按 5%取样；超过 1000 件的，超过部分按 1%取样；贵重药材，不论包件多少均逐件取样。破碎的、粉末状的或大小在 1cm 以下的药材，可用采样器抽取样品，每一包件至少在 2～3 个不同部位各抽取样品 1份。包件大的应从 10cm 以下的深处，在不同部位分别抽取。

每一包件的取样量：一般药材抽取 100～500g，粉末状药材抽取 25～50g，贵重药材抽取 5～10g。对包件较大或个体较大的药材，可根据实际情况抽取具有代表性的样品。

（3）中药成方液体制剂，如酒剂、酊剂、糖浆剂及口服液等，一般取样 200ml，同时需注意容器底部有无沉渣，如有则应摇匀后均匀取样；固体制剂，一般片剂取样 200 片，丸剂取样 10 丸，胶囊剂取样不得少于 20 个胶囊，一般取其内容物的重量为 100g，粉末状中药如颗粒剂、散剂等一般取样100g，其他剂型的中成药可根据具体情况随机抽样，贵重成药可酌情取样。

2. 取样方法　各种药材取样：方法因其性质和种类而异，但必须保证所取样品的代表性。通常首先打开每个药材包件，用取样器（探子）从包件的四角、中间或顶部、中部、底部分别取样；将抽取的样品混匀，即为抽取样品总量。若抽取样品总量超过检验用量数倍时，可按四分法再取样；即将所有样品摊成正方形依对角线划"×"，使分为四等份，取用对角两份；再如上操作，反复数次，直至最后剩余量足够完成所有必要的实验以及留样为止。对于液体药材只要混合均匀后抽取平均样品，不易混匀的液体药材则必须从不同部位取样。

最终抽取的供检验用样量，一般不得少于检验所需用量的 3 倍，即 1/3 供实验室分析用，另 1/3供复核用，其余的 1/3 留样保存，保存期至少 1 年。

取样后将样品放在容器内，封口，并加贴标签包括品名、批号、取样日期、取样人等。将开启的样品包件封好，加贴封口标记（封口人签章），在取样包件上粘贴取样证，并填写取样记录。

（三）鉴定

根据样品及检测目的不同，可选择不同的鉴定方法。通常中药鉴定的目的和内容有：

1. 品种真伪鉴定　包括基源鉴定、性状鉴定、显微鉴定和理化鉴定等内容。

2. 品质纯度鉴定　包括异质有机物和一般杂质检查等内容。

3. 品质优良度鉴定　包括有效成分含量测定、有毒物质检测、水分测定、灰分测定、浸出物测定等内容。

在对中药样品鉴定过程中，应及时、详细、如实地做好鉴定记录，内容包括检品名称、规格、产地、批号、包装、抽样送检单位或人名、鉴定目的、抽样及送检日期、送检数量、鉴定方法及结果、鉴定者、核对者等。鉴定记录是科技档案材料，也是填写鉴定报告书的依据。

（四）填写鉴定报告书

中药样品鉴定工作结束之后，药检人员要及时填写鉴定（检验）报告书，包括样品的来源、鉴定的目的、鉴定的项目、鉴定的方法、观察的现象实验数据、结果处理意见及该检品鉴定的法定依据等内容。填写中药鉴定报告书必须根据中药鉴定记录的内容，按照国家指定的药品检验机构发出的药品检验报告书的统一格式，如实填写清楚，不得涂改，签名盖章后生效。每个检品检验结束后，应将鉴定记录本、样品及检验报告书存根交其他人员复核，检验结果经复查没有异议后，抄送有关部门备案，并由中药鉴定受理部门向送检单位或抽检部门分发鉴定（检验）报告书。药品检验机构签发的报告书具有法律责任，如送检单位对检验结果有疑问或发生中毒、死亡事件，则需将留样观察的样品送上级药品检验机构作仲裁检验。

三、中药鉴定的技术与方法

中药鉴定的样品来源复杂，形态多样，成分各异。因此，中药鉴定的方法也有多种。常用的中药鉴定方法有基源鉴定、性状鉴定、显微鉴定和理化鉴定等。各种方法各有特点，适用鉴定的对象也不同，具体应用时，还需根据样品的具体情况和要求，灵活、综合运用上述几种方法。

（一）基源鉴定

基源鉴定又称来源鉴定，是应用植物、动物或矿物的形态学和分类学知识，对中药的来源进行鉴定，确定其正确的动植物学名、矿物名或中成药的原料组成，以保证应用品种准确无误的一种最基本的鉴定方法。这是中药鉴定的基础，也是中药生产、资源开发和新药研究不可缺少的一个重要环节。基源鉴定主要用于完整的植（动、矿）物类药材的真伪鉴定。以原植物鉴定为例，其步骤如下。

1. 观察植物形态　对于具有较完整植物体的中药检品，主要观察其根、茎、叶、花、果实等器官的形态，特别要仔细观察花、果实、孢子囊、子实体等繁殖器官，必要时也可借助放大镜或解剖镜观察植物体表的毛茸、腺点等形态结构特征。对于不完整的植物体，除少数特征十分突出的品种可以鉴定外，一般都要深入原植物产地进行调查，采集带有花、果的原植物标本及药材标本，以便供对照鉴定用。

2. 核对文献　根据已观察到的形态特征和检品的产地、别名、功效等线索，直接查阅《中国药典》和全国性或地方性中草药书籍或图谱，加以分析对照。在核对文献时，应首先查考植物分类专著，如《中国植物志》《中国高等植物图鉴》《新华本草纲要》《中国中药资源丛书》及有关的地区性植物志等；其次再查阅有关中药品种的专著，如《新编中药志》、《全国中草药汇编》、《中药大辞典》、《常用中药材品种整理和质量研究》、《中华本草》、各省中药志及药物志等；还应查对原始文献，帮助正确鉴定。

3. 核对标本　为了进一步确证，有必要将所鉴定的原植物标本与中药标本馆中已确定学名的标本核对。核对时，要注意同种植物在不同生长期的形态差异，需要参考更多的标本和文献资料，这样才能使鉴定的学名准确无误。如有条件，应与发表新种时描述的模式植物标本核对，或寄请有关专家，请植物分类研究单位协助鉴定，这会使鉴定结果更为准确。

4. 确定学名　经过以上观察原植物形态特征、专业文献核对和已定名标本或模式标本核对后，最终确定该药材原植物的拉丁学名，作为基源鉴定的结果，并标出其中文名，注明所属的科属，交由他人复核。填写相关记录，完成检验报告，并将留样的样品装盒（瓶）、贴标签、存放。

此外，对于原植物品种鉴定，除了采用传统的经典分类方法外，近年来又兴起了利用植物体细胞染色体进行核型分析的细胞分类学、利用植物体内所含特征性化学成分进行分类鉴别的化学分类学及运用植物形态学、化学、细胞学、地理学等知识对植物形态进行数学分析的数量分类学等新的植物分类方法。DNA 分子遗传标记技术的应用，为品种鉴别提供了新的鉴定方法。

（二）性状鉴定

性状鉴定是利用眼看、手摸、鼻闻、口尝、水试、火试等十分简便的鉴定方法，来鉴别药材的外观性状，包括形态、大小、色泽表面特征、质地、断面气味等内容。性状鉴定是我国历代医药学家长期积累的关于中药材的经验鉴别法，具有简单、易行、迅速的特点。熟练掌握性状鉴别方法是非常重要的，也是中药鉴定工作者必备的基本功之一，在实际工作中是非常必要的。尤其是老药工生动而形象的经验鉴别术语和方法，显得更为实用和有效。

中药性状鉴定是对中药材商品特征的描述，主要采用生物形态学术语与传统的经验鉴别知识相结合的方法进行。中药的性状特征有些是药用部位的固有属性；有些则是在商品加工过程中形成的。其主要内容如下：

1. **形状**　是指药材的外形，一般比较固定，与药用部位有关。例如，根类药材常呈圆柱形、圆锥形、纺锤形等；皮类药材呈卷筒状、板片状等；种子类药材常呈圆球形、扁圆形等。一些经验鉴别术语用于药材的形状描述，具有生动形象、好记易懂等特点，如防风药材的根茎部分描述为"蚯蚓头"；海马的外形概括为"马头、蛇尾、瓦楞身"等。有些中药材的外部形态是其商品规格或等级的重要依据。

2. **大小**　是指药材的长短、粗细、厚薄。药材的大小，一般有一定的幅度，如种子的大小较为稳定。在实际鉴定工作中，应观察和测量较多样品，这样才能得到比较正确的数值。

3. **色泽**　是指药材的颜色和光泽。颜色因物体表面对光的吸收而产生，光泽因物体表面对光的反射而产生。各种药材的颜色是不相同的，如丹参色红，黄连色黄。药材新鲜，含水适度，加工适当，则色泽好。加工或贮藏不当，则会改变其固有的色泽。药材的色泽是判断其质量的重要指标之一。

4. **表面**　是指药材的表面特征，如光滑还是粗糙，有无皱纹、鳞叶、皮孔或毛茸等。来源于种子植物的根茎类药材有的具膜质鳞叶，蕨类植物的根茎类药材常带有叶柄残基和鳞片、鳞毛，以及叶表面的脉纹和毛茸等，这些都是鉴别的重要特征。

5. **质地**　是指药材的软硬、坚韧、疏松、致密、油性、黏性或粉性等特征。药材因加工方法不同，质地也不一样。若质轻而松、断面多裂隙，谓之"松泡"，如南沙参；富含淀粉，折断时有粉尘散落，谓之"粉性"，如山药；质地柔软，含油而润泽，谓之"油润"，如当归；质地坚硬，断面半透明状或有光泽，谓之"角质"，如郁金等。

6. **断面**　是指药材切断面的特征或在其被折断时所产生的现象。例如，药材折断时可观察其易折断或不易折断、有无粉尘散落、是否平坦、显纤维性、颗粒性或裂片状、是否可以层层剥离等。如根及根茎类药材的切断面可观察皮部与木部的比例、维管束和射线的形状、有无内皮层或形成层环、有无分泌组织、有无"起霜"现象等。对于药材横切面特征的描述，经验鉴别也有很多术语，如"菊花心"、"车轮纹"、"朱砂点"等。断面特征是鉴别饮片的主要依据。

7. **气味**　是指药材具有的特殊香气、臭气和味感。药材的气味是由于其含有挥发性物质的缘故，气味不明显的药材，可切碎后或用热水浸泡后再嗅。药材的味是比较固定的，如乌梅味酸，黄连味苦，甘草味甜等，药材的味道改变，与其品种和质量有关。尝药时要注意取样的代表性，因为药材各部分味感可能不同。对有强烈刺激性和剧毒的药材（如生半夏、生南星等），口尝时要特别小心，取样要少，尝后应立即吐出、漱口、洗手，以免中毒。

（三）显微鉴定

显微鉴定是利用显微技术和显微化学反应来对中药的品种和质量进行分析鉴定的一种鉴定方法。它主要是借助显微镜来观察动植物组织构造、细胞形态、内含物特征及矿物的光学特性等；利用中药所含化学成分的显微化学反应，来确定细胞壁及细胞内含物的性质或某些品种有效成分的存在部位等。

所用仪器主要有普通光学显微镜、偏光显微镜和电子显微镜等，主要用于中药材的真伪优劣及中成药是否按处方规定投料的鉴定，尤其是粉末性中药的鉴定。

显微鉴定时，可根据检品是完整药材、破碎药材、粉末或中成药而选择相应具有代表性的供试品，按照《中国药典》规定的各品种项下的显微鉴别项制作相应的显微制片，进行显微观察和鉴别。

要掌握中药显微鉴定法，鉴定者就必须具备扎实的植物解剖学知识，掌握显微制片的基本技能。用于显微鉴定的显微制片有横切片或纵切片、粉末制片、表面制片、解离组织片、花粉粒与孢子制片、磨片制片等。

1. 横切片或纵切片　沿着垂直于植物器官纵向方向所做的切片称为横切片，沿着平行于植物器官纵向方向所做的切片称为纵切片，通过圆心所做的纵切片称为径向（纵）切片，不通过圆心所做的纵切片称为切向（纵）切片。大多数根及根茎类、茎木类、皮类、叶类等药材做横切片观察，果实种子类常做横切片或纵切片观察，而木类药材往往要做横切片、径向切片、切向切片等三向切面观察。常用的切片方法有徒手切片法、滑走切片法、石蜡切片法等。徒手切片法简便易行，切片厚度 10～20μm，石蜡永久切片则可长时间保存切片，切片厚度可达 8μm 左右，并可对组织细胞进行适当的染色处理，更有利于观察和辨别。

徒手切片法具体操作：选取完整药材欲观察的部位，软化后用徒手切片法切成 10～20μm 厚的横切片或纵切片，选取平整的薄片置载玻片上，根据不同的观察对象，滴加蒸馏水、稀甘油、甘油醋酸试液、水合氯醛试液或其他试液 1～2 滴，盖上盖玻片。必要时滴加水合氯醛试液后，在酒精灯上加热透化，并滴加稀甘油或甘油乙醇试液，盖上盖玻片，镜检。

2. 粉末制片　多用于观察粉末性药材组织碎片、细胞及后含物或某些中药颗粒的特征。通常采用水合氯醛加热透化装片，可使组织细胞清晰可见，具体方法为供试品粉末过 4 号筛，挑取供试品粉末少量，置载玻片上，滴加 1～2 滴水合氯醛试液，用解剖针搅匀，放在酒精灯上或小火焰上慢慢加热透化，边加热边搅拌，待试液挥散快尽时将载玻片移离火焰，重新滴加 1～2 滴水合氯醛试液，再重复上述加热透化操作 2～3 次，直到载玻片透化清晰为止，放置片刻，滴加稀甘油 1～2 滴，再加盖玻片即得。也可滴加蒸馏水、稀甘油、甘油醋酸试液等，直接观察淀粉粒等形态结构。

3. 表面制片　常用于叶类、花类、果实种子类及全草类药材的鉴定。将供试品湿润软化后，剪取欲观察的部位约 4mm²，一正一反置载玻片上，或撕取叶片、萼片、花瓣、果皮、种皮的表皮，加适宜试液或加热透化后，盖上盖玻片，镜检以观察各部位的表面特征。

4. 解离组织片　利用化学试剂（如 KOH 等）使植物组织中各细胞之间的胞间层溶解而相互分离的一种制片，称为解离组织片，目的是观察某些木化组织细胞如导管、石细胞、纤维等的完整形态。将供试品切成长约 5mm，直径约 2mm 的段，或厚约 1mm 的片，如供试品中薄壁组织占大部分，木化组织少或分散存在，可用氢氧化钾法；如供试品质地坚硬，木化组织较多或集成较大群束，可用硝铬酸法或氯酸钾法。

5. 花粉粒与孢子制片　可用水合氯醛透化制片，方法同粉末制片。也可取花粉、花药、孢子或孢子囊群浸于冰醋酸中软化，用玻璃棒研碎，经纱布过滤至离心管中，离心，取沉淀加新配制的醋酐与硫酸（9：1）的混合液 1～3ml，水浴加热 2～3 分钟，离心，取沉淀，用水洗涤 2 次，取沉淀少量置载玻片上，滴加水合氯醛试液，盖上盖玻片，或加 50%甘油与 1%苯酚各 1～2 滴，用品红甘油胶封藏观察。

6. 磨片制片　主要用于观察坚硬的动物类和矿物类药材的显微特征。选取厚度约 2mm 的供试材料，置粗磨石（或磨砂玻璃板）上，加适量水，用示指、中指夹住或压住材料，在磨石上往返磨砺，待两面磨平，且厚度约数百微米时，将材料移至细磨石上，加水，用软木塞压在材料上，往返磨砺至透明（矿物药约厚 0.03mm），用水冲洗，再用乙醇处理和甘油乙醇试液装片。

7. 含粉末药材制剂的显微制片　按供试品不同剂型，如散剂、胶囊剂（内容物为颗粒状，应研细），可直接取适量粉末；片剂取 2～3 片，水丸、糊丸、水蜜丸、锭剂等（包衣者除去包衣），取数丸或 1～

2 锭，分别置乳钵中研成粉末，取适量粉末；蜜丸应将药丸切开，从切面由外至中央挑取适量样品或用水脱蜜后，吸取沉淀物少量。根据观察对象不同，分别按粉末制片法制片（1～5 片）。

（四）理化鉴定

理化鉴定是利用中药中某些化学成分的物理化学性质，通过物理化学或仪器分析手段来鉴定中药的真实性、纯度和品质优劣的一种鉴定方法。它主要用于中药所含化学成分或有效成分的有无和含量的多少以及有害物质的有无及含量等的分析鉴定。一般理化鉴别包括：

1. **显色反应**　利用中药中的某些化学成分能与特定的试剂产生特殊的颜色反应来检识。一般在试管中进行，也可在药材饮片或粉末上直接滴加各种试液，观察所呈颜色以了解某成分存在的部位。例如，马钱子胚乳切片分别滴加 1%钒酸铵硫酸溶液和发烟硝酸各 1 滴，不久便可观察到马钱子胚乳切片的内层和外层分别显紫色（示番木鳖碱）和橙红色（示马钱子碱）。

2. **沉淀反应**　利用中药中的某些化学成分能与特定的试剂产生特殊的沉淀反应来检识。包括生物碱类成分遇生物碱的沉淀试剂（如碘化铋钾、碘化汞钾等）发生的橘红色或黄白色等沉淀反应，鞣质类成分与三氯化铁试剂发生蓝黑色沉淀反应，蛋白质类成分遇热或加酸发生沉淀反应等。

3. **泡沫反应和溶血指数的测定**　利用皂苷的水溶液振摇后能产生持久性的泡沫和溶解红细胞的性质，可测定含皂苷类成分中药的泡沫指数或溶血指数作为质量指标。如有标准皂苷同时进行比较，则更有意义。例如，对远志的鉴别即可采用溶血试验，对猪牙皂的鉴别则采用泡沫反应。

4. **微量升华**　利用中药中所含的某些化学成分，在一定温度下能升华的性质，获得升华物，在显微镜下观察其结晶形状、颜色及化学反应作为鉴别特征。必要时可用显微熔点测定仪测定升华结晶的熔点。例如，大黄粉末升华物，低温时呈黄色针状或片状结晶，高温时呈羽状结晶，滴加碱液显红色反应（蒽醌类）；薄荷的升华物为无色针簇状结晶（薄荷脑）；徐长卿和牡丹皮的升华物为长柱状、针状或羽状结晶（牡丹酚）；斑蝥的升华物为白色柱状或小片状结晶（斑蝥素）；胡黄连的升华物为针（簇）状、棒状、板状结晶（香草酸与肉桂酸）；牛黄解毒片经微量升华可得冰片的结晶（龙脑），其熔点为 205～210℃。

5. **荧光分析**　利用中药中所含的某些化学成分，在紫外光或自然光下能产生一定颜色的荧光的性质进行鉴别。通常直接取中药饮片、粉末或浸出物在紫外光灯下进行观察。例如，珍珠的横断面在紫外光灯下观察，海水珍珠显浅蓝色荧光，淡水养殖珍珠则显亮黄绿色荧光；黄连横切片或水浸液在紫外光下显金黄色荧光；浙贝母粉末在紫外光灯下显亮淡绿色荧光；秦皮的水浸液在自然光下显碧蓝色荧光。此外，有些中药本身不产生荧光，但经酸、碱等化学方法处理后便可在紫外光灯下产生荧光；或者表面附有地衣或真菌的中药也会产生荧光；如芦荟水浸液与硼砂共热可产生黄绿色荧光；枳壳乙醇浸出液滴在滤纸上，干后喷 0.5%醋酸镁甲醇液，烘干即显淡蓝色荧光；矿物药所含锌、硼、铅等元素和某些有机试剂作用也能产生荧光反应。用荧光法鉴别时，样品一般应置紫外光灯下约 10cm 处观察荧光，选用紫外光波长 $\lambda=365nm$ 或 $\lambda=254nm$，通常采用 $\lambda=365nm$ 观察。

物理常数包括相对密度、旋光度、折光率、硬度、黏稠度、熔点、凝固点、碘值、皂化值、酸值、馏程、膨胀度、色度、泡沫指数、溶血指数、体积比、溶解度、pH 等。物理常数测定对于挥发油类、油脂类、树脂类、加工品类（如阿胶等）、液体类（如蜂蜜等）及提取物类中药的真伪鉴别和纯度检查具有十分重要的意义，药材中掺有其他物质时，物理常数就会随之改变。

四、中药的常规检查项目

常规检查包括杂质检查、水分测定、灰分测定、浸出物测定、含量测定、膨胀度检查、酸败度检查、色度检查、有害物质检查等。

1. **杂质检查**　中药的杂质检查主要鉴定中药中可能混入的各类杂质及杂质的数量是否超过规定的限度，故又称"纯度鉴定"。中药中杂质的存在直接影响其质量及临床用药的安全有效。中药的杂质通常包括两类：一类是来源与规定相同，但其性状或药用部位与规定不符，如金银花中的开放花即为非药用部位杂质；另一类是来源与规定不同的物质，如泥沙、尘土等无机杂质及人为掺入的非药用物质等。

杂质检查方法：按药材取样法取样。取规定量的供试品，摊开，通常用肉眼或放大镜（5～10倍）进行观察，较大的杂质可直接检出，较小的可用适当的筛子将杂质筛出；个别肉眼难以识别的杂质，可采用显微或理化鉴别方法检查；个体大的药材，必要时可破开检查有无虫蛀、霉烂或变质情况。各类杂质确定后，应分别称重，计算出被检中药中杂质的含量（%）。

2. **水分测定** 利用适当的仪器测定中药的含水量，《中国药典》通常规定了各类中药水分的含量限度，以防霉烂变质。例如，《中国药典》（2020年版）一部规定：牛黄含水量不得过9.0%，红花不得过13.0%，熊胆粉不得过9.0%等。水分测定的方法有多种，如烘干法、甲苯法、减压干燥法、气相色谱法、红外线干燥法、导电法等。

3. **灰分测定** 主要包括总灰分（生理灰分）和酸不溶性灰分的限量测定，以限制中药中的泥沙杂质，确保中药的纯度。所谓总灰分是指中药经粉碎、加热、高温炽灼至灰化而残留的灰分即生理灰分；将总灰分加10%盐酸处理而得到不溶于10%盐酸的灰分即为酸不溶性灰分。各种中药的总灰分应在一定范围内，如所测灰分数值高于正常范围，则有可能掺有泥沙杂质。对于组织中含有较多草酸钙结晶的中药如大黄等，其总灰分本身差异较大，只有通过测定其酸不溶性灰分，才能准确控制其质量。因此，《中国药典》（2020年版）一部规定了有关中药总灰分及酸不溶性灰分的最高限量，如血竭的总灰分不得过6.0%，大黄的总灰分不得过10.0%，酸不溶性灰分不得过0.8%等。

4. **浸出物测定** 对于有效成分不确定或无法精确定量的中药，一般可选用水、一定浓度的乙醇或甲醇、乙醚作为溶剂，用冷浸法或热浸法测定其水溶性浸出物或醇溶性浸出物或挥发性醚浸出物的含量，以表示中药的品质。供试样品须粉碎并通过2号筛（水浸物或醇浸物）或4号筛（醚浸物），混合均匀。《中国药典》（2020年版）一部通常规定了中药水（醇或醚）溶性浸出物的最低限量以确保该种中药的质量，如麦冬的水溶性浸出物（冷浸法）不得少于60.0%，党参的45%乙醇浸出物（热浸法）不得少于55.0%，独活的醚溶性浸出物不得少于3.0%等。

5. **含量测定** 中药材往往含有多种化学成分，且共同起医疗作用，有时甚至具有双向调节作用，很难确定某一化学成分即是中医用药的唯一有效成分。然而药物有效必定有其物质基础，以中医理论为指导，结合现代科学技术和方法择其具有生理活性的主要化学成分，作为有效成分进行含量测定，用以鉴定和评价中药的品质。有效成分清楚的可选择具体的有效成分进行含量测定，如黄连的有效成分为小檗碱；有效成分尚不清楚的而化学上大类成分清楚的可测其总成分（如总生物碱、总蒽醌、总黄酮、总皂苷等）的含量；含挥发油成分的，可测定挥发油含量。含量测定的常用方法有滴定法、重量法、分光光度法、气相色谱法、高效液相色谱法、薄层扫描法、紫外-可见分光光度法等。

对于含挥发油、脂肪油、树脂、蜡等成分的药材，除进行油、脂、蜡的含量测定外，尚要进行有关物理常数和化学常数的测定，如相对密度、凝固点、馏程、酸值、皂化值等，以表示该类药材品质的优劣度。

6. **膨胀度检查** 膨胀度是衡量中药膨胀性质的指标，通常按干燥品计算，每1g中药在水或其他规定的溶剂中，在一定时间与温度条件下膨胀后所占的体积（ml）。主要用于富含黏液质、果胶质和半纤维素中药（如车前子、葶苈子、哈蟆油等）的鉴定。如《中国药典》（2020年版）规定：北葶苈子和南葶苈子的膨胀度分别不得低于12和3，哈蟆油的膨胀度不得低于55。

7. **酸败度检查** 酸败度是指油脂或含油脂的种子类药材，在贮藏过程中氧化分解成游离脂肪酸、过氧化物或低分子的醛类、酮类产物而出现酸败臭味的程度。通过分别测定酸值、过氧化值以及羰基值来控制油脂及含油脂的种子类药材的酸败度。如《中国药典》（2020年版）规定：郁李仁的酸值不得过10.0，羰基值不得过3.0，过氧化值不得过0.05。

8. **色度检查** 色度是指含挥发油成分的中药，在贮藏过程中发生氧化聚合而走油变质的程度。色度检查的目的是控制药材走油变质，方法有比色鉴定法等。如新版药典规定：白术的酸性乙醇提取液与对照液相比较，显色不得较深。

9. **有害物质检查** 中药有效成分的含量测定和有害物质的限量检查同样重要。有害物质检查的内容包括马兜铃酸检测、吡咯里西啶生物碱检测、农药残留量检测、黄曲霉毒素检查、重金属检查、砷盐检查、二氧化硫残留量检查等，具体检测方法参见《中国药典》附录。

自 测 题

一、A 型题（单项选择题）

1. 我国现存最早的本草专著是（   ）
   A.《开宝本草》   B.《嘉祐本草》
   C.《神农本草经》   D.《新修本草》

2. 我国第一部药典性著作是（   ）
   A.《本草纲目》   B.《证类本草》
   C.《新修本草》   D.《本草经集注》

3. 历史悠久、产地适宜、品种优良、产量宏丰、炮制考究、疗效突出、带有地域特点的药材，传统被称为（   ）
   A. 特产药材   B. 名产药材
   C. 道地药材   D. 贵重药材

4. 中药鉴定的依据是（   ）
   A.《中华人民共和国药典》
   B.《中华人民共和国药品管理法》
   C.《中国药典》《部颁药品标准》《地方药品标准》
   D. 药厂、医院的标准

5. 下列哪项不是中药鉴定的取样原则（   ）
   A. 药材总包件数在 100 件以下的，取样 5 件
   B. 贵重药材，不论包件多少均逐件取样
   C. 超过 1000 件的，按 1%取样
   D. 不足 5 件的，逐件取样

6. 中药鉴定中留样的保存期至少（   ）
   A. 6 个月   B. 1 年
   C. 2 年   D. 3 年

7. 色度检查主要是检查含哪类成分的中药（   ）
   A. 含挥发油成分的中药   B. 含生物碱成分的中药
   C. 含多糖类成分的中药   D. 含黏液质成分的中药

8. 浙药是指主产于浙江的道地药材，以下不是主产浙江的是（   ）
   A. 浙贝母   B. 黄柏
   C. 延胡索   D. 白术

9. 皮类中药的采收期为（   ）
   A. 植株充分生长，茎叶茂盛时采
   B. 秋冬两季各采一次
   C. 春季和秋季各采一次
   D. 春末夏初采收

10.《中国药典》（2020 年版）一部的"鉴别"项是指（   ）
   A. 鉴定药材真实性的方法
   B. 测定药材中有效成分的含量
   C. 测定药材用水溶性或醇溶性物质的含量
   D. 鉴定药材质量优劣的方法

二、X 型题（多项选择题）

1. 中药鉴定常用的方法有（   ）
   A. 来源鉴定   B. 性状鉴定
   C. 显微鉴定   D. 理化鉴定

2. 性状鉴定采用（   ）方法对药材的外观特征进行鉴别
   A. 眼看   B. 手摸
   C. 鼻闻   D. 口尝

3. 道地药材是具有明显地域特色的著名药材，它包括（   ）
   A. 特定的产地所出产的、历史悠久
   B. 品质优良、疗效显著
   C. 生产与加工技术精良
   D. 药材商品价格便宜

4. 以下属于中药材及饮片的常规检查的是（   ）
   A. 杂质检查   B. 灰分测定
   C. 含量测定   D. 酸败度检查

5. 荧光分析是利用中药中所含的某些化学成分，能产生一定颜色的荧光的性质进行鉴别，通常是在（   ）
   A. 在紫外光下   B. 在红外光下
   C. 在灯光下   D. 在自然光下

（傅　红）

项目一　中药性状鉴定操作规程

一、中药性状鉴定操作

对中药商品进行性状鉴定时，首先按取样原则从一批中药商品中抽取供检验用的样品。

（一）取样工具与用品

1. 洁净的采样器　不锈钢勺、不锈钢铲、不锈钢镊子、夹子、探子等。

2. 样品盛装容器　具封口装置的无毒塑料袋等。

3. 其他用品　手套、样品盒、剪刀、放大镜、纸、笔、请验文件（请验报告或入库质量验收通知单、到货药品随货同行凭证等）、取样记录表、取样证等。

（二）查验性状

1. 查验前的准备工作

（1）清洁着装；清洁鉴定场所；洗手。

（2）用品：鉴定工具、仪器、试剂；药典等药品标准；鉴定记录本、检验报告单、仪器使用记录本等。

（3）样品：①将抽取的样品取出 1/3 供检验用，其余样品分别装瓶（袋），贴标签，妥善存放；②将供检样品置盛药盘中，摊开；③将部位相同的（如草类药材饮片中的茎、叶、果实）或部位相同、性状有别的样品（如同一药材的横切片、纵切片、斜切片等）分别挑出，归类摆放。

2. 查验性状　阅读药品标准的"性状"项，读一句观察一下样品，看样品与标准是否相符，随时在鉴定记录本上记录相符情况。

（1）药典性状描述顺序

1）入药部位为单一器官的植物类药材及动物、矿物药材，一般按下列顺序记述：形状—大小—表面（色泽、纹理、附属物）—质地—断面（由外至内记述色泽、纹理等特征）—气（嗅到的气味）—味（口尝的味道）。

2）包括多个器官的药材如全草、带根的根茎、含种子的果实、动物的全体等，将各个器官性状分别记述，每个器官记述顺序同上。观察药材性状时应按药典性状描述顺序进行。

（2）药典性状描述用语

1）形状：药材形状比较典型的用"形"，如卵形、圆柱形、纺锤形（中间粗两头尖的形状）等；类似的用"状"，如木鳖子呈"扁平圆板状"；必要时也可用"某形某状"或"某状某形"，如五倍子呈"长圆形或纺锤形囊状"；形状极不规则的用"块"，前面加修饰词，如川芎呈"不规则结节状拳状团块"。形容词一般用"长"、"宽"、"狭"等，如长圆形、宽卵形、狭披针形等。

2）大小：是指药材和饮片的长短、粗细（直径）和厚薄。一般应测量较多的供试品，可允许有少量高于或低于规定的数值。测量时应用毫米刻度尺。对细小的种子或果实类，可将每 10 粒种子紧密排成一行，以毫米刻度尺测量后求其平均值。

通常写"长（或直径）××～××cm"，不足 1cm 的一般用"mm"。

3）色泽：是指在日光下观察的药材和饮片颜色及光泽度。同种药材的不同个体颜色有别，写"某色或某色"，将常见的、质量好的放在前面。例如，黄芪的表面"淡棕黄色或淡棕褐色"；同一个体颜色有别，写"某色至某色"，一般把浅色放在前面，如当归表面"黄棕色至棕褐色"；用两种以上色调描写的，以后一种为主，如黄棕色，表示基本为棕色，但比标准的棕色略微带黄。

光泽常用"有"、"微有"、"无"描述；有时也用"某样光泽"，如石膏纵断面"具绢丝样光泽"；也有时在颜色前加"暗"，表示无光泽。

饮片的色泽描述常用"外皮某色"、"切面某色"，以免与"表面"、"断面"等术语混淆。

4）纹理：平坦的用"纹理"，如木通断面有"放射状纹理"；凹陷较浅的用"皱纹"；凹陷较深的用"沟"，如百部的表面"有不规则深纵沟，间或有横皱纹"；有时纹理形容中也用某些比喻性术语，如"菊花心"、"车轮纹"等。

5）质地：描述重量的用"体轻"、"体重"；描述机械强度一般用"质脆"、"质韧"或"软"、"硬"等；较厚而韧的叶常用"革质"、"近革质"等术语。

6）断面：一般是指折断面。用刀切出的断面称"切面"。

7）气味：用鼻嗅到的气味统称为"香气"或"臭（xiù）"。浓重者称"气浓香"，微弱者称"气微香"；用鼻嗅不到称"气无"或"无臭"；令人舒适的称"清香"、"芳香"；令人厌恶的称"浊香"或"浊"，有时也用"臭（chòu）"，如阿魏"具强烈而持久的蒜样特异臭气"。

口尝味道的描述一般用酸、苦、甘、辛、咸等术语。强弱明显的分别用"微"、"极"修饰，如"味微酸"、"味极苦"等。用两个以上术语修饰复合味时，一般按味觉出现的先后次序描述，如山茱萸"味酸、涩、微苦"。

（3）简单的理化试验：药品标准"鉴别"项规定的手试（如揉搓）、水试、火试、试剂显色、荧光检查等试验，用简单的处理使中药性状迅速变化（变形、变色、出现黏液、发生荧光等），本书也列入性状鉴定的内容。

（三）检查变质、污染

中药变质包括发霉、虫蛀、鼠咬、泛油、变色、香气散失、气味改变、融化、结块、风化、潮解、腐烂等情形，中药污染是指中药沾染上有害物质。变质、污染一般都能从性状上看出来，如发霉者表面见白色或其他颜色的霉斑，虫蛀者表面有圆形蛀孔、虫丝，泛油者表面出现油状物质，中药固有的气味、颜色、质地也常因变质、污染而发生变化。所以，查验性状的过程也是检查变质、污染的过程。

（四）检查杂质

药品标准"检查"项规定了一些中药的杂质最高限量，如药典规定石韦杂质不得过 3%。检查杂质主要用肉眼或放大镜观察，故本书也列为性状鉴定的内容。下面是《中国药典》附录中的"杂质检查法"。

1. 药材中混存的杂质是指下列各类物质

（1）来源与规定相同，但其性状或部位与规定不符。

（2）来源与规定不同的物质。

（3）无机杂质，如砂石、泥块、尘土等。

2. 检查方法

（1）取规定量的供试品，摊开，用肉眼或放大镜（5～10 倍）观察，将杂质拣出；如其中有可以筛分的杂质，则通过适当的筛子，将杂质分出。

（2）将各类杂质分别称重，计算有无虫蛀、霉烂或变质情况。

3. 注意

（1）药材中混存的杂质如与正品相似，难以从外观鉴别时，可称取适量，进行显微、化学或物理鉴别试验，证明其为杂质后，计入杂质重量中。

（2）个体大的药材，必要时可破开，检查有无虫蛀、霉烂或变质情况。

（3）杂质检查所用的供试品量，除另有规定外，按药材取样法称取。

（五）结论

1. 供试品性状与药品标准规定的性状完全相符，无充分证据证明供试品是假药、劣药的，定为正品。

2. 供试品性状与药品标准规定的性状有多处不相符（尤其是内部特征、气味），属于《药品管理法》第98条规定的情形之一者，定为假药。

3. 供试品性状（如大小、色泽、质地、气味等）与药品标准规定的性状不相符，或杂质含量超标的，属于《药品管理法》第98条"其他不符合药品标准规定的"，定为劣药。

4. 供试品性状与药品标准规定的性状大部分相符，仅有一两处（如形状、表面）不相符或似是而非，杂质含量不超标的，按药品标准规定继续做显微、化学或物理试验，综合各种鉴定结果判定其真伪优劣。

5. 按规定填写检验报告单、质量验收记录等管理文件，送达有关部门并存档。

质量验收记录的内容应包括供货单位、数量、到货日期、品名、规格、批准文号、产品批号、生产厂商、有效期、质量状况、验收结论和验收人员等项内容，企业应保存验收记录至超过药品有效期一年，但不得少于三年。

（六）清场

1. 填写仪器使用记录、复核整理检验记录等相关文件单据，归档。

2. 清洁鉴定用品，并将其归位。

3. 清洁鉴定场所，切断不用的电源。

4. 脱工作衣帽并清洁、归位。

二、安 全 教 育

（一）实训室安全知识

在中药鉴定实训室中，可能与具有腐蚀性、易燃烧和具有爆炸性的化学药品直接接触，常常使用精密测量仪器、升华、水试、火试等实训设备，实训中会使用易碎的玻璃和瓷质的器皿，以及在水、电等高温电热设备的环境下进行紧张而细致的实训操作。因此，必须十分重视操作安全。

1. 进行中药鉴定实训前须按实训室规定穿好实训服，不得穿拖鞋进入实训室。

2. 按规定的时间进入实训室，到达指定的座位，未经同意，不得私自调换。中药鉴定实践操作时，思想要高度集中，操作内容必须符合教学内容，不准做任何与实训教学无关的事。

3. 不得携带食物、饮料等进入实训室，不得让无关人员进入实训室，不得在室内打闹、随意走动，不得乱摸乱动有关电器设备及水开关。

4. 开始实训操作前，应了解煤气总阀门、水阀门及电闸所在处。离开实训室时，一定要将室内检查一遍，应将水、电、煤气的开关关好，门窗锁好。

5. 使用酒精灯等明火设备时，应严格遵循安全操作规程，学生不得私自添加或转移酒精等易燃试剂。灯焰大小和火力强弱，应根据实验的需要来调节。用火时，应做到火着人在，人走火灭。若酒精灯翻倒着火，正确的灭火方法是用湿布或消防砂盖灭。

6. 室内的任何电器设备，未经验电，一般视为有电，不准用手触及，任何接、拆线都必须切断电源后由专业电工操作。

7. 使用电器设备（如烘箱、恒温水浴、电炉等）时，严防触电；绝不可用湿手或在眼睛旁视时开关电闸和电器开关。检查电器设备是否漏电或故障应由专业维修人员完成，学生严禁对任何电器设备、电源进行检查测试。

8. 使用浓酸、浓碱，必须极为小心地操作，防止溅失。用吸量管量取这些试剂对，必须使用橡皮球，绝对不能用口吸取。若不慎溅在实验台或地面上，必须及时用湿抹布擦洗干净。如果触及皮肤，应立即治疗。

9. 使用可燃物，特别是易燃物（丙酮、乙醚、乙醇、苯、金属钠等）时，应特别小心。不要将其大量放在桌上，更不应放在靠近火焰处。只有远离火源时，或将火焰熄灭后，才可大量倾倒这类液体。低沸点的有机溶剂不准在火焰上直接加热，只能在水浴上利用回流冷凝管加热或蒸馏。

10. 如果不慎洒出相当量的易燃液体，则应按下法处理：

（1）立即关闭室内所有的火源和电加热器。

（2）关门，开启小窗及窗户。

（3）用毛巾或抹布擦拭洒出的液体。并将液体拧到大的容器中，然后再倒入带塞的玻璃瓶中。

11. 用油浴操作时，应小心加热，不断用金属温度计测量，不要使温度超过油的燃烧温度。

12. 易燃和易爆炸物质的残渣（如金属钠、白磷、火柴头）不得倒入污桶或水槽中，应收集在指定的容器内。

13. 废液，特别是强酸和强碱不能直接倒在水槽中，应先稀释，然后倒入水槽，再用大量自来水冲洗水槽及下水道。

14. 毒物应按实验室的规定办理审批手续后领取，使用时严格操作，用后妥善处理。

15. 保持中药鉴定实训室整洁，每次结束课后要清理实训场所，做好教室清洁、检查药材以及显微镜归位和日常维护工作。经老师同意后方可离开。

（二）实训室灭火方法

实验中一旦发生了火灾切不可惊慌失措，应保持镇静。首先立即切断室内一切火源和电源，然后根据具体情况积极正确地进行抢救和灭火。常用的方法有：

1. 在可燃液体燃着时，应立刻拿开着火区域内的一切可燃物质，关闭通风器，防止扩大燃烧。若着火面积较小，可用石棉布、湿布、铁片或沙土覆盖，隔绝空气使之熄灭。但覆盖时要轻，避免碰坏或打翻盛有易燃溶剂的玻璃器皿，导致更多的溶剂流出而再着火。

2. 乙醇及其他可溶于水的液体着火时，可用水灭火（酒精灯除外）。

3. 汽油、乙醚、甲苯等有机溶剂着火时，应用石棉布或土扑灭。绝对不能用水，否则反而会扩大燃烧面积。

4. 金属钠着火时，可用砂子盖灭。

5. 电线着火时不能用水及二氧化碳灭火器，应切断电源或用四氯化碳灭火器。

6. 衣服被烧着时切不要奔走，可用衣服、大衣等包裹身体或躺在地上滚动以灭火。

7. 发生火灾时注意保护现场。较大的着火事故应立即报警。

（三）实训室急救方法

在实训过程中不慎发生受伤事故，应立即采取适当的急救措施。

1. **受玻璃割伤及其他机械损伤**　首先必须检查伤口内有无玻璃或金属等物碎片，然后用硼酸水洗净，再涂擦碘酊或红药水，必要时用纱布包扎。若伤口较大或过深而大量出血，应迅速在伤口上部和下部扎紧血管止血，立即到医院诊治。

2. **烫伤**　一般用 90%～95%乙醇消毒后，涂上苦味酸软膏。如果伤处红痛或红肿（一级灼伤），可擦医用橄榄油或用棉花蘸乙醇敷盖伤处；若皮肤起疱（二级灼伤），不要弄破水疱，防止感染；若伤处皮肤呈棕色或黑色（三级灼伤），应用干燥而无菌的消毒纱布轻轻包扎好，急送医院治疗。

3. **强碱灼伤**　强碱（如氢氧化钠、氢氧化钾）、钠、钾等触及皮肤而引起灼伤时，要先用大量自来水冲洗，再用 5%硼酸溶液或 2%乙酸溶液涂洗。

4. **强酸灼伤**　强酸、溴等触及皮肤而致灼伤时，应立即用大量自来水冲洗，再以 5%碳酸氢钠溶液或 5%氢氧化钴溶液洗涤。

5. **酚灼伤**　如酚触及皮肤引起灼伤，可用乙醇洗涤。

6. **煤气中毒**　若发生煤气中毒时，应到室外呼吸新鲜空气，严重时应立即到医院诊治。

7. **水银（汞）中毒**　水银容易由呼吸道进入人体，也可以经皮肤直接吸收而引起积累性中毒。严重中毒的征象是口中有金属味，呼出气体也有气味；流唾液，打哈欠时疼痛，牙床及嘴唇上有硫化汞的黑色；淋巴腺及唾液腺肿大。若不慎中毒时，应送医院急救。急性中毒时，通常用碳粉或呕吐剂彻底洗胃，或者食入蛋白（如 1L 牛奶加 3 个鸡蛋清）或蓖麻油解毒并使之呕吐。

8. 触电 触电时可按下述方法之一切断电路：

（1）关闭电源。

（2）用干燥木棍分开电线与触电者。

（3）使触电者和地面分离，急救时急救者必须做好防止触电的安全措施，手、脚必须绝缘。

项目二　根及根茎类中药的性状鉴定

一、根及根茎类中药性状鉴定要点

根及根茎均为植物的地下部分，有不同的外形和内部构造。以植物的根及根茎为药用部位的药材称为根及根茎类中药，一般分为根类中药和根茎类中药，然而商品中不区分根类中药和根茎类中药。

（一）根类中药的性状鉴别要点

根类中药是指药用为根或以根为主带有部分根茎的药材。根无节、节间和叶，一般无芽。性状鉴定根类中药主要观察形状、大小、颜色、表面、质地、横断（或切）面、气味等。

1. **形状** 根类中药的形状，不同种类之间差异较大，一般多呈圆柱形或圆锥形，常弯曲或扭曲。有的呈块状、纺锤形、细长集生于根茎上的马尾状。双子叶植物的根多为直根系，主根明显；根的顶端常带有短缩的根茎（俗称"芦头"）或茎基；单子叶植物的根多为须根系，或须根的末端膨大成块根，常呈纺锤形，如麦冬。

2. **颜色** 根的表面颜色差别较大，从黄白色、深棕色、灰褐色到灰黑色不定。

3. **表面** 双子叶植物的根表面较粗糙，具栓皮，常有各种皱缩的纹理，有的可见支根痕、皮孔；单子叶植物的根表面常较光滑，无栓皮。

4. **质地** 根的质地常因药材的种类而异。有的质重坚实，如三七，有的体轻松泡，如南沙参；有的呈粉性（含淀粉粒），如山药等；有的角质状，如郁金等。

5. **横断面** 一般双子叶植物根的横断面有次生构造形成的放射状结构，习称"菊花心"，木质部占横切面的大部分，通常中心没有明显的髓部；单子叶植物根的横断面则不呈放射状结构，中柱较小，占横断面的 1/2 以下，内皮层环纹一般明显，中心有较明显的髓部。应注意根的断面有无分泌物散布，如当归、苍术等含有油点等。

根类中药饮片常为横切片、斜片或段，少数为碎块，鉴别时重点观察切面、颜色、边缘（周边）的纹理、质地、气味等特征。许多饮片经过炮制，其形状、颜色、质地、气味等均可能发生一定的变化。

（二）根茎类中药的性状鉴别要点

根茎类中药系指地下茎或带有少量根的地下茎药材。地下茎包括根状茎、块茎、球茎和鳞茎（带肉质鳞叶），以根状茎多见。根茎类中药的性状鉴定在形状、表面、断面方面应与根类中药严格区分。

1. **形状** 根茎多呈圆柱形、纺锤形、扁球形或不规则团块状等。根状茎大多呈圆柱形、长圆柱形或圆锥形；块茎常呈长圆形、纺锤形或不规则形；球茎多呈球形或扁球形；鳞茎常呈类圆形而顶端略尖，鳞片常呈扁平状，一面凹入，一面凸出。蕨类植物根茎一般呈扁平条状、圆锥形、圆柱形或不规则形等。

2. **表面** 表面有节和节间，节上常有叶痕、芽或芽痕、退化鳞片或膜质叶；侧面和下面有细长不定根或根痕，顶端或上面残留茎基或茎痕。蕨类植物根茎表面常残留叶柄残基，一般被有鳞片或密生棕黄色的鳞毛。

3. **断面** 双子叶植物根茎断面有形成层环，木部（维管束）环列，具放射状结构，中央有明显的髓部。单子叶植物根茎断面有内皮层环（块茎常不明显），维管束散在，不具放射状结构，无明显的髓部。蕨类植物根茎中心为木部，无髓；或木部呈完整的环，中心有髓；或数个黄白色小点（分体中柱）断续排列成环状或部分散布。根茎类中药饮片鉴别方法同根，但应根据不同的样品特征进行观察。

二、常用根及根茎类中药性状鉴定

细　辛

【来源】　为马兜铃科植物北细辛 *Asarum heterotropoides* Fr.Schmidt var. *mandshuricum*（Maxim.）Kitag.、汉城细辛 *Asarum sieboldii* Miq. var. *seoulense* Nakai、华细辛 *Asarum sieboldii* Miq.的根及根茎。前两种习称"辽细辛"。夏季果熟期或初秋采挖，除净地上部分和泥沙，阴干。

【产地】　北细辛与汉城细辛主产东北地区；华细辛主产陕西、河南、山东、浙江等地。

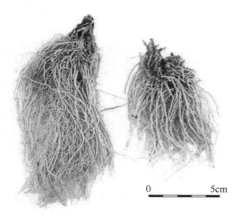

图 2-2-1　细辛

【性状鉴别】　（图 2-2-1）

1. 北细辛　常卷曲成团。根茎横生呈不规则圆柱状，具短分枝，长 1～10cm，直径 0.2～0.4cm。表面灰棕色，粗糙，有环形的节，节间长 0.2～0.3cm，分枝顶端有碗状的茎痕。根细长，密生节上，长 10～20cm，直径 0.1cm；表面灰黄色，平滑或具纵皱纹，有须根及须根痕。质脆，易折断，断面平坦，黄白色或白色。气辛香，味辛辣、麻舌。

2. 汉城细辛　根茎直径 0.1～0.5cm，节间长 0.1～1cm。

3. 华细辛　根茎长 5～20cm，直径 0.1～0.2cm，节间长 0.2～1cm。气味较弱。

【质量】　以根表面灰黄色，断面黄白色或白色，气辛香，味辛辣、麻舌者为佳。

【功效】　祛风散寒，通窍止痛，温肺化饮。

狗　脊

【来源】　为蚌壳蕨科植物金毛狗脊 *Cibotium barometz*（L.）J.Sm.的干燥根茎。秋末冬初采挖根茎。除去泥沙晒干，或削去硬根、叶柄及绒毛为狗脊，趁鲜切片晒干，为"生狗脊片"；或沸水蒸煮后，晒至六、七成干再切片晒干，为"熟狗脊片"。

【产地】　主产于福建、四川等地。

【性状鉴别】　呈不规则长块状，长 8～30cm，直径 3～8cm。其顶端有数个棕红色叶柄残基，下丛生多数棕黑色细根。表面深棕色，密被具光泽的金黄色绒毛。质坚硬，难折断。气无，味淡、微涩。生狗脊片呈不规则长圆形或长椭圆形，长 5～20cm，宽 2～8cm，厚 1.5～5mm，周边不整齐，有未去尽的金黄色绒毛（图 2-2-2、图 2-2-3）。断面浅棕色，近外皮 2～5mm 处有一条明显隆起的棕黄色木质部环纹或条纹。质脆，易折断，略有粉性。熟狗脊片呈棕黑色，木质部环纹明显。

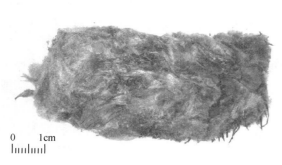

图 2-2-2　狗脊

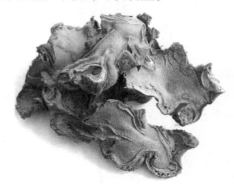

图 2-2-3　生狗脊片

【质量】 以表面深棕色，密被具光泽的金黄色茸毛，质坚硬，味淡、微涩者为佳。

【功效】 补肝肾，强筋骨，祛风湿。

绵 马 贯 众

【来源】 为鳞毛蕨科植物粗茎鳞毛蕨 *Dryopteris crassirhizoma* Nakai 的干燥带叶柄残基的根茎。夏秋采挖根茎，除去杂质，晒干。

【产地】 主产于黑龙江、吉林、辽宁三省山区。野生于林下沼泽地。

【性状鉴别】 呈长倒卵形而稍弯曲，有的纵剖为两半，长10～20cm，直径 5～8cm。表面黄棕色至黑棕色，密生排列紧密的叶柄残基及鳞片，并有黑色弯曲的须根（图 2-2-4）。叶柄残基呈扁圆柱形，折断面棕色，有 5～13 个黄白色小点，排列成环。剥去叶柄残基，可见根茎。质坚，横断面深绿色至棕色，有黄白色长圆形小点 5～13 个，环列。气特殊，味微涩，后渐苦而辛。

【质量】 以表面黄棕色至黑棕色，质坚，横断面深绿色至棕色，味微涩，后渐苦而辛者为佳。

【功效】 清热解毒，止血，杀虫。

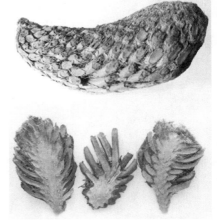

图 2-2-4 绵马贯众及饮片

绵马贯众炭

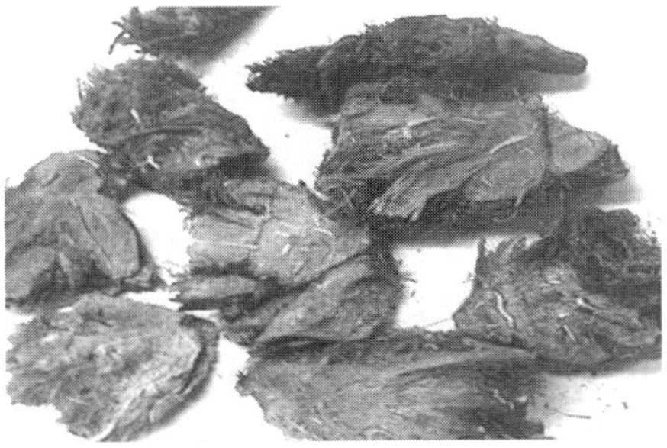

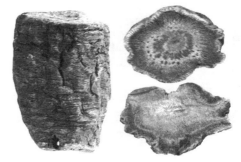

图 2-2-5 绵马贯众炭

【来源】 为鳞毛蕨科植物粗茎鳞毛蕨 *Dryopteris crassirhizoma* Nakai 干燥带叶柄残基的根茎的炮制加工品。取绵马贯众片，照清炒法（不加辅料的炒法）炒至表面焦黑色时，喷淋清水少许，熄灭火星，取出，晾干。

【产地】 主产于黑龙江、吉林、辽宁。

【性状鉴别】 为不规则的厚片或碎片。表面焦黑色，内部焦褐色（图 2-2-5）。味涩。

【质量】 以表面焦黑色、内部焦褐色者为佳。

【功效】 收涩止血。

大 黄

【来源】 为蓼科植物掌叶大黄 *Rheum Palmatum* L.、唐古特大黄 *Rheum tanguticum* Maxim. ex Balf.、药用大黄 *Rheum officinale* Baill.的干燥根及根茎。

【产地】 掌叶大黄主产于甘肃、青海等地。唐古特大黄主产于青海、甘肃、西藏及四川地区。药用大黄主产于四川、湖北。

【性状鉴别】 呈圆柱形、圆锥形或不规则块片状，长 3～17cm，直径 3～10cm。除去外皮者表面黄棕色至红棕色，可见类白色网状纹理；未去外皮者表面棕褐色，有横皱纹及纵沟。质坚实，断面淡红棕色或黄棕色；根茎髓部宽广，有星点（异型维管束）环列或散在，颗粒性，根木部发达，具放射状纹理及形成层环纹，无星点（图 2-2-6）。气清香，味苦而微涩，嚼之粘牙，有沙粒感，唾液被染成黄色。

图 2-2-6 大黄及饮片

【质量】 以质坚实，断面淡红棕色或黄棕色，气清香，味苦而微涩，嚼之粘牙者为佳。

【功效】 泻下攻积，泻火解毒，活血祛瘀，利胆退黄。

何 首 乌

【来源】 为蓼科植物何首乌 *Fallopia multiflora* Thunb.的干燥块根。

【产地】　主产于河南、湖北、广西、广东、贵州、四川、江苏等地。

【性状鉴别】　呈团块状或不规则纺锤形，大小不一，长 6.5～15cm，直径 4～12cm。表面红棕色或红褐色，皱缩不平，有浅沟，皮孔横长。体重，质坚实，不易折断，断面浅黄棕色或浅红棕色，显粉性，皮部有 4～11 个类圆形异型维管束环列，形成云锦状花纹，中央木部较大，有的呈木心（图 2-2-7、图 2-2-8）。气微，味微苦而甘涩。

【质量】　以表面红棕色或红褐色，体重，坚实，断面浅黄棕色或浅红棕色，显粉性，味微苦而甘涩者为佳。

【功效】　解毒消痈，润肠通便。

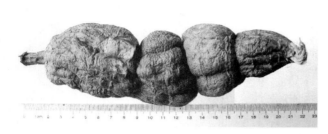

图 2-2-7　何首乌

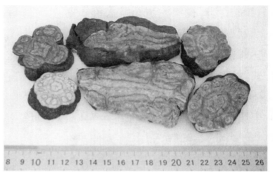

图 2-2-8　何首乌饮片

制 何 首 乌

【来源】　为何首乌 *Fallopia multiflora* Thunb.的炮制加工品。取何首乌片或块，照炖法用黑豆汁拌匀，置非铁质的适宜容器内，炖至汁液吸尽；或照蒸法清蒸或用黑豆汁拌匀后蒸，蒸至内外均呈棕褐色，或晒至半干，切片，干燥。每 100kg 何首乌片（块），用黑豆 10kg。黑豆汁制法取黑豆 10kg，加水适量，煮约 4 小时，熬汁约 15kg，豆渣再加水煮约 3 小时，熬汁约 10kg，合并得黑豆汁约 25kg。

【产地】　主产于河南、湖北、广西、广东、贵州、四川、江苏等地。

【性状鉴别】　为不规则皱缩状的块片，厚约 1cm。表面黑褐色或棕褐色，凹凸不平。质坚硬，断面角质样，棕褐色或黑色（图 2-2-9）。气微，味微甘而苦涩。

【质量】　以表面黑褐色或棕褐色，质坚，断面角质样者为佳。

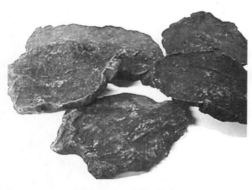

图 2-2-9　制何首乌

【功效】　补肝肾，益精血，乌须发，强筋骨。

牛 膝

【来源】　为苋科植物牛膝 *Achyranthes bidentata* Bl.的干燥根。冬季茎叶枯萎时采挖，除去须根及泥沙，捆成小把，晒至干皱后将顶端切齐，晒干。

【产地】　主产于河南、河北、山东等地。产于河南省黄河以北的武陟、温县、博爱、沁阳等地，为"四大怀药"之一。

【性状鉴别】　呈细长圆柱形。表面灰黄色或淡棕色，有细纵皱纹、横长皮孔及稀疏的细根痕。质硬脆，易折断，受潮变柔韧，断面平坦，淡黄棕色，微呈角质样而油润，可见黄白色小点（异常维管束）断续排列成 2～4 轮同心环，中心维管束木部较大，黄白色（图 2-2-10、图 2-2-11）。气微，味微甜而稍苦涩。

【质量】 以根长、肉肥、皮细、断面黄白色者为佳。

【功效】 逐瘀通经，补肝肾，强筋骨，利尿通淋，引血下行。

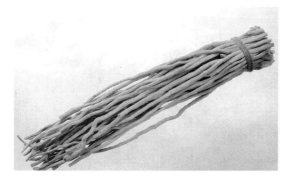
图 2-2-10 牛膝

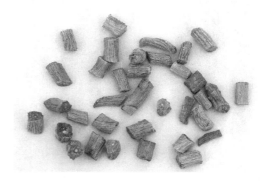
图 2-2-11 牛膝饮片

太 子 参

【来源】 为石竹科植物孩儿参 *Pseudostellaria heterophylla* 的干燥块根。夏季茎叶大部分枯萎时采挖，洗净，除去须根，置沸水中略烫后晒干或直接晒干。

【产地】 主产于江苏、山东、安徽等地。

【性状鉴别】 呈细长纺锤形或细长条形，稍弯曲，长 3～10cm，直径 0.2～0.6cm。表面黄白色，较光滑，微有纵皱纹，凹陷处有须根痕。顶端有茎痕。质硬而脆，断面平坦，淡黄白色，角质样；或类白色，有粉性（图 2-2-12）。气微，味微甘。

【质量】 以表面黄白色，质硬而脆，断面淡黄白色，味微甘者为佳。

【功效】 益气健脾，生津润肺。

威 灵 仙

【来源】 为毛茛科植物威灵仙 *Clematis chinensis* Osbeck.、棉团铁线莲 *Clematis hexapetala* Pall.或东北铁线莲 *Clematis manshurica* Rupr.的干燥根及根茎。秋季采挖，除去泥沙，晒干。

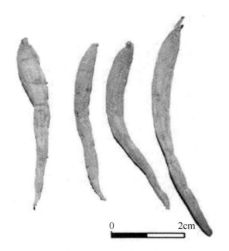
图 2-2-12 太子参

【产地】 威灵仙主产于江苏、浙江、江西、安徽等地。棉团铁线莲主产于东北及山东等地。东北铁线莲主产于东北地区。

【性状鉴别】

1. 威灵仙 根茎呈柱状，长 1.5～10cm，直径 0.3～1.5cm；表面淡棕黄色；顶端残留茎基；质较坚韧，断面纤维性；下侧着生多数细根。根呈细长圆柱形，稍弯曲，长 7～15cm，直径 0.1～0.3cm；表面黑褐色，有细纵纹，有的皮部脱落，露出黄白色木部；质硬脆，易折断，断面皮部较广，木部淡黄色，略呈方形，皮部与木部间常有裂隙（图 2-2-13）。气微，味淡。

2. 棉团铁线莲 根茎呈短柱状，长 1～4cm，直径 0.5～1cm。根长 4～20cm，直径 0.1～0.2cm；表面棕褐色至棕黑色；断面木部圆形（图 2-2-14）。味咸。

3. 东北铁线莲 根茎呈柱状，长 1～11cm，直径 0.5～2.5cm。根较密集，长 5～23cm，直径 0.1～0.4cm；表面棕黑色；断面木部近圆形。味辛辣。

【质量】 以根长、条匀、色黑、质坚实、断面木部黄白色、无地上残基者为佳。

【功效】 祛风除湿，通络止痛。

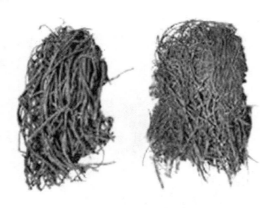

图 2-2-13　威灵仙

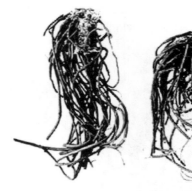

图 2-2-14　棉团铁线莲

制 川 乌

【来源】　为毛茛科植物乌头 *Aconitum carmichaelii* Debx.干燥母根的炮制加工品。取川乌，大小个分开，用水浸泡至内无干心，取出，加水煮沸 4～6 小时（或蒸 6～8 小时）至取大个及实心者切开内无白心，口尝微有麻舌感时，取出，晾至六成干，切片，干燥。

【产地】　主产于四川、陕西、湖北等地。湖南、云南、河南等地亦有种植。

【性状鉴别】　为不规则或长三角形的片。表面黑褐色或黄褐色，有灰棕色形成层环纹（图 2-2-15）。体轻，质脆，断面有光泽（图 2-2-16）。气微，微有麻舌感。

【质量】　以表面黑褐色或黄褐色，有灰棕色形成层环纹，体轻质脆，断面有光泽，微有麻舌感者为佳。

【功效】　祛风除湿，温经止痛。宜先煎、久煎。不宜与贝母、半夏、白及、白蔹、天花粉、瓜蒌同用。

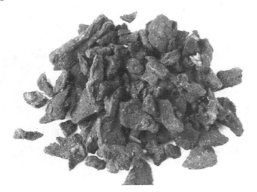

图 2-2-15　制川乌

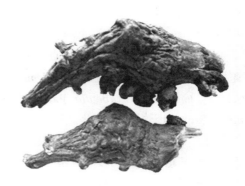

图 2-2-16　生川乌

附 子

【来源】　为毛茛科植物乌头 *Aconitum carmichaelii* Debx.的子根加工品。6 月下旬至 8 月上旬采挖，除去母根、须根及泥沙，习称"泥附子"，加工成盐附子、黑顺片、白附片。选个大、均匀的泥附子，浸入食用胆巴的水溶液中浸泡多日，至附子表面出现大量结晶盐粒（盐霜），为"盐附子"；选择大、中个头的泥附子，浸入食用胆巴的水溶液中数日，煮至透心，水漂，纵切成约 5mm 的厚片，用调色液使附片染成浓茶色，蒸至现油面光泽后为"黑顺片"；选择大小均匀的泥附子，浸入食用胆巴的水溶液中数日，剥去外皮，纵切成约 3mm 的片，蒸透为"白附片"。淡附片，取盐附子，用清水浸漂，每日换水 2～3 次，至盐分漂尽，与甘草、黑豆加水共煮透心，至切开后口尝无麻舌感时，取出，除去甘草、黑豆，切薄片，晒干。每 100kg 盐附子，用甘草 5kg、黑豆 10kg。炮附片，取黑顺片或白附片，照烫法用沙烫至鼓起，并微变色。

【产地】　主产于四川、陕西、湖北等地，为栽培品。湖南、云南、河南等地亦有种植。

【性状鉴别】　（图 2-2-17）

1. **盐附子**　呈圆锥形。表面灰黑色，有盐霜。顶端宽大，中央有凹陷的芽痕，周围有瘤状突起的支根或支根痕。质重而坚硬，难折断。横切面灰褐色，有多角形环纹（形成层）。气微，味咸而麻，刺舌。

2. **黑顺片**　为不规则的纵切片，上宽下窄，外皮黑褐色，切面暗黄色，油润具光泽，半透明，并有纵向脉纹（导管束）（图 2-2-18）。质硬而脆，断面角质样。气微，味淡。黑顺片以片大、厚薄均匀、表面油润光泽者为佳。

3. **白附片**　为纵切片，厚约 0.3cm，无外皮，黄白色，半透明（图 2-2-19）。白附片以片大、色白、半透明者为佳。

【质量】　盐附子以个大、质坚实、灰黑色、表面起盐霜、断面色白者为佳。

【功效】　回阳救逆，补火助阳，散寒止痛。

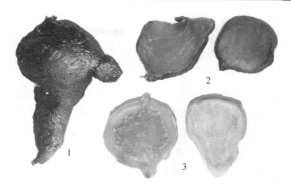

图 2-2-17　附子
1. 盐附子；2. 黑顺片；3. 白附片

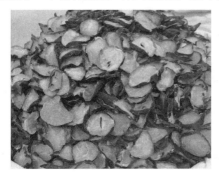

图 2-2-18　黑顺片

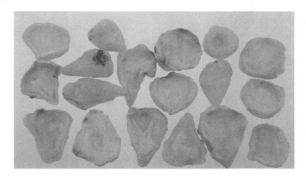

图 2-2-19　白附片

白　芍

【来源】　为毛茛科植物芍药 *Paeonia lactiflora* Pall.的干燥根。夏秋二季采挖种植 3～4 年植株的根，洗净，除去头尾及细根，置沸水中煮后除去外皮或去皮后再煮，晒干。

【产地】　主产于浙江（杭白芍）、安徽（亳白芍）、四川（川白芍）、贵州、山东等地，均系栽培。

【性状鉴别】　呈圆柱形，平直或稍弯曲，两端平截。长 5～18cm，直径 1～3cm。表面类白色或淡红棕色，光滑，隐约可见横长皮孔、纵皱纹、细根痕或残留棕褐色的外皮。质坚实而重，不易折断，断面较平坦，角质样，类白色或略带棕红色，形成层环明显，射线宽，木部有放射状纹理（图 2-2-20）。气微，味微苦、酸。

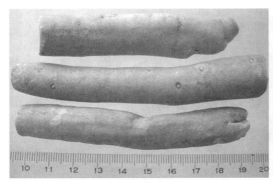
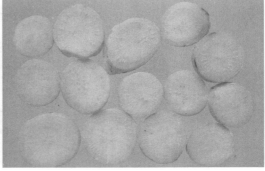

图 2-2-20　白芍及饮片

【质量】　以根粗、坚实、无白心或裂隙者为佳。

【功效】　养血调经，敛阴止汗，柔肝止痛，平抑肝阳。

<h1 style="text-align:center">黄　连</h1>

【来源】　为毛茛科植物黄连 *Coptis chinensis* Franch.、三角叶黄连 *Coptis deltoidea* C. Y. Cheng et Hsiao、云南黄连 *Coptis teeta* Wall.的干燥根茎。商品药材分别习称为"味连"、"雅连"和"云连"。

【产地】　味连主产于四川石柱县，湖北、陕西、甘肃等地亦产。主要为栽培品，为商品黄连的主要来源。雅连主产于四川洪雅、峨眉等地，栽培，少量野生。云连主产于云南德钦、碧江及西藏地区，原系野生，现有栽培。

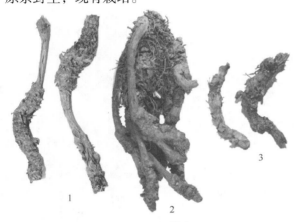

图 2-2-21　黄连
1. 雅连；2. 味连；3. 云连

【性状鉴别】　（图 2-2-21）

1. **味连**　根茎多簇状分枝，弯曲互抱，形如倒鸡爪，故有"鸡爪黄连"之称，单枝长 3～6cm，直径 0.3～0.8cm。上部多残留褐色鳞叶，顶端常留有残余的茎或叶柄。表面灰黄色或黄褐色，粗糙，节密生，有不规则结节状隆起、细硬须根及须根痕，形如连珠，下方常有细长光滑圆柱形的节间，习称"过桥"。质坚硬，断面不整齐，皮部橙红色或暗棕色，木部鲜黄色或橙黄色，呈放射状排列，髓部有时中空。气微，味极苦。

2. **雅连**　与上述区别为：多单枝粗壮，略呈圆柱形，略弯曲，长 4～8cm，直径 0.5～1cm；顶端有少许残茎，"过桥"较长。

3. **云连**　与味连区别为：根茎多单枝且细小，弯曲呈钩状，形如"蝎尾"；色浅，表面常被有黄粉。

【质量】　以表面灰黄色，质坚硬，断面皮部橙红色，木部黄色，味极苦者为佳。

【功效】　清热燥湿，泻火解毒。

<h1 style="text-align:center">防　己</h1>

【来源】　为防己科植物粉防己 *Stephania tetrandra* S. Moore 的干燥根。秋季采挖，洗净，除去粗皮，晒至半干，切段，个大者再纵切，干燥。

【产地】　主产于浙江、安徽等地。

【性状鉴别】　呈不规则圆柱形、半圆柱形或块状，屈曲不直，形似猪大肠。长 5～10cm，直径 1～5cm。表面淡灰黄色，在弯曲处常有深陷横沟而呈结节状的瘤块样。体重，质坚实，断面平坦，灰白色，富粉性，木部占大部分，有排列较稀疏的放射状纹理，习称"车轮纹"（图 2-2-22）。气微，味苦。

【质量】　以质坚实、粉性足、去净外皮者为佳。

【功效】　祛风止痛，利水消肿。

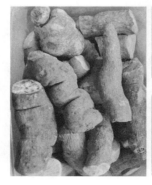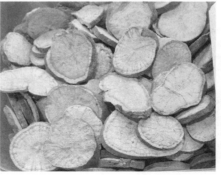

图 2-2-22　防己及饮片

延 胡 索

【来源】 为罂粟科植物延胡索 *Corydalis yanhusuo* W. T.Wang 的干燥块茎。夏初茎叶枯萎时采挖，除去须根，洗净，置沸水中煮至恰无白心时，取出，晒干。

【产地】 主产于浙江东阳、磐安等地。湖北、湖南、江苏亦产。多为栽培。

【性状鉴别】 呈不规则的扁球形，直径 0.5～1.5cm。表面黄色或黄褐色，有不规则的网状皱纹。顶端有略凹陷的茎痕，底部常有疙瘩状突起（图 2-2-23）。质硬而脆，断面黄色，角质样，有蜡样光泽。气微，味苦。

【质量】 以表面黄色，质硬而脆，断面黄色，角质样，有蜡样光泽，味苦者为佳。

【功效】 活血，利气，止痛。

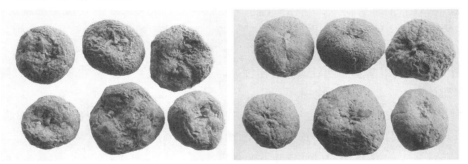

图 2-2-23　延胡索

板 蓝 根

【来源】 为十字花科植物菘蓝 *Isatis indigotica* Fort.的干燥根。秋季或初冬采挖，除去茎、叶、泥土，晒干。

【产地】 主产于河北、江苏、安徽等地。河南、陕西、甘肃、黑龙江等地均有栽培。

【性状鉴别】 呈细长圆柱形，稍扭曲。长 10～20cm，直径 0.3～1.2cm。表面淡灰黄色或淡棕黄色，有纵皱纹、横长皮孔样突起及支根痕。根头略膨大，可见暗绿色或暗棕色轮状排列的叶柄残基和密集的疣状突起（图 2-2-24）。体实，质略软，断面皮部黄白色（图 2-2-25），木部黄色。气微，味微甜后苦涩。

【质量】 以根条长、平直粗壮、坚实、粉性大者为佳。

【功效】 清热解毒，凉血利咽。

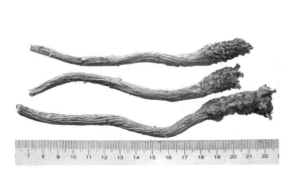

图 2-2-24　板蓝根

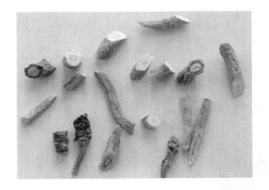

图 2-2-25　板蓝根饮片

链接

　　南板蓝根为爵床科植物马蓝 *Baphicacanthus cusia*（Nees）Bremek.的根茎及根。根茎呈类圆形，多弯曲，有分枝；表面灰棕色，节膨大，节上有细根或茎残基，外皮易剥落；质硬而脆，断面皮部蓝灰色，木部灰蓝色至淡黄褐色，根茎中央有髓。根粗细不一。气微，味淡。根茎横切面薄壁细胞中有椭圆形的钟乳体。

甘　草

【来源】　为豆科植物甘草 *Glycyrrhiza uralensis* Fisch.、胀果甘草 *Glycyrrhiza inflata* Bat.或光果甘草 *Glycyrrhiza glabra* L.的干燥根及根茎。春秋二季采挖，除去须根，晒干。

【产地】　甘草主产于内蒙古、甘肃、新疆等地。胀果甘草主产于新疆、甘肃、内蒙古等地。光果甘草主产于新疆。

【性状鉴别】

1. **甘草**　根呈圆柱形，外皮松紧不一，红棕色、暗棕色或灰褐色，有明显的纵皱纹、沟纹及稀疏的细根痕，皮孔横长。质坚实而重，断面黄白色，略显纤维性和粉性，有裂隙，形成层环明显，射线呈放射状，有的有裂隙，显菊花心（图 2-2-26、图 2-2-27）。根茎表面有芽痕，横切面中央有髓。气微，味甜而特殊。

2. **胀果甘草**　根及根茎木质粗壮，外皮粗糙，多灰棕色或灰褐色。质坚硬，木质纤维多，粉性小。根茎不定芽多而粗大。

3. **光果甘草**　根及根茎质地较坚实，有的分枝，外皮不粗糙，多灰棕色，皮孔细而不明显。

【质量】　以外皮细紧、色红棕、质坚实、断面黄白色、粉性足、味甜者为佳。

【功效】　补脾益气，清热解毒，祛痰止咳，缓急止痛，调和诸药。不宜与海藻、京大戟、红大戟、甘遂、芫花同用。

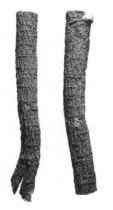

图 2-2-26　甘草

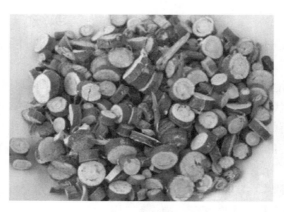

图 2-2-27　甘草饮片

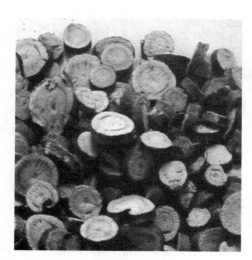

图 2-2-28　炙甘草

炙　甘　草

【来源】　为豆科植物甘草 *Glycyrrhiza uralensis* Fisch.、胀果甘草 *Glycyrrhiza inflata* Bat.或光果甘草 *Glycyrrhiza glabra* L.干燥根及根茎的炮制加工品。取甘草片，照蜜炙法炒至黄色至深黄色，不粘手时取出，晾凉。

【产地】　主产于内蒙古、甘肃、新疆等地。

【性状鉴别】　呈类圆形或椭圆形切片。外表皮红棕色或灰棕色，微有光泽。切面黄色至深黄色，形成层环明显，射线放射状（图 2-2-28）。略有黏性。具焦香气，味甜。

【质量】　以外表皮红棕色或灰棕色，切面黄色至深黄色，形成层环明显，具焦香气，味甜者为佳。

【功效】　补脾和胃，益气复脉。不宜与海藻、京大戟、红大戟、甘遂、芫花同用。

黄　芪

【来源】　为豆科植物蒙古黄芪 *Astragalus membranaceus*（Fisch.）Bge. var. *mongholicus*（Bge.）Hsiao 及膜荚黄芪 *Astragalus membranaceus*（Fisch.）Bge.的干燥根。春秋二季采挖，除去须根及根头，晒干。

【产地】　蒙古黄芪主产于山西、内蒙古等地，以栽培的蒙古黄芪质量为佳。膜荚黄芪主产于东北三省、内蒙古、山西、河北、四川等地。

【性状鉴别】　呈圆柱形，极少有分枝，上粗下细，长 10～90cm，直径 1～3.5cm。表面灰黄色或淡棕褐色，有纵皱纹及横向皮孔。质硬而韧，不易折断，断面纤维性强，并显粉性，皮部黄白色，木部淡黄色，具放射状纹理及裂隙（图 2-2-29、图 2-2-30）。老根中心偶呈枯朽状，黑褐色或呈空洞。气微，味微甜，嚼之微有豆腥味。

【质量】　以根条粗长、皱纹少、坚实绵韧、断面色黄白、粉性足、无空心及黑心、味甜者为佳。

【功效】　补气升阳，固表止汗，利水消肿，生津养血，行滞通痹，托毒排脓，敛疮生肌。

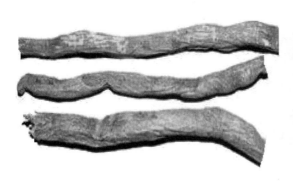

图 2-2-29　黄芪

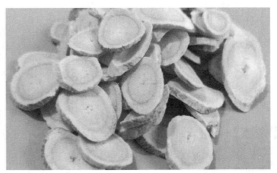

图 2-2-30　黄芪饮片

炙　黄　芪

【来源】　为豆科植物蒙古黄芪 *Astragalus membranaceus*（Fisch.）Bge.var.*mongholicus*（Bge.）Hsiao. 及膜荚黄芪 *Astragalus membranaceus*（Fisch.）Bge.干燥根的炮制加工品。取黄芪片，照蜜炙法炒至不粘手。

【产地】　主产于山西、东北三省、内蒙古、河北、四川等地。

【性状鉴别】　呈圆形或椭圆形的厚片，直径 0.8～3.5cm，厚 0.1～0.4cm。外表皮淡棕黄色或淡棕褐色，略有光泽，可见纵皱纹或纵沟。切面皮部黄白色，木部淡黄色，有放射状纹理和裂隙，有的中心偶呈枯朽状，黑褐色或呈空洞（图 2-2-31）。具蜜香气，味甜，略带黏性，嚼之微有豆腥味。

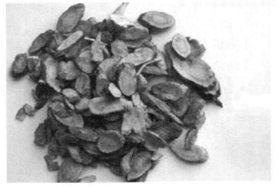

图 2-2-31　炙黄芪

【质量】　以外表淡棕黄色或淡棕褐色，切面皮部黄白色，木部淡黄色，具蜜香气者为佳。

【功效】　益气补中。

人　参

【来源】　为五加科植物人参 *Panax ginseng* C.A.Mey.的干燥根和根茎。多于秋季采挖，洗净经晒干或烘干。栽培的俗称"园参"；播种在山林野生状态下自然生长的称"林下山参"，习称"籽海"。

【产地】　主产于吉林、辽宁、黑龙江等地。

【性状鉴别】　主根呈纺锤形或圆柱形，长 3～15cm，直径 1～2cm。表面灰黄色，上部或全体有疏浅断续的粗横纹及明显的纵皱纹，下部有支根 2～3 条，全须生晒参着生多数细长的须根，须根上常有不明显的细小疣状突起。根茎（芦头）长 1～4cm，直径 0.3～1.5cm，多拘挛而弯曲，具不定根和稀疏的凹窝状茎痕（芦碗）。质较硬，断面淡黄白色，显粉性，形成层环纹棕黄色，皮部有黄棕色的点状树脂道及放射状裂隙（图 2-2-32、图 2-2-33）。香气特异，味微苦、甘。

【质量】　以根条粗长、皱纹少、断面淡黄白色，皮部有黄棕色的点状树脂道，味微苦、甘者为佳。

【功效】　大补元气，复脉固脱，补脾益肺，生津安神。

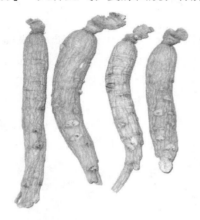
图 2-2-32　人参

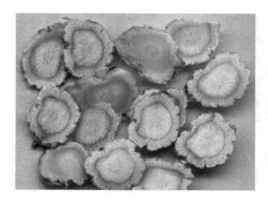
图 2-2-33　人参饮片

红　参

【来源】　为五加科植物人参 *Panax ginseng* C.A.Mey. 干燥根和根茎经蒸制后的炮制加工品。秋季采挖，洗净，蒸制后，干燥。

【产地】　主产于吉林、辽宁、黑龙江等地。系栽培品。

【性状鉴别】　主根呈纺锤形、圆柱形或扁方柱形，长 3～10cm，直径 1～2cm。表面半透明，红棕色，偶有不透明的暗黄褐色斑块，具纵沟、皱纹及细根痕；上部有时具断续的不明显环纹；下部有 2～3 条扭曲交叉的支根，并带弯曲的须根或仅具须根残迹。根茎（芦头）长 1～2cm，上有数个凹窝状茎痕（芦碗），有的带有 1～2 条完整或折断的不定根（芋）（图 2-2-34）。质硬而脆，断面平坦，角质样（图 2-2-35）。气微香而特异，味甘、微苦。

【质量】　以表面红棕色，半透明，质硬而脆，折断角质样者为佳。

【功效】　大补元气，复脉固脱，益气摄血。

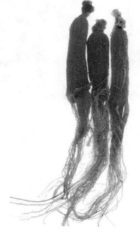
图 2-2-34　红参

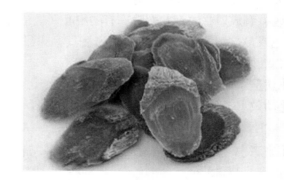
图 2-2-35　红参饮片

西　洋　参

【来源】　五加科植物西洋参 *Panax quinquefolium* L. 的干燥根。秋季采挖，洗净，晒干或低温干燥。

【产地】 主产于加拿大和美国，我国东北、华北、西北等地有引种。多为栽培品。

【性状鉴别】 主根呈纺锤形、圆柱形或圆锥形，中下部有一至数条侧根，多已折断，有的上端有根茎（芦头）；长 3～12cm，直径 0.8～2cm。表面浅黄褐色或黄白色，可见横向环纹、线状皮孔、浅纵皱纹及须根痕。体重，质坚实，不易折断，断面平坦，略显粉性，浅黄白色，形成层环纹棕黄色，皮部有黄棕色点状树脂道，木部略呈放射状纹理（图 2-2-36、图 2-2-37）。气特异，味微苦、甘。

【质量】 以表面浅黄褐色或黄白色，体重，质坚实，断面浅黄白色，皮部有黄棕色点状树脂道，气特异，味微苦、甘者为佳。

【功效】 补气养阴，清热生津。

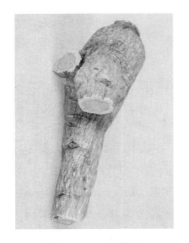

图 2-2-36 西洋参

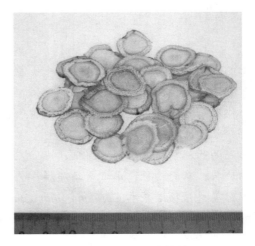

图 2-2-37 西洋参饮片

三　七

【来源】 为五加科植物三七 Panax notoginseng（Burk.）F. H. Chen 的干燥根及根茎。秋季花开前采挖，洗净，分开主根、支根及根茎，干燥。支根习称"筋条"，根茎习称"剪口"。

【产地】 主产于云南文山及广西百色等地。

【性状鉴别】

1. 三七　主根呈类圆锥形或圆柱形，顶端有茎痕，周围有瘤状突起；长 1～6cm，直径 1～4cm。表面灰褐色或灰黄色，有断续的纵皱纹、支根痕。体重，质坚实，击碎后皮部与木部常分离，断面灰绿色、黄绿色或灰白色，木部微呈放射状排列（图 2-2-38）。气微，味苦回甜。

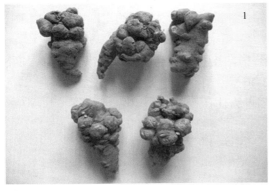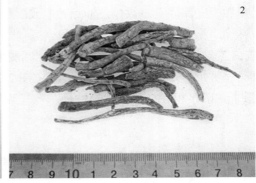

图 2-2-38 三七
1. 三七主根；2. 三七筋条

2. 剪口　呈不规则的皱缩块状及条状，表面有数个明显的茎痕及环纹，断面中心灰绿色或白色，边缘深绿色或灰色。

3. 筋条　呈圆柱形或圆锥形，长 2～6cm，上端直径约 0.8cm，下端直径约 0.3cm。

【质量】 以个大、体重质坚、断面灰绿或黄绿色、无裂隙、气味浓厚者为佳。

【功效】 散瘀止血，消肿定痛。

链接 三七的规格等级

三七在种植后第3～4年春季开花前采挖者，根饱满，质佳，称"春七"；冬季结籽后采挖者，根较松泡，质次，称"冬七"。

三七的规格等级按每斤（500g）三七包含的个数，分为一等"20头"、二等"30头"、三等"40头"、四等"60头"、五等"80头"、六等"120头"、七等"160头"、八等"200头"、九等"250头"、十等"300头"、十一等"无数头"、十二等"筋条"、十三等"绒根"（三七的须根）等。

链接 三七常见混淆品

三七的混淆品主要有土三七、藤三七、莪术等。

土三七为菊科植物菊三七 Gynura segetum（Lour.）Merr.的根茎，呈拳形块状，表面灰棕色或棕黄色，全体有瘤状突起；质坚实，断面淡黄色，环纹不明显，皮部与木部不易分离，中心有髓部；韧皮部有分泌道，薄壁细胞含菊糖。

藤三七为落葵科植物落葵薯 Anredera cordifolia（Tenore）Steenis 的块茎，呈类圆柱形，珠芽呈不规则的块状；断面粉性，水煮者角质样；味微甜，嚼之有黏性。

莪术为姜科植物蓬莪术 Curcuma phaeocaulis Val.、广西莪术 Curcuma kwangsiensis S.G. Lee et C.F.Liang 或温郁金 Curcuma wenyujin Y.H.Chen et C. Ling 的根茎加工品，呈卵形或圆锥形，表面有环节；断面具蜡样光泽，有内皮层环纹，维管束散列；气香，味辛，微苦。

白 芷

【来源】 为伞形科植物白芷 Angelica dahurica（Fisch.ex Hoffm.）Benth.et Hook. f. 或杭白芷 Angelica dahurica（Fisch. ex Hoffm.）Benth. et Hook. f. var. formosana（Boiss.）Shan et Yuan 的干燥根。夏、秋间叶黄时采挖，除去须根及泥沙，晒干或低温干燥。

【产地】 白芷产于河南长葛、禹州者习称"禹白芷"；产于河北安国者习称"祁白芷"。杭白芷产于浙江、福建、四川者习称"杭白芷"和"川白芷"。

【性状鉴别】

1. 白芷 呈圆锥形，头粗尾细，长10～25cm，直径1.5～2.5cm，顶端有凹陷的茎痕。表面灰棕色或黄棕色，有横向突起的皮孔散生，习称"疙瘩丁"，有多数纵皱纹及支根痕。质坚实，断面白色或灰白色，粉性，皮部散有多数棕色油点，形成层环棕色，近圆形，木质部约占断面的1/3（图2-2-39）。气芳香，味辛、微苦。

2. 杭白芷 与白芷的主要区别为略呈钝四棱形，横向皮孔样突起多排成四纵行，习称"四趟疙瘩"。形成层环略呈方形，木质部约占断面的1/2（图2-2-40）。

【质量】 以条粗壮、体重、粉性足、香气浓郁者为佳。

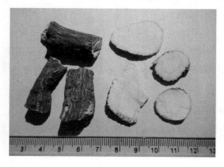

图2-2-39 白芷及饮片

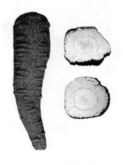

图2-2-40 杭白芷及饮片

【功效】 解表散寒，祛风止痛，宣通鼻窍，燥湿止带，消肿排脓。

当 归

【来源】 为伞形科植物当归 *Angelica sinensis*（Oliv.）Diels 的干燥根。秋末采挖，除去须根及泥沙，待水分稍蒸发后，捆成小把，上棚，用烟火慢慢熏干。

【产地】 主产于甘肃岷县、武都、漳县等。云南、四川、陕西、湖北等地亦产。

【性状鉴别】 略呈圆柱形，下部有支根 3～5 条或更多，长 15～25cm。表面黄棕色至棕褐色，具纵皱纹及横长皮孔样突起。根头（归头）直径 1.5～4cm，具环纹，上端圆钝，有紫色或黄绿色的茎及叶鞘的残基；主根（归身）表面凹凸不平；支根（归尾）直径 0.3～1cm，上粗下细，多扭曲，有少数须根痕。质柔韧，断面黄白色或淡黄棕色，皮部厚，有裂隙及多数棕色点状分泌腔，木部色较淡，形成层环黄棕色（图 2-2-41、图 2-2-42）。有浓郁的香气，味甘、辛、微苦。

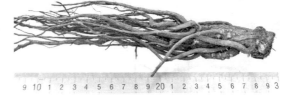

图 2-2-41 当归

【质量】 以质柔韧，断面黄白色，有浓郁香气者为佳。

【功效】 补血活血，调经止痛，润肠通便。

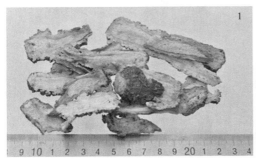
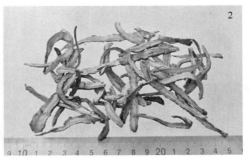

图 2-2-42 当归饮片
1. 当归身；2. 当归尾

前 胡

【来源】 为伞形科植物白花前胡 *Peucedanum praeruptorum* Dunn 的干燥根。冬季至次春茎叶枯萎或未抽花茎时采挖，除去须根，洗净，晒干或低温干燥。

【产地】 主产于浙江、江西等地。

【性状鉴别】 呈不规则圆柱形、圆锥形或纺锤形，稍扭曲，下部常有分枝；长 3～15cm，直径 1～2cm。外表黑褐色或灰黄色，根头部多有茎痕及纤维状叶鞘残基，根上部有密集的细环纹（习称"蚯蚓头"），下部有纵沟、纵纹及横向皮孔样突起。质较柔软，干者质硬，可折断，断面不整齐，淡黄白色，可见棕色形成层环及放射状纹理，皮部约占根横切面的 3/5，淡黄色，散有多数棕黄色油点，木部黄棕色（图 2-2-43、图 2-2-44）。气芳香，味微苦、辛。

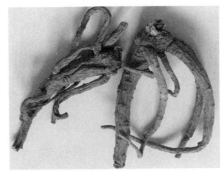
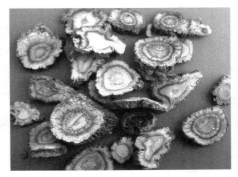

图 2-2-43 前胡
图 2-2-44 前胡饮片

【质量】   以根粗壮、皮部厚、质柔软、断面油点多、香气浓者为佳。

【功效】   降气化痰，散风清热。

川　芎

【来源】   为伞形科植物川芎 *Ligusticum chuanxiong* Hort.的干燥根茎。夏季当茎上的节盘显著突出，并略带紫色时采挖，除去泥沙，晒后烘干，再去须根。

【产地】   主产于四川、江西、湖北、陕西等地。

【性状鉴别】   为不规则结节状拳形团块，直径 2～7cm。表面黄褐色，粗糙皱缩，有多数平行隆起的轮节，顶端有凹陷的类圆形茎痕，下侧及轮节上有多数小瘤状根痕。质坚实，不易折断，断面黄白色或灰黄色，散有黄棕色的油室，形成层环呈波状（图 2-2-45、图 2-2-46）。气浓香，味苦、辛，稍有麻舌感，微回甜。

【质量】   以断面黄白色，散有黄棕色的油室，气浓香者为佳。

【功效】   活血行气，祛风止痛。

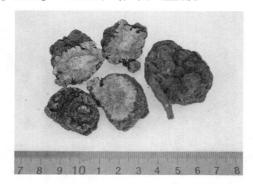

图 2-2-45　川芎

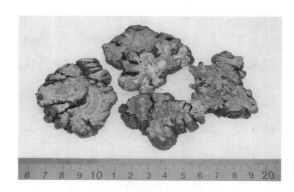

图 2-2-46　川芎饮片

防　风

【来源】   为伞形科植物防风 *Saposhnikovia divaricata* (Turcz.) Schischk.的干燥根，习称"关防风"。春秋二季采挖未抽花茎植株的根，除去须根及泥沙，晒干。

【产地】   主产于东北。

【性状鉴别】   呈长圆锥形或长圆柱形，下部渐细，有的略弯曲，长 15～30cm，直径 0.5～2cm。表面灰棕色或棕褐色，粗糙；根头部有明显密集的环纹，习称"蚯蚓头"，有的环纹上残存棕褐色毛状叶基；环纹下有纵皱纹、横长皮孔及点状突起的细根痕。体轻，质松，易折断，断面不平坦，皮部棕黄色至棕色，有裂隙，木质部黄色（图 2-2-47、图 2-2-48）。气特异，味微甘。

【质量】   以条粗壮、断面皮部色浅棕、木部浅黄色者为佳。

【功效】   祛风解表，胜湿止痛，止痉。

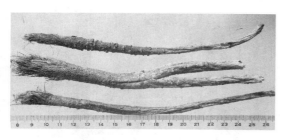

图 2-2-47　防风

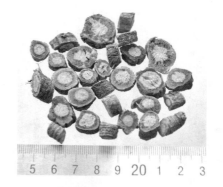

图 2-2-48　防风饮片

柴 胡

【来源】 为伞形科植物柴胡 *Bupleurum chinense* DC.或狭叶柴胡 *Bupleurum scorzonerifolium* Willd.的干燥根。按性状不同，分别习称"北柴胡"及"南柴胡"。春、秋二季采挖，除去茎叶及泥沙，干燥。

【产地】 柴胡主产于河北、河南、辽宁、湖北等地。狭叶柴胡主产于湖北、四川、安徽、黑龙江等地。

【性状鉴别】

1. 北柴胡 呈圆柱形或长圆锥形，长 6～15cm，直径 0.3～0.8cm。根头膨大，顶端残留 3～15 个茎基或短纤维状叶基，下部分枝。表面黑褐色或浅棕色，具纵皱纹、支根痕及皮孔。质硬而韧，不易折断，断面显纤维性，皮部浅棕色，木部黄白色（图 2-2-49）。气微香，味微苦。

2. 南柴胡 根较细，呈圆锥形，顶端有多数细毛状枯叶纤维，下部多不分枝或稍分枝。表面红棕色或黑棕色，靠近根头处多具细密环纹。易折断，断面略平坦，不显纤维性。具败油气。

【质量】 以条粗长，断面显纤维性，皮部浅棕色，木部黄白色，须根少者为佳。

【功效】 疏散退热，疏肝解郁，升举阳气。

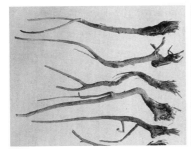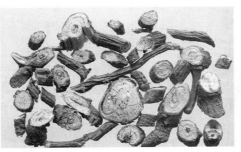

图 2-2-49 北柴胡及饮片

龙 胆

【来源】 为龙胆科植物条叶龙胆 *Gentiana manshurica* Kitag.、龙胆 *Gentiana scabra* Bge.、三花龙胆 *Gentiana triflora* Pall.或坚龙胆 *Gentiana rigescens* Franch.的干燥根及根茎。前三种习称"龙胆"，后一种习称"坚龙胆"。春、秋二季采挖，洗净。干燥。

【产地】 条叶龙胆与龙胆主产于东北地区；三花龙胆主产于东北三省及内蒙古等地；坚龙胆主产于云南等地。

【性状鉴别】 （图 2-2-50）

1. 龙胆 根茎呈不规则的块状，长 1～3cm，直径 0.3～1cm；表面暗灰棕色或深棕色，上端有茎痕或残留茎基，周围和下端着生多数细长的根。根圆柱形，略扭曲，长 10～20cm，直径 0.2～0.5cm；表面淡黄色或黄棕色，上部多有显著的横皱纹，下部较细，有纵皱纹及支根痕。质脆，易折断，断面略平坦，皮部黄白色或淡黄棕色，木部色较浅，呈点状环列。气微，味甚苦。

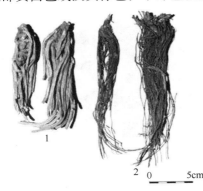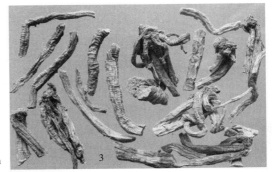

图 2-2-50 龙胆
1. 龙胆；2. 坚龙胆；3. 龙胆饮片

2. **坚龙胆**　表面无横皱纹，外皮膜质，易脱落；木部黄白色，易与皮部分离。

【质量】　以条粗长、皮部黄白色或淡黄棕色，木部色较浅，味甚苦者为佳。

【功效】　清热燥湿，泻肝胆火。

紫　草

【来源】　为紫草科植物新疆紫草 *Arnebia euchroma*（Royle）Johnst.或内蒙紫草 *Arnebia guttata* Bunge 的干燥根。春、秋二季采挖，除去泥沙，干燥。

【产地】　新疆紫草主产于新疆、西藏等地。内蒙紫草主产于内蒙古、甘肃等地。

【性状鉴别】　（图 2-2-51）

1. **新疆紫草（软紫草）**　呈不规则的长圆柱形，多扭曲，长 7～20cm，直径 1～2.5cm。表面紫红色或紫褐色，皮部疏松，呈条形片状，常多层重叠，易剥落。顶端有的可见分歧的茎残基。体轻，质松软，易折断，断面不整齐，木部较小，黄白色或黄色。气特异，味微苦、涩。

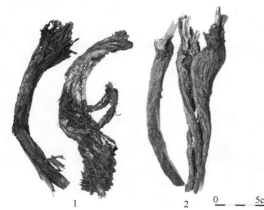

图 2-2-51　紫草
1. 新疆紫草（软紫草）；2. 内蒙紫草

2. **内蒙紫草**　呈圆锥形或圆柱形，扭曲，长 6～20cm，直径 0.5～4cm。根头部略粗大，顶端有残茎 1 个或多个，被短硬毛。表面紫红色或暗紫色，皮部略薄，常数层相叠，易剥离。质硬而脆，易折断，断面较整齐，皮部紫红色，木部较小，黄白色。气特异，味涩（图 2-2-51）。

【质量】　以条长、粗大、色紫、皮厚者为佳。

【功效】　清热凉血，活血解毒，透疹消斑。

丹　参

【来源】　为唇形科植物丹参 *Salvia miltiorrhiza* 的干燥根及根茎。春秋二季采挖，除去须根、泥沙，晒干。

【产地】　主产于安徽、山东等地。

【性状鉴别】　根茎粗短，顶端有时残留茎基，根数条，长圆柱形，略弯曲，有的分枝并具须状细根，长 10～20cm，直径 0.3～1cm；野生品表面棕红色或暗棕红色，粗糙，具纵皱纹，老根外皮疏松，多显紫棕色，常呈鳞片状剥落；栽培品表面红棕色，外皮紧贴不易剥落；野生品质硬而脆，易折断，断面疏松，有裂隙或略平整而致密，皮部棕红色，木部灰黄色或紫褐色，导管束黄白色，呈放射状排列；栽培品质坚实，断面较平整，略呈角质样（图 2-2-52、图 2-2-53）。气微，味微苦涩。

【质量】　以条粗壮、色紫红者为佳。

【功效】　活血祛瘀，通经止痛，清心除烦，凉血消痈。

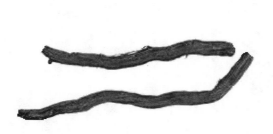

图 2-2-52　丹参

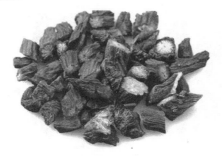

图 2-2-53　丹参饮片

黄　芩

【来源】　为唇形科植物黄芩 *Scutellaria baicalensis* Georgi 的干燥根。以野生为主。春、秋二季采挖，除去须根及泥沙，晒后撞去粗皮，晒干。

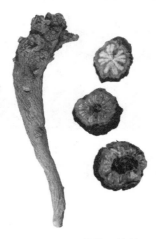

【产地】　主产于河北、山西、内蒙古、辽宁等地。以山西产量较大，河北承德产者质量较好。

【性状鉴别】　呈圆锥形，扭曲，长8～25cm，直径1～3cm。表面棕黄色或深黄色，有稀疏的疣状细根痕，上部较粗糙，有扭曲的纵皱或不规则的网纹，下部有皱纹。质硬而脆，易折断，断面黄色，中心红棕色；老根中心呈枯朽状或中空，暗棕色或棕黑色。气微，味苦。栽培品较细长，多有分枝。表面浅黄棕色，外皮紧贴，纵皱纹较细腻。断面黄色或浅黄色，略呈角质样（图2-2-54）。味微苦。

【质量】　以条长，质坚实，色黄，味苦，无粗皮、杂质、茎芦、碎渣、虫蛀、霉变者为佳。

图2-2-54　黄芩及饮片

【功效】　清热燥湿，泻火解毒，止血，安胎。

玄　参

【来源】　为玄参科植物玄参 *Scrophularia ningpoensis* Hemsl.的干燥根。冬季茎叶枯萎时采挖，除去根茎、幼芽、须根及泥沙，晒或烘至半干，堆放"发汗"至内部变黑色（3～6天），反复数次至干燥。

【产地】　主产于浙江、湖北、江苏、江西等地。

【性状鉴别】　呈类圆柱形，中间略粗或上粗下细，有的弯曲似羊角状，长6～20cm，直径1～3cm。表面灰黄色或灰褐色，有不规则纵沟及稀疏横裂纹和横向皮孔。质坚韧，不易折断，断面黑色，微有光泽，具放射状浅棕色点状维管束（图2-2-55、图2-2-56）。气特异似焦糖，味甘、微苦。

【质量】　以表面灰黄色或灰褐色，质坚韧，断面黑色，微有光泽，气特异似焦糖，味甘、微苦者为佳。

【功效】　凉血滋阴，泻火解毒。

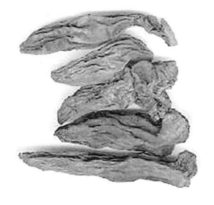

图2-2-55　玄参

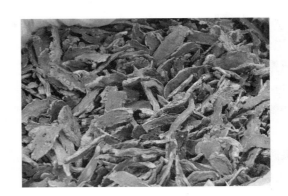

图2-2-56　玄参饮片

地　黄

【来源】　为玄参科植物地黄 *Rehmannia glutinosa* Libosch.的新鲜或干燥块根。鲜用者习称"鲜生地"。将鲜生地徐徐烘焙，至内部变黑，约八成干，捏成团块，习称"生地"或"生地黄"。

【产地】　主产地河南、辽宁、河北、山东、浙江等地。

【性状鉴别】

1. **鲜地黄**　呈纺锤形或条状，长9～15cm，直径1～6cm。外皮薄，表面浅红黄色，具弯曲的皱纹、横长皮孔以及不规则疤痕。肉质、断面淡黄色，可见橘红色油点，中部有放射状纹理（图2-2-57）。气微、味微甜，微苦。

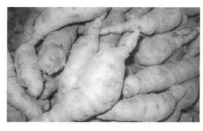

图 2-2-57 鲜地黄

2. 生地黄 多呈不规则的团块或长圆形,中间膨大,两端稍细,长 6～12cm,直径 3～6cm,有的细小,长条形,稍扁而扭曲。表面灰黑色或灰棕色,极皱缩,具不规则横曲纹,体重,质较软,不易折断,断面灰黑色、棕黑色或乌黑色,有光泽,具黏性(图 2-2-58)。无臭,味微甜。

【质量】 鲜地黄以粗壮、色红黄者为佳。生地黄以块大、体重、断面乌黑色者为佳。

【功效】 鲜地黄清热凉血,润燥生津。生地黄清热养阴,凉血止血。

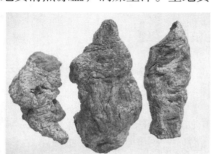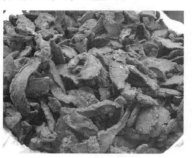

图 2-2-58 生地黄及饮片

熟 地 黄

【来源】 为玄参科植物地黄 *Rehmannia glutinosa* Libosch.干燥块根的炮制加工品。取生地黄,照酒炖法炖至酒吸尽,取出,晾晒至外皮黏液稍干时,切厚片或块,干燥,即得。每 100kg 生地黄,用黄酒 30～50kg。或取生地黄,照蒸法蒸至黑润,取出,晒至约八成干时,切厚片或块,干燥,即得。

【产地】 主产于河南、辽宁、河北、山东、浙江等地。

【性状鉴别】 为不规则的块片、碎块,大小、厚薄不一。表面乌黑色,有光泽,黏性大。质柔软而带韧性,不易折断,断面乌黑色,有光泽(图 2-2-59)。无臭,味甜。

【质量】 以表面乌黑色,黏性大,质柔软而带韧性,断面乌黑色,有光泽者为佳。

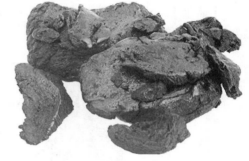

图 2-2-59 熟地黄

【功效】 滋阴补血,益精填髓。

巴 戟 天

【来源】 为茜草科植物巴戟天 *Morinda officinalis* How 的干燥根。全年可采挖,洗净,除去须根,晒至六七成干,轻轻捶扁,晒干。

【产地】 主产于广东、广西等地。

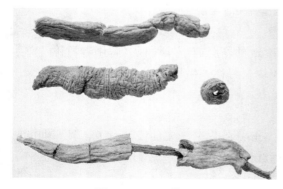

图 2-2-60 巴戟天

【性状鉴别】 呈扁圆柱形,略弯曲,长短不一,直径 0.5～2cm;表面灰黄色或暗灰色,具纵纹及横裂纹,有的皮部横向断离露出木部,形似连珠或鸡肠状,习称"鸡肠风";质韧,断面皮部厚,紫色或淡紫色,易与木部剥离;木心如绳索状,甚坚韧;黄棕色或黄白色,表面有纵沟,横断面略呈齿轮状,直径 1～5mm(图 2-2-60)。气微,味甘而微涩;用开水浸泡,其水浸液呈淡蓝紫色。

【质量】 以条粗、显连珠状、肉厚、紫黑色、木心小者为佳。

【功效】 补肾阳，强筋骨，祛风湿。

<h1 style="text-align:center">桔 梗</h1>

【来源】 为桔梗科植物桔梗 *Platycodon grandiflorum*（Jacq.）A. DC. 的干燥根。春秋二季采挖，洗净，除去须根，趁鲜刮去外皮或不去外皮，干燥。

【产地】 全国大部分地区均产，以东北、华北产量较大，华东地区质量较好。

【性状鉴别】 呈圆柱形或纺锤形，有的有分枝，略扭曲，长 7～20cm，直径 0.7～2.0cm；表面淡黄白色至黄色，未去外皮的表面黄棕色至灰棕色；有纵皱沟、横长皮孔样斑痕及支根痕，上部有横纹，有的顶端有较短的根茎，其上有数个半月形茎痕；质脆，易折断，断面不平坦，有裂隙，皮部黄白色，形成层环棕色，木部淡黄色，有放射状纹理（图 2-2-61、图 2-2-62）。气微，味微甜后苦。

【质量】 以根粗大、色白、质坚实、苦味浓者为佳。

【功效】 宣肺，利咽，祛痰，排脓。

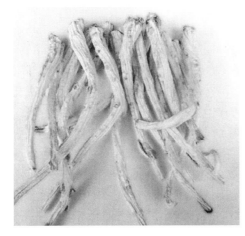
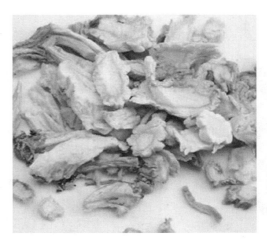

图 2-2-61 桔梗   图 2-2-62 桔梗饮片

<h1 style="text-align:center">党 参</h1>

【来源】 为桔梗科植物党参 *Codonopsis pilosula*（Franch.）Nannf.、素花党参 *Codonopsis pilosula* Nannf. var. *modesta*（Nannf.）L.T. Shen 或川党参 *Codonopsis tangshen* 的干燥根。前种习称"潞党参"，后两种分别习称"西党参"和"条党参"。

【产地】 主产于山西、甘肃、四川等地。秋季采挖，洗净，晒干。

【性状鉴别】

1. **党参（潞党参）** 呈长圆柱形，稍弯曲；表面黄棕色至灰棕色，根头部膨大，有多数疣状突起的茎痕及芽，习称"狮子盘头"，每个茎痕的顶端呈凹下的圆点状；根头下有致密的环状横纹，向下渐稀疏，有的达全长的一半，栽培品环状横纹少或无，根头也较小；全体有纵皱纹及散在的横长皮孔样突起，支根断处常有黑褐色胶状物；质稍硬而略带韧性，断面稍平坦，有裂隙或放射状纹理，皮部淡棕黄色至黄棕色，木部淡黄色（图 2-2-63、图 2-2-64）。有特殊香气，味微甜。

2. **素花党参（西党参）** 表面黄白色至灰黄色，根头下致密的环状横纹常达全长的 1/2 以上；断面裂隙较多，皮部灰白色至淡棕色。

3. **川党参（条党参）** 表面灰黄色至黄棕色，有明显不规则纵沟，顶端有稀疏横纹，大者亦有"狮子盘头"，但其茎痕较少，小者根头部小于主根，称"泥鳅头"；质较软而结实，断面裂隙较少，皮部黄白色。

【质量】 均以条粗壮、横纹多、质柔润、气味浓，嚼之无渣者为佳。

【功效】 健脾益肺，养血生津。不宜与藜芦同用。

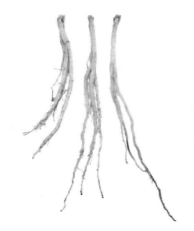

图 2-2-63　党参

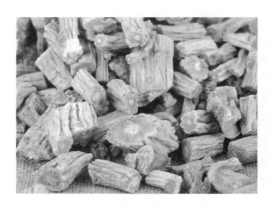

图 2-2-64　党参饮片

木　香

【来源】　为菊科植物木香 *Aucklandia lappa* Decne. 的干燥根，又称"云木香"。秋冬二季采挖，除去泥沙及须根，切段，个大者再纵剖成瓣，干燥后撞去粗皮。

【产地】　主产于云南。

【性状鉴别】　呈圆柱形、半圆柱形或为纵剖片，长 5～10cm，直径 0.5～5cm；表面黄棕色或灰褐色，有明显的皱纹、纵沟及侧根痕，有时可见不规则菱形网纹；质坚，不易折断，断面灰褐色至暗褐色，周边灰黄色至浅棕黄色，形成层环棕色，有放射状纹理及散在的褐色点状油室，老根中心常呈朽木状（图 2-2-65）。气香特异，味微苦。

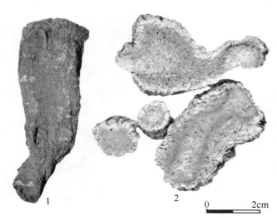

图 2-2-65　木香
1. 木香药材；2. 木香饮片

【质量】　以质坚实、香气浓、油性大者为佳。

【功效】　行气止痛，健脾消食。

白　术

【来源】　为菊科植物白术 *Atractylodes macrocephala* Koidz.的干燥根茎。冬季下部叶枯黄、上部叶变脆时采挖，除去泥沙。烘干或晒干，再除去须根。

【产地】　主产于浙江、安徽、湖北、湖南等地。

【性状鉴别】　为不规则的肥厚团块，长 3～13cm，直径 1.5～7cm。表面灰黄色或灰棕色，有瘤状突起及断续的纵皱和沟纹，并有须根痕，顶端有残留茎基和芽痕。质坚硬不易折断，断面不平坦，黄白色至淡棕色，有棕黄色的点状油室散在；烘干者断面角质样，色较深或有裂隙（图 2-2-66、图 2-2-67）。气清香，味甘、微辛，嚼之略带黏性。

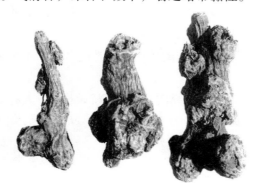

图 2-2-66　白术

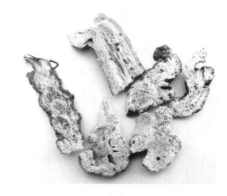

图 2-2-67　白术饮片

【质量】 以质坚硬，断面黄白色，有棕黄色的点状油室散在；烘干者断面角质样，色较深或有裂隙。气清香，味甘、微辛，嚼之略带黏性者为佳。

【功效】 健脾益气，燥湿利水，止汗，安胎。

苍　术

【来源】 为菊科植物茅苍术 *Atractylodes lancea*（Thunb.）DC.或北苍术 *Atractylodes chinensis*（DC.）Koidz.的干燥根茎。春秋二季采挖，除去泥沙，晒干，撞去须根。

【产地】 茅苍术主产于江苏、湖北等地；北苍术主产于河北、山西等地。

【性状鉴别】 （图2-2-68）

1. **茅苍术** 呈不规则连珠状或结节状圆柱形，略弯曲，偶有分枝。表面灰棕色，有皱纹、横曲纹及残留须根。质坚实，断面黄白色或灰白色，散有多数橙黄色或棕红色点状油室，习称"朱砂点"；暴露稍久，可析出白色细针状结晶，习称"起霜"或"吐脂"（图2-2-69）。气香特异，味微甘、辛、苦。

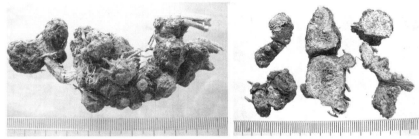
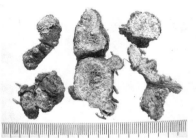

图2-2-68　苍术及饮片

2. **北苍术** 呈疙瘩状或结节状圆柱形；表面黑棕色，除去外皮者黄棕色；质较疏松，断面散有黄棕色点状油室；香气较淡，味辛、苦。

【质量】 均以个大、质坚实、断面朱砂点多、香气浓者为佳。

【功效】 燥湿健脾，祛风散寒，明目。

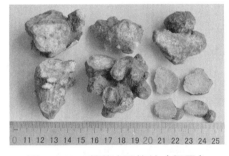

图2-2-69　茅苍术及饮片（起霜）

泽　泻

【来源】 为泽泻科植物东方泽泻 *Alisma orientale*（Sam.）Juzep.或泽泻 *Alisma plantago-aquatica* Linn.的干燥根茎。

【产地】 主产于福建及四川、江西等地。

【性状鉴别】 呈类球形、椭圆形或卵圆形，长2～7cm，直径2～6cm。表面黄白色或淡黄棕色，有不规则的横向环状浅沟纹及多数细小突起的须根痕，底部有的有瘤状芽痕。质坚实，断面黄白色，粉性，有多数细孔（图2-2-70）。气微，味微苦。

【质量】 以个大、表面黄白色，质坚实，断面黄白色，粉性，味微苦者为佳。

【功效】 利小便，清湿热。

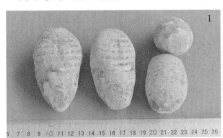
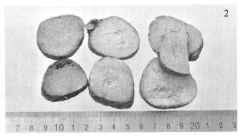

图2-2-70　泽泻

1. 泽泻药材；2. 泽泻饮片

法 半 夏

【来源】　为天南星科植物半夏 *Pinellia ternata*（Thunb.）Breit.干燥块茎用甘草、生石灰炮制加工品。取半夏，大小分开，用水浸泡至内无干心，取出；另取甘草适量，加水煎煮两次，合并煎液，倒入用适量水制成的石灰液中，搅匀，加入上述已浸透的半夏，浸泡，每日搅拌 1～2 次，并保持浸液pH 12 以上，至剖面黄色均匀，口尝微有麻舌感时，取出，洗净，阴干或烘干，即得。每 100kg 净半夏，用甘草 15kg、生石灰 10kg。

【产地】　主产于四川、湖北、河南、贵州等地。

【性状鉴别】　呈类球形或破碎成不规则颗粒状。表面淡黄白色、黄色或棕黄色。质较松脆或硬脆，断面黄色或淡黄色，颗粒者质稍硬脆（图 2-2-71）。气微，味淡略甘、微有麻舌感。

【质量】　以表面淡黄白色、黄色或棕黄色，断面黄色或淡黄色，味淡略甘者为佳。

【功效】　燥湿化痰。不宜与川乌、制川乌、草乌、制草乌、附子同用。

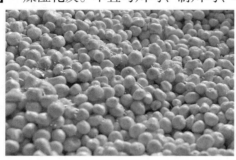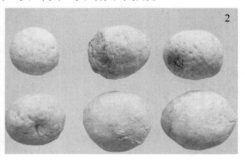

图 2-2-71　法半夏
1. 炮制后未干燥；2. 干燥后

姜 半 夏

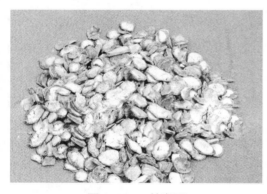

图 2-2-72　姜半夏

【来源】　为天南星科植物半夏 *Pinellia ternata*（Thunb.）Breit.干燥块茎用生姜、白矾炮制加工品。取净半夏，大小分开，用水浸泡至内无干心时；另取生姜切片煎汤，加白矾与半夏共煮透，取出，晾至半干，切薄片，干燥。每 100kg 半夏，用生姜 25kg、白矾 12.5kg。

【产地】　主产于四川、湖北、河南、贵州等地。

【性状鉴别】　为片状、不规则颗粒状或类球形。表面棕色至棕褐色。质硬脆，断面淡黄棕色，常具角质样光泽（图 2-2-72）。气微香，味淡、微有麻舌感，嚼之略粘牙。

【质量】　以表面棕色至棕褐色，质硬脆，断面淡黄棕色，具角质样光泽，气微香者为佳。

【功效】　降逆止呕、燥湿化痰、消痞散结。

石 菖 蒲

【来源】　为天南星科植物石菖蒲 *Acorus tatarinowii* Schott 的干燥根茎。秋、冬二季采挖，除去须根和泥沙，晒干。

【产地】　主产于四川、浙江、江西等地。

【性状鉴别】　呈扁圆柱形，多弯曲，常有分枝，长 3～20cm，直径 0.3～1cm。表面棕褐色或灰棕色，粗糙，有疏密不匀的环节，节间长 0.2～0.8cm，具细纵纹，一面残留须根或圆点状根痕，另一面有三角形叶痕，左右交互排列，有的其上有鳞毛状的叶基残余。质硬，不易折断，断面纤维性，类白色或微红色，内皮层环明显，可见多数筋脉小点（维管束）及棕色油点（油细胞）散在（图 2-2-73、图 2-2-74）。气芳香，味苦，微辛。

【质量】 以质硬，断面类白色或微红色，可见多数筋棕色油点，气芳香者为佳。

【功效】 开窍豁痰，醒神益智，化湿开胃。

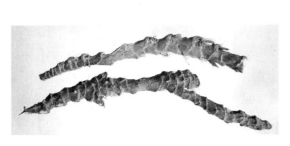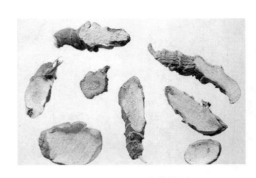

图 2-2-73 石菖蒲　　　　　　　　　　图 2-2-74 石菖蒲饮片

百　部

【来源】 为百部科植物直立百部 *Stemona sessilifolia*（Miq.）Miq.、蔓生百部 *Stemona ja ponica* Miq. 或对叶百部 *Stemona tuberosa* Lour. 的干燥块根。春、秋二季采挖，除去须根，洗净，置沸水中略烫或蒸至无白心，取出，晒干。

【产地】 直立百部和蔓生百部主产于安徽、江苏、浙江、湖北等地；对叶百部主产于湖北、广东、福建、四川等地。

【性状鉴别】

1. **直立百部** 呈纺锤形，上端较细长，皱缩弯曲，长 5～12cm，直径 0.5～1cm。表面黄白色或淡棕黄色，有不规则深纵沟，间或有横皱纹。质脆，易折断，断面平坦，角质样，淡黄棕色或黄白色，皮部较宽，中柱扁缩（图 2-2-75）。气微，味甘、苦。

2. **蔓生百部** 两端稍狭细，表面多不规则皱褶及横皱纹（图 2-2-76）。

3. **对叶百部** 呈长纺锤形或长条形，长 8～24cm，直径 0.8～2cm，表面浅黄棕色至灰棕色，具浅纵皱纹或不规则纵槽。质坚实，断面黄白色至暗棕色，中柱较大，髓部类白色（图 2-2-77）。

【质量】 以表面黄白色，断面角质样，淡黄棕色或黄白色，味甘、苦者为佳。

【功效】 润肺下气，止咳，杀虫。

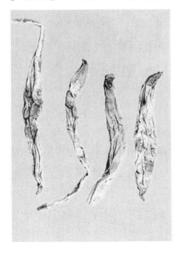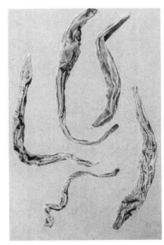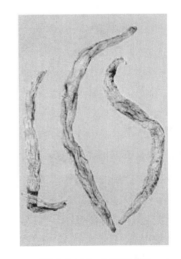

图 2-2-75 直立百部　　　　　图 2-2-76 蔓生百部　　　　　图 2-2-77 对叶百部

川　贝　母

【来源】 为百合科植物川贝母 *Fritillaria cirrhosa* D. Don.、暗紫贝母 *Fritillaria unibracteata* Hsiao et K. C. Hsia、甘肃贝母 *Fritillaria przewalskii* Maxim.、梭砂贝母 *Fritillaria delavayi* Franch.、或太白贝母 *Fritillaria taipaiensis* P.Y.Li 或瓦布贝母 *Fritillaria unibracteata* Hsiao et K. C. Hsia var. *wabuensis*（S. Y.

Tang et S. C. Yue） Z. D. Liu，S. Wang et S. C. Chen 的干燥鳞茎。前三者按性状不同分别习称"松贝"和"青贝"，后者习称"炉贝"。夏、秋二季或积雪融化时采挖，除去须根、粗皮及泥沙，晒干或低温干燥。

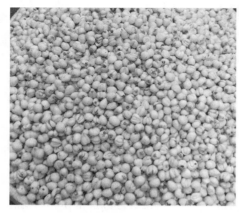

图 2-2-78 松贝

【产地】 川贝母主产于四川、西藏、云南等地；暗紫贝母主产于四川阿坝藏族羌族自治州；甘肃贝母主产于甘肃、青海、四川等地；梭砂贝母主产于云南、四川、青海、西藏等地。

【性状鉴别】

1. 松贝 呈类圆锥形或近球形，高 0.3～0.8cm，直径 0.3～0.9cm，表面类白色。外层鳞叶 2 瓣，大小悬殊，大瓣紧抱小瓣，未抱部分呈新月形，习称"怀中抱月"，顶部闭合，内有类圆柱形、顶端稍尖的心芽和小鳞叶 1～2 枚；先端钝圆或稍尖，底部平，微凹入，中心有 1 灰褐色的鳞茎盘，偶有残存须根（图 2-2-78）。质硬而脆，断面白色，富粉性。气微，味微苦。

2. 青贝 呈类扁球形，高 0.4～1.4cm，直径 0.4～1.6cm。外层鳞叶 2 瓣，大小相近，相对抱合，顶部开裂，内有心芽和小鳞叶 2～3 枚及细圆柱形的残茎（图 2-2-79）。

3. 炉贝 呈长圆锥形，高 0.7～2.5cm，直径 0.5～2.5cm，表面类白色或浅棕黄色，有的具棕色斑点。外层鳞叶 2 瓣，大小相近，顶部开裂而略尖，基部稍尖或较钝（图 2-2-80）。

【质量】 以表面类白色，断面白色，富粉性。气微，味微苦者为佳。

【功效】 清热润肺，化痰止咳。

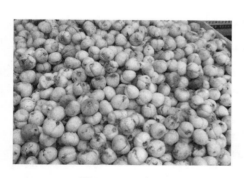

图 2-2-79 青贝

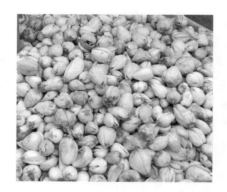

图 2-2-80 炉贝

郁　金

【来源】 为姜科植物温郁金 Curcuma wenyujin Y.H.Chen et C. Ling.、姜黄 Curcuma longa L.、广西莪术 Curcuma kwangsiensis S. G. Lee et C. F. Liang 或蓬莪术 Curcuma phaeocaulis Val.的干燥块根。前两者分别习称"温郁金"和"黄丝郁金"，其余按性状不同习称"桂郁金"或"绿丝郁金"。冬季茎叶枯萎后采挖，除去泥沙及细根，蒸或煮至透心，干燥。

【产地】 温郁金主产于浙江；黄丝郁金主产于四川；广西莪术主产于广西；绿丝郁金主产于四川。

【性状鉴别】 （图 2-2-81、图 2-2-82）

1. 温郁金 呈长圆形或卵圆形，稍扁，有的微弯曲，两端渐尖，长 3.5～7cm，直径 1.2～2.5cm。表面灰褐色或灰棕色，具不规则的纵皱纹，纵纹隆起处色较浅。质坚实，断面灰棕色，角质样；内皮层环明显。气微香，味微苦。

2. 黄丝郁金 呈纺锤形，有的一端细长，长 2.5～4.5cm，直径 1～1.5cm。表面棕灰色或灰黄色，具细皱纹。断面橙黄色，外周棕黄色至棕红色。气芳香，味辛辣。

3. **桂郁金**　呈长圆锥形或长圆形，长 2～6.5cm，直径 1～1.8cm。表面具疏浅纵纹或较粗糙网状皱纹。气微，味微辛、苦。

4. **绿丝郁金**　呈长椭圆形，较粗壮，长 1.5～3.5cm，直径 1～1.2cm。气微，味淡。

【质量】　以表面灰褐色，质坚实，断面灰棕色，角质样，味微苦者为佳。

【功效】　行气化瘀，清心解郁，利胆退黄。

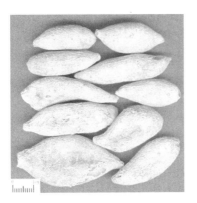

图 2-2-81　郁金

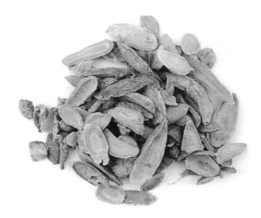

图 2-2-82　郁金饮片

天　麻

【来源】　为兰科植物天麻 *Gastrodia elata* Bl.的干燥块茎。冬季茎叶开始枯萎时采挖，洗净，干燥，除去须根及粗皮。

【产地】　主产于四川、云南、贵州等地。东北及华北各地亦产。

【性状鉴别】　呈椭圆形或长条形，略扁，皱缩而稍弯曲，长 3～15cm，宽 1.5～6cm，厚 0.5～2cm。表面黄白色至淡黄棕色，有纵皱纹及由潜伏芽排列而成的横环纹多轮，有时可见棕褐色菌索。顶端有红棕色至深棕色鹦嘴状的芽或残留茎基，另端有圆脐形疤痕（图 2-2-83）。质坚硬，不易折断，断面较平坦，黄白色至淡棕色，角质样（图 2-2-84）。气微，味甘。

【质量】　以表面黄白色，质坚硬，断面黄白色，角质样。气微，味甘者为佳。

【功效】　平肝息风，止痉。

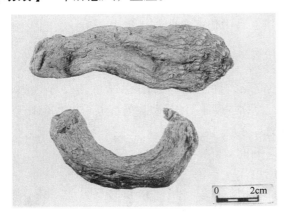

图 2-2-83　天麻

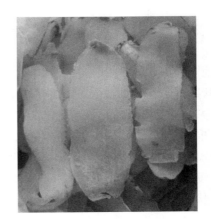

图 2-2-84　天麻饮片

虎　杖

【来源】　为蓼科植物虎杖 *Polygonum cuspidatum* Sieb.et Zucc.的干燥根茎及根。春秋二季采挖，除去须根，洗净，趁鲜切段或片，晒干。

【产地】　主产于江苏、浙江、安徽等地。

【性状鉴别】　呈圆柱形短段。外皮棕褐色，有纵皱纹及须根痕，切面皮部较薄，木部宽广，棕黄色，射线呈放射状，皮部与木部较易分离（图 2-2-85、图 2-2-86）。根茎髓中有隔或呈空洞状，纵剖可见分隔。质坚硬。气微，味微苦、涩。

【质量】 以粗壮。坚实、断面色黄者为佳。

【功效】 利湿退黄，清热解毒，散瘀止痛，止咳化痰。

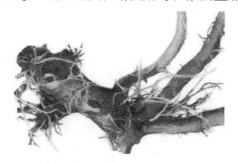

图 2-2-85　虎杖

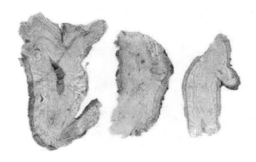

图 2-2-86　虎杖饮片

川　牛　膝

【来源】 为苋科植物川牛膝 *Cyathula officinalis* Kuan 的干燥根。秋冬二季采挖，除去芦头、须根及泥沙，烘或晒至半干，堆放回润，再烘干或晒干。

【产地】 主产于四川、云南等地。

【性状鉴别】 呈类圆柱形，微扭曲，偶有分枝；长 30～60cm，直径 0.5～3cm。表面黄棕色或灰褐色，有纵皱纹、支根痕及多数横长的皮孔样突起。质坚韧，不易折断，断面淡黄色或棕黄色，维管束点状，排成 4～11 轮同心环（图 2-2-87）。气微，味甜。

【质量】 以粗壮、表面黄棕色或灰褐色、断面淡黄色、味甜者为佳。

【功效】 逐瘀通经，通利关节，利尿通淋。

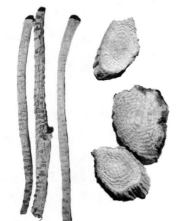

图 2-2-87　川牛膝及饮片

银　柴　胡

【来源】 为石竹科植物银柴胡 *Stellaria dichotoma* L.var.*lanceolata* Bge.的干燥根。春、夏间植株萌发或秋后茎叶枯萎时采挖；栽培品于种植后第三年 9 月中旬或第四年 4 月中旬采挖，除去残茎、须根及泥沙，晒干。

【产地】 主产于宁夏、甘肃、陕西、内蒙古等地。

【性状鉴别】 呈类圆柱形，偶有分枝，长 15～40cm，直径 0.5～2.5cm。表面淡棕黄色或浅棕色，有扭曲的纵皱纹及支根痕，多具孔穴状或盘状凹陷，习称"砂眼"，从砂眼处折断可见棕色裂隙中有细砂散出。根头部略膨大，有密集的呈疣状突起的芽苞、茎或根茎的残基，习称"珍珠盘"。质硬而脆，易折断，断面不平坦，较疏松，有裂隙，皮部甚薄，木部有黄、白色相间的放射状纹理。气微，味甜。栽培品有分枝，下部多扭曲，表面浅棕黄色或浅黄棕色，纵皱纹细腻明显，细支根痕多呈点状凹陷；根头部有多数疣状突起；几无砂眼；折断面质地较紧密，无裂隙，略显粉性，木部放射状纹理不甚明显（图 2-2-88）。味微甜。

【质量】 以粗壮、表面淡棕黄色或浅棕色、断面黄白色、味甜者为佳。

【功效】 清虚热，除疳热。

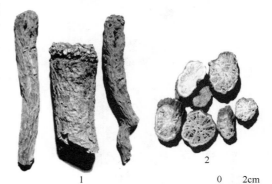

图 2-2-88　银柴胡
1. 银柴胡药材；2. 银柴胡饮片

白 头 翁

【来源】 为毛茛科植物白头翁 *Pulsatilla chinensis*（Bge.）Regel.的干燥根。春、秋二季采挖，除去泥沙，干燥。

【产地】 主产于黑龙江、吉林、辽宁、河北、山东、山西、河南等地。

【性状鉴别】 呈圆柱形至圆锥形，稍弯曲，有时扭曲而稍扁，长 5～20cm，直径 0.5～2cm。根头部稍膨大，有时分叉，顶端丛生白色绒毛及除去茎叶的痕迹。表面黄棕色或棕褐色，有不规则的纵皱纹或纵沟，皮部易脱落而露出黄色木部，可见网状裂纹或裂隙。质硬而脆，断面较平坦，黄白色，皮部与木部间有时出现空隙（图 2-2-89、图 2-2-90）。气微，味苦涩。

【质量】 以条粗长，整齐、外表灰黄色、质坚实、根头有白色绒毛者为佳。

【功效】 清热解毒，凉血止痢。

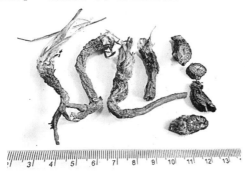

图 2-2-89 白头翁

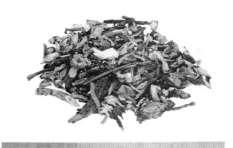

图 2-2-90 白头翁饮片

制 草 乌

【来源】 为毛茛科植物北乌头 *Aconitum kusnezoffii* Reichb.的干燥块根的炮制加工品。取净草乌，大小个分开，用水浸泡至内无干心，取出，加水煮至取大个切开内无白心、口尝微有麻舌感时，取出，晾至六成干后切薄片，干燥。

【产地】 主产于山西、河北、内蒙古、黑龙江、吉林、辽宁等地。

【性状鉴别】 为不规则圆形或近三角形的片。表面黑褐色，有灰白色多角形形成层环及点状维管束，并有空隙，周边皱缩或弯曲（图 2-2-91）。质脆。无臭，味微辛辣，稍有麻舌感。

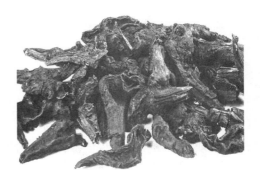

图 2-2-91 制草乌

【质量】 以表面黑褐色，有灰白色多角形形成层环及点状维管束，周边皱缩或弯曲，质脆者为佳。

【功效】 祛风除湿，温经止痛。宜先煎、久煎。不宜与贝母、半夏、白及、白蔹、天花粉、瓜蒌同用。

链 接

草乌为毛茛科植物乌头（野生品）*Aconitum carmichaeli* Debx.、北乌头 *Aconitum kusnezoffii* Reichb.的干燥母根。呈不规则长圆锥形，顶端常有残茎和少数不定根残基，表面皱缩，质硬，断面灰白色或暗灰色，有裂隙，形成层环纹多角形或类圆形，髓部较大或中空。气微，味辛辣、麻舌。辛、苦，热，有大毒。祛风除湿，温经止痛。

赤 芍

【来源】 为毛茛科植物芍药 *Paeonia lactiflora* Pall. 或川赤芍 *Paeonia veitchii* Lynch 的干燥根。春、秋二季采挖，除去根茎、须根及泥沙，晒干。

【产地】　芍药主产于内蒙古黑龙江、吉林、辽宁等地；川赤芍主产于四川、甘肃等地。

【性状鉴别】　呈圆柱形，稍弯曲，长 5～40cm，直径 0.5～3cm。表面棕褐色，粗糙，有纵沟和皱纹，并有须根痕和横长的皮孔样突起，有的外皮易脱落。质硬而脆，易折断，断面粉白色或粉红色，皮部窄，木部放射状纹理明显，有的有裂隙（图 2-2-92）。气微香，味微苦、酸涩。

【质量】　以根粗壮、断面粉白色、粉性大、气味浓者为佳。

【功效】　清热凉血，散瘀止痛。

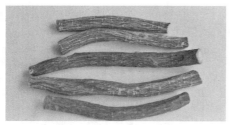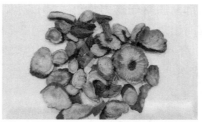

图 2-2-92　赤芍

链接　赤芍混用品及其鉴别

　　赤芍混用品为同属多种植物的根，主要有美丽芍药 *Paeonia mairei* Levl.的根，其根呈不规则形，有瘤状突起和茎痕，略似狗头，亦称"狗头芍药"。窄叶芍药 *Paeonia anomala* L.的根，其根呈纺锤形或近球形，直径 1.2～3cm。草芍药 *Paeonia obovata* Maxim.的根，其根着生在横走的根茎上，根不直，较短。块根芍药 *Paeonia anomala* L. var. *intermedia*（C. A. Mey）O. et B. Fedtsh.的根，其主根不发达，侧根呈纺锤形或块状；表面棕褐色，粗糙，外皮易脱落；质硬而脆，切面浅黄色、浅棕黄色或浅紫色，菊花纹明显，有时具裂隙；味苦，微酸。滇牡丹 *Paeonia delavayi* Franch.的根，其根呈圆柱形，稍弯曲；外表棕褐色至暗红色，常有纵皱纹及须根痕；质坚实，不易折断，断面不平坦，皮部红色，木部红黄色，有菊花心；气香，味酸、涩、微苦。

升　麻

【来源】　为毛茛科植物大三叶升麻 *Cimicifuga heracleifolia* Kom.、兴安升麻 *Cimicifuga dahurica*（Turcz.）Maxim.或升麻 *Cimicifuga foetida* L.的干燥根茎。秋季采挖，除去泥沙，晒至须根干时，燎去或除去须根，晒干。药材依次称为关升麻、北升麻、西升麻。

【产地】　大三叶升麻主产于辽宁、吉林、黑龙江；兴安升麻主产于河北、山西、内蒙古；升麻主产于四川、青海、陕西。

【性状鉴别】　呈不规则的长形块状，多分枝，呈结节状，长 10～20cm，直径 2～4cm。表面黑褐色或棕褐色，粗糙不平，有坚硬的细须根残留，上面有数个圆形空洞的茎基痕，洞内壁显网状沟纹；下面凹凸不平，具须根痕。体轻，质坚硬，不易折断，断面不平坦，有裂隙，纤维性，黄绿色或淡黄白色（图 2-2-93）。气微，味微苦而涩。

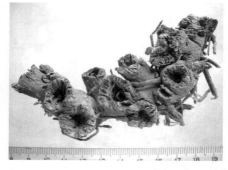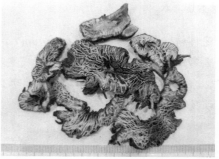

图 2-2-93　升麻药材与饮片

【质量】　以个大、质坚、外皮黑褐色、断面黄绿色、无须根者为佳。

【功效】　发表透疹，清热解毒，升举阳气。

链接　升麻伪品及其鉴定

（1）同属植物单穗升麻 *Cimicfuga simplex* Wormsk.的根茎。根茎较小，表面棕黑色或棕黄色，下面有多数须根及根痕。

（2）菊科植物华麻花头 *Serratula chinensis* S. Moore 的根。呈圆柱形，稍扭曲，表面灰黄色或浅灰色；质脆，易折断，断面浅棕色或灰白色。

（3）虎耳草科植物落新妇 *Astilbe chinensis*（Maxim.）Franch. et Sav.的根茎，称"红升麻"。呈不规则长块状，有数个圆形茎痕，表面棕色或黑棕色，有多数须根痕及棕黄色绒毛；断面白色，微带红色；含矮茶素1.0%。

北　豆　根

【来源】　为防己科植物蝙蝠葛 *Menispermum dauricum* DC.的干燥根茎。春、秋二季采挖，除去须根和泥沙，干燥。

【产地】　主产于黑龙江、吉林、辽宁、河北、山东等地。

【性状鉴别】　呈细长圆柱形，弯曲，有分枝，长可达50cm，直径0.3～0.8cm。表面黄棕色至暗棕色，多有弯曲的细根，并可见突起的根痕和纵皱纹，外皮易剥落。质韧，不易折断，断面不整齐，纤维细，木部淡黄色，呈放射状排列，中心有髓（图2-2-94、图2-2-95）。气微，味苦。

【质量】　以粗壮、杂质少（不得超过5%）、味苦者为佳。

【功效】　清热解毒，祛风止痛。

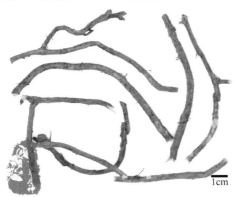

图2-2-94　北豆根

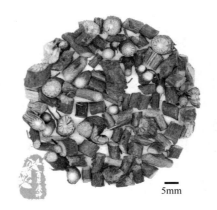

图2-2-95　北豆根饮片

苦　参

【来源】　为豆科植物苦参 *Sophora flavescens* Ait.的干燥根。春、秋二季采挖，除去根头和小支根，洗净，干燥，或趁鲜切片，干燥。

【产地】　主产于山西、河南、河北等地。

【性状鉴别】　呈长圆柱形，下部常有分枝，长10～30cm，直径1～6.5cm。表面灰棕色或棕黄色，具纵皱纹和横长皮孔样突起，外皮薄，多破裂反卷，易剥落，剥落处显黄色，光滑。质硬，不易折断，断面纤维性；切片厚3～6mm；切面黄白色，具放射状纹理和裂隙，有的具异型维管束呈同心性环列或不规则散在（图2-2-96）。气微，味极苦。

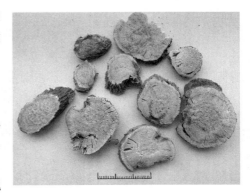

图2-2-96　苦参

【质量】   以条匀、断面色黄白、无须根、味苦者为佳。

【功效】   清热燥湿，杀虫，利尿。

山 豆 根

【来源】   为豆科植物越南槐 *Sophora tonkinensis* Gagnep.的干燥根和根茎。秋季采挖，除去杂质，洗净，干燥。

【产地】   主产于广西、广东等地。

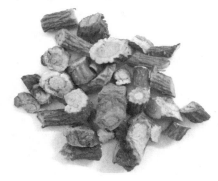

图 2-2-97   山豆根

【性状鉴别】   根茎呈不规则的结节状，顶端常残存茎基，其下着生根数条。根呈长圆柱形，常有分枝，长短不等，直径 0.7～1.5cm。表面棕色至棕褐色，有不规则的纵皱纹及横长皮孔样突起。质坚硬，难折断，断面皮部浅棕色，木部淡黄色。有豆腥气，味极苦（图 2-2-97）。

【质量】   以根条粗壮、外色棕褐、质坚、味苦者为佳。

【功效】   清热解毒，消肿利咽。

葛 根

【来源】   为豆科植物野葛 *Pueraria lobata*（Willd.）Ohwi 的干燥根，习称野葛。秋、冬二季采挖，趁鲜切成厚片或小块；干燥。

【产地】   主产于湖南、河南、广东等地。

【性状鉴别】   呈纵切的长方形厚片或小方块，长 5～35cm，厚 0.5～1cm。外皮淡棕色至棕色，有纵皱纹，粗糙。切面黄白色至淡黄棕色，有的纹理明显。质韧，纤维性强。气微，味微甜（图 2-2-98）。

【质量】   以块大、质韧、切面色黄白、甜味浓者为佳。

【功效】   解肌退热，生津止渴，透疹，升阳止泻，通经活络，解酒毒。

附   粉葛

【来源】   为豆科植物甘葛藤 *Pueraria thomsonii* Benth.的干燥根。秋、冬二季采挖，除去外皮，稍干，截段或再纵切两半或斜切成厚片，干燥。

【产地】   主产于广西、广东、四川等地。

【性状鉴别】   呈圆柱形、类纺锤形或半圆柱形，长 12～15cm，直径 4～8cm；有的为纵切或斜切的厚片，大小不一。表面黄白色或淡棕色，未去外皮的呈灰棕色。体重，质硬，富粉性，横切面可见由纤维形成的浅棕色同心性环纹，纵切面可见由纤维形成的数条纵纹（图 2-2-99）。气微，味微甜。

【质量】   以色白、粉性足、纤维少者为佳。

【功效】   同葛根。

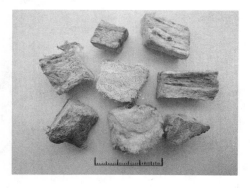

图 2-2-98   葛根

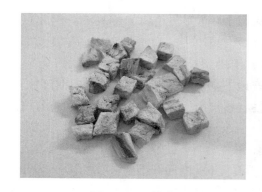

图 2-2-99   粉葛

链接　葛花

葛花为野葛和甘葛藤未全开放的干燥花。呈不规则扁长圆形或略呈扁肾形。基部有二片卵形小苞片。萼片灰绿色，基部连合，先端 5 齿裂，裂片披针形，其中 2 齿合生，表面密被黄白色毛茸；花瓣淡蓝紫色，突出于萼片外或被花萼包被；雄蕊 10 枚，9 枚连合，雌蕊细长，微弯曲，被毛。气微弱，味淡。功效为解酒毒，醒脾。

北 沙 参

【来源】　为伞形科植物珊瑚菜 *Glehnia littoralis* Fr. Schmidt ex Miq.的干燥根。夏、秋二季采挖，除去须根，洗净，稍晾，置沸水中烫后，除去外皮，干燥。或洗净直接干燥。

【产地】　主产于山东、河北、内蒙古等地。

【性状鉴别】　呈细长圆柱形，偶有分枝，长 15～45cm，直径 0.4～1.2cm。表面淡黄白色，略粗糙，偶有残存外皮，不去外皮的表面黄棕色。全体有细纵皱纹和纵沟，并有棕黄色点状细根痕；顶端常留有黄棕色根茎残基；上端稍细，中部略粗，下部渐细。质脆，易折断，断面皮部浅黄白色，木部黄色（图 2-2-100）。气特异，味微甘。

【质量】　以条粗、断面粉性色白、质紧密者为佳。

【功效】　养阴清肺，益胃生津。

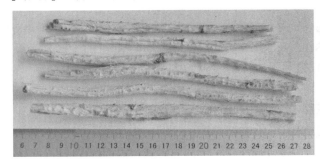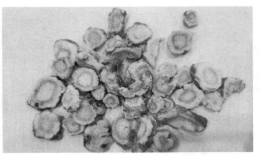

图 2-2-100　北沙参药材及饮片

白 薇

【来源】　为萝藦科植物白薇 *Cynanchum atratum* Bge. 或蔓生白薇 *Cynanchum versicolor* Bge.的干燥根和根茎。春、秋二季采挖，洗净，干燥。

【产地】　主产于山东、安徽、辽宁等地。

【性状鉴别】　根茎粗短，有结节，多弯曲。上面有圆形的茎痕，下面及两侧簇生多数细长的根，根长 10～25cm，直径 0.1～0.2cm。表面棕黄色。质脆，易折断，断面皮部黄白色，木部黄色（图 2-2-101）。气微，味微苦。

【质量】　以根粗长、色棕黄、杂质少（不得超过 4%）者为佳。

图 2-2-101　白薇

【功效】　清热凉血，利尿通淋，解毒疗疮。

天 花 粉

【来源】　为葫芦科植物栝楼 *Trichosanthes kirilowii* Maxim.或双边栝楼 *Trichosanthes rosthornii* Harms 的干燥根。秋、冬二季采挖，洗净，除去外皮，切段或纵剖成瓣，干燥。

【产地】　栝楼主产于河南、山东等地；双边栝楼主产于四川、湖南等地。

【性状鉴别】　呈不规则圆柱形、纺锤形或瓣块状，长 8～16cm，直径 1.5～5.5cm。表面黄白色或淡棕黄色，有纵皱纹、细根痕及略凹陷的横长皮孔，有的有黄棕色外皮残留。质坚实，断面白色或淡黄色，富粉性，横切面可见黄色木质部，略呈放射状排列，纵切面可见黄色条纹状木质部（图 2-2-102、图 2-2-103）。气微，味微苦。

【质量】　以色白、质坚实、粉性足者为佳。

【功效】　清热泻火，生津止渴，消肿排脓。孕妇慎用；不宜与川乌、制川乌、草乌、制草乌、附子同用。

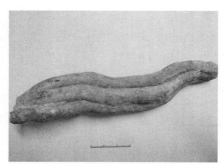

图 2-2-102　天花粉

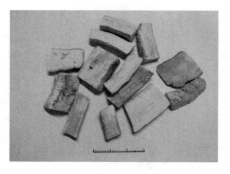

图 2-2-103　天花粉饮片

南 沙 参

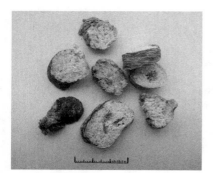

图 2-2-104　南沙参

【来源】　为桔梗科植物轮叶沙参 *Adenophora tetraphylla*（Thunb.）Fisch. 或沙参 *Adenophora stricta* Miq. 的干燥根。春、秋二季采挖，除去须根，洗后趁鲜刮去粗皮，洗净，干燥。

【产地】　主产于安徽、浙江等地。

【性状鉴别】　呈圆锥形或圆柱形，略弯曲，长 7～27cm，直径 0.8～3cm。表面黄白色或淡棕黄色，凹陷处常有残留粗皮，上部多有深陷横纹，呈断续的环状，下部有纵纹和纵沟。顶端具 1 或 2 个根茎。体轻，质松泡，易折断，断面不平坦，黄白色，多裂隙（图 2-2-104）。气微，味微甘。

【质量】　以条粗、去净粗皮、体轻质松泡、断面色黄白者为佳。

【功效】　养阴清肺，益胃生津，化痰，益气。不宜与藜芦同用。

紫 菀

【来源】　为菊科植物紫菀 *Aster tataricus* 的干燥根和根茎。春、秋二季采挖，除去有节的根茎（习称"母根"）和泥沙，编成辫状晒干，或直接晒干。

【产地】　主产于河北、安徽等地。

【性状鉴别】　根茎呈不规则块状，大小不一，顶端有茎、叶的残基；质稍硬。根茎簇生多数细根，长 3～15cm，直径 0.1～0.3cm，多编成辫状；表面紫红色或灰红色，有纵皱纹；质较柔韧（图 2-2-105）。气微香，味甜、微苦。

【质量】　以根长、色紫红、质柔韧者为佳。

【功效】　润肺下气，消痰止咳。

三 棱

【来源】　为黑三棱科植物黑三棱 *Sparganium stoloniferum* Buch.-Ham.的干燥块茎。冬季至次年春采挖，洗净，削去外皮，晒干。

【产地】　主产于江苏、河南、山东等地。

【性状鉴别】　呈圆锥形，略扁，长 2～6cm，直径 2～4cm。表面黄白色或灰黄色，有刀削痕，须根痕小点状，略呈横向环状排列（图 2-2-106）。体重，质坚实。气微，味淡，嚼之微有麻辣感。

【质量】 以体重、质坚实、去净外皮、表面黄白色者为佳。

【功效】 破血行气，消积止痛。

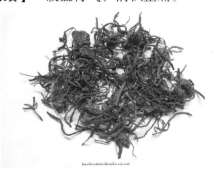

图 2-2-105 紫菀

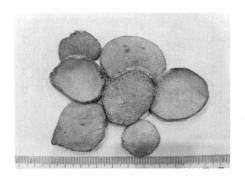

图 2-2-106 三棱

链接 三棱混用品及其鉴定

（1）同属植物小黑三棱 *Sparganium simplex* Huds.和细叶黑三棱 *Sparganium stenophyllum* Maxim. 的块茎：性状与正品相似，唯块茎较小，呈扁长卵形。

（2）莎草科植物荆三棱 *Scirpus yagara* Ohwi 的块茎：商品习称"黑三棱"。其块茎呈类球形至倒圆锥形，表面黑褐色或红棕色，有皱纹，顶端有圆形茎痕，全体有多数点状突起的须根痕；质轻而实，入水漂浮不沉；削去外皮的表面黄白色。

制 天 南 星

【来源】 为天南星科植物天南星 *Arisaema erubescens*（Wall.）Schott、异叶天南星 *Arisaema heterophyllum* Bl.或东北天南星 *Arisaema amurense* Maxim.干燥块茎的炮制加工品。秋、冬二季茎叶枯萎时采挖，除去须根及外皮，干燥，得净天南星。取净天南星，按大小分别用水浸泡，每日换水 2～3 次，如起白沫时，换水后加白矾（每 100kg 天南星，加白矾 2kg），泡一日后，再进行换水，至切开口尝微有麻舌感时取出，将生姜片、白矾置锅内加适量水煮沸后，倒入天南星共煮至无干心时取出，除去姜片，晾至四至六成干，切薄片，干燥。

【产地】 天南星与异叶天南星全国多数地区均产；东北天南星主产于黑龙江、吉林、辽宁、内蒙古、河北等地。

【性状鉴别】

1. **天南星** 呈扁球形，高 1～2cm，直径 1.5～6.5cm。表面类白色或淡棕色，较光滑，顶端有凹陷的茎痕，周围有麻点状根痕，有的块茎周边有小扁球状侧芽（图 2-2-107）。质坚硬，不易破碎，断面不平坦，白色，粉性。气微辛，味麻辣。

2. **制天南星** 呈类圆形或不规则形的薄片。黄色或淡棕色，质脆易碎，断面角质状（图 2-2-108）。气微，味涩，微麻。

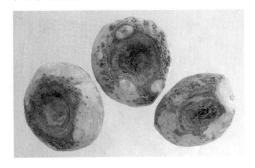

图 2-2-107 天南星

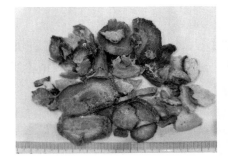

图 2-2-108 制天南星

【质量】 天南星以个大、色白、粉性足者为佳；制天南星以个大、质坚实者为佳。

【功效】 天南星：散结消肿。外用治痈肿，蛇虫咬伤。制天南星：燥湿化痰，祛风止痉，散结消肿。

> **链接** 天南星伪品——虎掌南星
>
> 虎掌南星为天南星科植物掌叶半夏（*Pinellia pedatisecta* Schott）的块茎。主产于河南、河北、江苏、安徽等地，作虎掌南星入药。块茎扁球形，直径 1.5～5cm，通常周边数个半球形小块茎，形如虎掌。

浙 贝 母

【来源】 为百合科植物浙贝母 *Fritillaria thunbergii* Miq.的干燥鳞茎。初夏植株枯萎时采挖，洗净。大小分开，大者除去芯芽，习称"大贝"；小者不去芯芽，习称"珠贝"。分别撞擦，除去外皮，拌以煅过的贝壳粉，吸去擦出的浆汁，干燥；或取鳞茎，大小分开，洗净，除去芯芽，趁鲜切成厚片，洗净，干燥，习称"浙贝片"。

【产地】 主产于浙江。

【性状鉴别】

1. **大贝** 为鳞茎外层的单瓣鳞叶，略呈新月形，高 1～2cm，直径 2～3.5cm。外表面类白色至淡黄色，内表面白色或淡棕色，被有白色粉末。质硬而脆，易折断，断面白色至黄白色，富粉性。气微，味微苦。

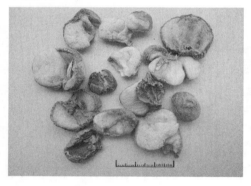

图 2-2-109 浙贝片

2. **珠贝** 为完整的鳞茎，呈扁圆形，高 1～1.5cm，直径 1～2.5cm。表面黄棕色至棕褐色，有不规则的皱纹；或表面类白色至淡黄色，较光滑或被有白色粉末。质硬，不易折断，断面淡黄色或类白色，略带角质状或粉性；外层鳞叶 2 瓣，肥厚，略似肾形，互相抱合，内有小鳞叶 2～3 枚和干缩的残茎。

3. **浙贝片** 为椭圆形或类圆形片，大小不一，长 1.5～3.5cm，宽 1～2cm，厚 0.2～0.4cm。外皮黄褐色或灰褐色，略皱缩；或淡黄色，较光滑。切面微鼓起，灰白色；或平坦，粉白色（图 2-2-109）。质脆，易折断，断面粉白色，富粉性。

【质量】 以鳞叶肥厚、质坚实、粉性足、断面色白者为佳。

【功效】 清热化痰止咳，解毒散结消痈。

黄 精

【来源】 为百合科植物滇黄精 *Polygonatum kingianum* Coll.et Hemsl.、黄精 *Polygonatum sibiricum* Red.或多花黄精 *Polygonatum cyrtonema* Hua 的干燥根茎。按形状不同，习称"大黄精"、"鸡头黄精"、"姜形黄精"。春、秋二季采挖，除去须根，洗净，置沸水中略烫或蒸至透心，干燥。

【产地】 黄精主产于河北、内蒙古、山西等地；多花黄精主产于贵州、湖南、云南等地；滇黄精主产于贵州、广西、云南等地。

【性状鉴别】 （图 2-2-110）

1. **大黄精** 呈肥厚肉质的结节块状，结节长可达 10cm 以上，宽 3～6cm，厚 2～3cm。表面淡黄色至黄棕色，具环节，有皱纹及须根痕，结节上侧茎痕呈圆盘状，圆周凹入，

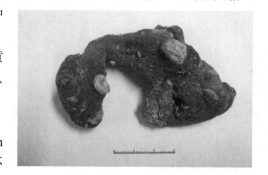

图 2-2-110 黄精

中部突出。质硬而韧，不易折断，断面角质，淡黄色至黄棕色。气微，味甜，嚼之有黏性。

2. **鸡头黄精**　呈结节状弯柱形，长 3～10cm，直径 0.5～1.5cm。结节长 2～4cm，略呈圆锥形，常有分枝。表面黄白色或灰黄色，半透明，有纵皱纹，茎痕圆形，直径 5～8mm。

3. **姜形黄精**　呈长条结节块状，长短不等，常数个块状结节相连。表面灰黄色或黄褐色，粗糙，结节上侧有突出的圆盘状茎痕，直径 0.8～1.5cm。

味苦者不可药用。

【质量】　以块大、肥润、色黄、断面透明、味甜者为佳。

【功效】　补气养阴，健脾，润肺，益肾。

> **链接**　黄精伪品——苦黄精
>
> 　　百合科植物湖北黄精 *Polygonatum zanlanscianense* Pamp.的干燥根茎。主产于四川，呈类球形或团块状，略扁，表面灰褐色；茎痕及芽痕明显，有明显的不规则皱纹及点状突起的须根痕；断面类白色，筋脉较多；味苦，嚼之微具黏性。横切面维管束多为周木型，周围有数列壁稍厚的细胞，无针晶束。

玉　竹

【来源】　为百合科植物玉竹 *Polygonatum odoratum*（Mill.）Druce 的干燥根茎。秋季采挖，除去须根，洗净，晒至柔软后，反复揉搓、晾晒至无硬心，晒干；或蒸透后，揉至半透明，晒干。

【产地】　主产于湖南、河南、江苏、浙江等地。

【性状鉴别】　呈长圆柱形，略扁，少有分枝，长 4～18cm，直径 0.3～1.6cm。表面黄白色或淡黄棕色，半透明，具纵皱纹和微隆起的环节，有白色圆点状的须根痕和圆盘状茎痕。质硬而脆或稍软，易折断，断面角质样或显颗粒性（图 2-2-111）。气微，味甘，嚼之发黏。

【质量】　以条长、肥壮、色黄白、光润、半透明、味甜者为佳。

【功效】　养阴润燥，生津止渴。

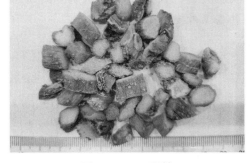

图 2-2-111　玉竹

天　冬

【来源】　为百合科植物天冬 *Asparagus cochinchinensis*（Lour.）Merr.的干燥块根。秋、冬二季采挖，洗净，除去茎基和须根，置沸水中煮或蒸至透心，趁热除去外皮，洗净，干燥。

【产地】　主产于贵州、四川、广西等地。

【性状鉴别】　呈长纺锤形，略弯曲，长 5～18cm，直径 0.5～2cm。表面黄白色至淡黄棕色，半透明，光滑或具深浅不等的纵皱纹，偶有残存的灰棕色外皮（图 2-2-112）。质硬或柔润，有黏性，断面角质样，中柱黄白色（图 2-2-113）。气微，味甜、微苦。

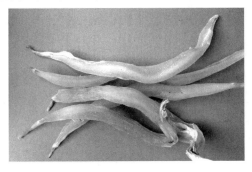

图 2-2-112　天冬

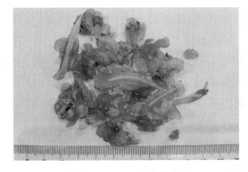

图 2-2-113　天冬饮片

【质量】　以条粗壮、色黄白、半透明、干燥无须者为佳。

【功效】　养阴润燥，清肺生津。

麦　冬

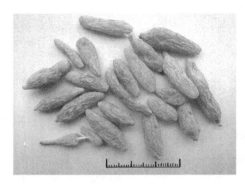

图 2-2-114　麦冬

【来源】　为百合科植物麦冬 *Ophiopogon japonicus*（L.f）Ker-Gawl 的干燥块根。夏季采挖，洗净，反复暴晒、堆置，至七八成干，除去须根，干燥。

【产地】　主产于浙江、四川等地。

【性状鉴别】　呈纺锤形，两端略尖，长 1.5～3cm，直径 0.3～0.6cm。表面淡黄色或灰黄色，有细纵纹（图 2-2-114）。质柔韧，断面黄白色，半透明，中柱细小。气微香，味甘、微苦。

【质量】　以个大、色黄白、半透明、质柔、气味浓者为佳。

【功效】　养阴生津，润肺清心。

> **链接**　麦冬伪品及其鉴别
>
> （1）同属植物山麦冬 *Liriope spicata*（Thunb.）Lour.的块根：药材表面粗糙，甜味亦较差；内皮层外侧石细胞较少，韧皮部束约 19 个；切片在紫外光灯下不显荧光。
>
> （2）同属植物阔叶山麦冬 *Liriope platyphylla* Wang et Tang 的块根：习称"大麦冬"，块根较大，两端钝圆，长 2～5cm，直径 0.5～1.5cm；干后坚硬，断面无明显细木心；韧皮部束 19～24 个；切片在紫外光灯下显蓝色荧光。

知　母

【来源】　为百合科植物知母 *Anemarrhena asphodeloides* Bge. 的干燥根茎。春、秋二季采挖，除去须根和泥沙，晒干，习称"毛知母"；或除去外皮，晒干。

【产地】　主产于河北、山西、内蒙古等地。

【性状鉴别】　呈长条状，微弯曲，略扁，偶有分枝，长 3～15cm，直径 0.8～1.5cm，一端有浅黄色的茎叶残痕。表面黄棕色至棕色，上面有一凹沟，具紧密排列的环状节，节上密生黄棕色的残存叶基，由两侧向根茎上方生长；下面隆起而略皱缩，并有凹陷或突起的点状根痕。质硬，易折断，断面黄白色（图 2-2-115）。气微，味微甜、略苦，嚼之带黏性。

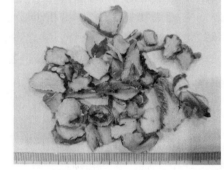

图 2-2-115　知母

【质量】　以条粗、质坚实、断面黄白色者为佳。

【功效】　清热泻火，滋阴润燥。

山　药

【来源】　为薯蓣科植物薯蓣 *Dioscotea opposita* Thunb.的干燥根茎。冬季茎叶枯萎后采挖，切去根头，洗净，除去外皮和须根，干燥，习称"毛山药"；或除去外皮，趁鲜切厚片，干燥，称为"山药片"；也有选择肥大顺直的干燥山药，置清水中，浸至无干心，闷透，切齐两端，用木板搓成圆柱状，晒干，打光，习称"光山药"。

【产地】　主产于河南、湖南、江西等地。

【性状鉴别】　（图 2-2-116、图 2-2-117）

1. **毛山药**　本品略呈圆柱形，弯曲而稍扁，长 15～30cm，直径 1.5～6cm。表面黄白色或淡黄色，有纵沟、纵皱纹及须根痕，偶有浅棕色外皮残留。体重，质坚实，不易折断，断面白色，粉性。气微，味淡、微酸，嚼之发黏。

2. **光山药**　呈圆柱形，两端平齐，长 9～18cm，直径 1.5～3cm。表面光滑，白色或黄白色。

3. **山药饮片**　为不规则的厚片，皱缩不平，切面白色或黄白色，质坚脆，粉性。气微，味淡、微酸。

【质量】　以条长、体粗、质坚实、粉性足、色洁白者为佳。

【功效】　补脾养胃，生津益肺，补肾涩精。

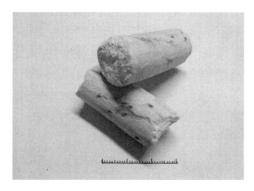

图 2-2-116　山药

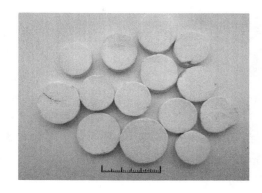

图 2-2-117　山药饮片

链 接　山药伪品及其鉴别

1. **木薯**　为大戟科植物木薯（*Manihot esculenta* Crantz）的干燥块根。本品常呈斜片状。外皮多已除去，偶见棕褐色的外皮。切断面类白色，粉性，靠外侧有一明显的黄白色或淡黄棕色的形成层环纹，中央有一细小黄色木心及放射状的黄色小点，有的有裂隙。味淡。

2. **山薯**　为薯蓣科植物山薯（*Dioscorea fordii* Prain et Burk.）的干燥根茎。略呈圆柱形或不规则圆柱形，稍弯曲，有的略扁。栓皮多已刮去。表面黄白色或淡黄色，有纵沟及须根痕。体重，质坚，不易折断，断面淡黄色，粉性，散有浅棕色点状物。气微，味微酸。

3. **番薯**　为旋花科植物番薯[*Ipomoea batatas*（L.）Lam.]的干燥块根。切面白色或淡黄白色，粉性，可见淡黄棕色的"筋脉"点或线纹，近皮部可见淡黄色的环纹。略有香气，味甜。

4. **参薯**　为薯蓣科植物参薯（*Dioscorea alata* L.）的干燥根茎。本品横切面：中柱鞘部位有石细胞组成的环带。

仙　茅

【来源】　为石蒜科植物仙茅 *Curculigo orchioides* Gaertn. 的干燥根茎。秋、冬二季采挖，除去根头和须根，洗净，干燥。

【产地】　主产于江苏、浙江等地。

【性状鉴别】　呈圆柱形，略弯曲，长 3～10cm，直径 0.4～1.2cm。表面棕色至褐色，粗糙，有细孔状的须根痕和横皱纹。质硬而脆，易折断，断面不平坦，灰白色至棕褐色，近中心处色较深（图 2-2-118）。气微香，味微苦、辛。

【质量】　以条粗长均匀、表面棕褐色、断面淡褐色、质坚脆者为佳。

【功效】　补肾阳，强筋骨，祛寒湿。

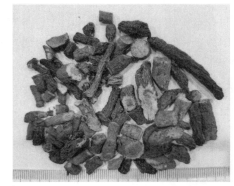

图 2-2-118　仙茅

莪　术

【来源】　为姜科植物蓬莪术 *Curcuma phaeocaulis* Val.、广西莪术 *Curcuma kwangsiensis* S.G.Lee et C. F. Liang 或温郁金 *Curcuma wenyujin* Y.H.Chen et C.Ling 的干燥根茎。后者习称"温莪术"。冬季茎叶枯萎后采挖，洗净，蒸或煮至透心，晒干或低温干燥后除去须根和杂质。

【产地】　主产于四川、福建、广西、浙江等地。

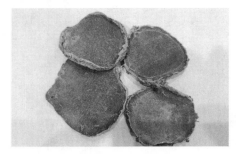

图 2-2-119 莪术

【性状鉴别】（图 2-2-119）

1. 蓬莪术 呈卵圆形、长卵形、圆锥形或长纺锤形，顶端多钝尖，基部钝圆，长 2～8cm，直径 1.5～4cm。表面灰黄色至灰棕色，上部环节突起，有圆形微凹的须根痕或残留的须根，有的两侧各有 1 列下陷的芽痕和类圆形的侧生根茎痕，有的可见刀削痕。体重，质坚实，断面灰褐色至蓝褐色，蜡样，常附有灰棕色粉末，皮层与中柱易分离，内皮层环纹棕褐色。气微香，味微苦而辛。

2. 广西莪术 环节稍突起，断面黄棕色至棕色，常附有淡黄色粉末，内皮层环纹黄白色。

3. 温莪术 断面黄棕色至棕褐色，常附有淡黄色至黄棕色粉末。气香或微香。

【质量】 均以质坚实、气香者为佳。

【功效】 行气破血，消积止痛。孕妇禁用。

姜　黄

【来源】 为姜科植物姜黄 Curcuma longa 的干燥根茎。冬季茎叶枯萎时采挖，洗净，煮或蒸至透心，晒干，除去须根。

【产地】 主产于四川、福建、广东等地。

【性状鉴别】 呈不规则卵圆形、圆柱形或纺锤形，常弯曲，有的具短叉状分枝，长 2～5cm，直径 1～3cm。表面深黄色，粗糙，有皱缩纹理和明显环节，并有圆形分枝痕及须根痕。质坚实，不易折断，断面棕黄色至金黄色，角质样，有蜡样光泽，内皮层环纹明显，维管束呈点状散在（图 2-2-120）。气香特异，味苦、辛。

【质量】 以条粗、质坚实、断面棕黄色、气味浓者为佳。

【功效】 破血行气，通经止痛。

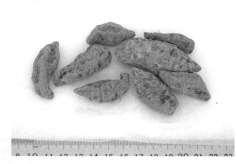 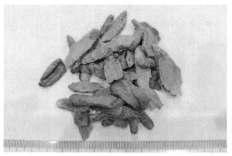

图 2-2-120 姜黄药材及饮片

远　志

【来源】 为远志科植物远志 Polygala tenuifolia Willd. 或卵叶远志 Polygala sibirica L. 的干燥根。春、秋二季采挖，除去须根和泥沙，晒干。

【产地】 主产于山西、陕西、河北、河南等地。

【性状鉴别】 呈圆柱形，略弯曲，长 2～30cm，直径 0.2～1cm。表面灰黄色至灰棕色，有较密并深陷的横皱纹、纵皱纹及裂纹，老根的横皱纹较密更深陷，略呈结节状（图 2-2-121）。质硬而脆，易折断，断面皮部棕黄色，木部黄白色，皮部易与木部剥离，抽取木心者中空。气微，味苦、微辛，嚼之有刺喉感。

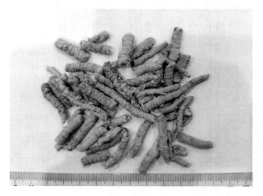

图 2-2-121 远志

【质量】　以条粗、皮厚、去净木心者为佳。

【功效】　安神益智，交通心肾，祛痰，消肿。

拳　参

【来源】　为蓼科植物拳参 *Polygonum bistorta* L.的干燥根茎。春初发芽时或秋季茎叶将枯萎时采挖，除去泥沙，晒干，去须根。

【产地】　主产于华北、西北、山东、江苏等地。

【性状鉴别】　呈扁长条形或扁圆柱形，弯曲，有的对卷弯曲，两端略尖，或一端渐细，长 6～13cm，直径 1～2.5cm。表面紫褐色或紫黑色，粗糙，一面隆起，一面稍平坦或略具凹槽，全体密具粗环纹，有残留须根或根痕。质硬，断面浅棕红色或棕红色，维管束呈黄白色点状，排列成环（图 2-2-122）。气微，味苦、涩。

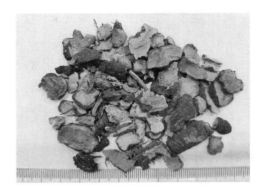

图 2-2-122　拳参

【质量】　以个大、质硬、断面浅棕红色者为佳。

【功效】　清热解毒，消肿，止血。

白　蔹

【来源】　为葡萄科植物白蔹 *Ampelopsis japonica*（Thunb.）Makino 的干燥块根。春、秋二季采挖，除去泥沙和细根，切成纵瓣或斜片，晒干。

【产地】　主产于河南、湖北等地。

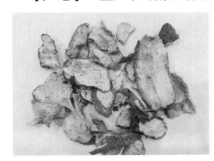

图 2-2-123　白蔹

【性状鉴别】　纵瓣呈长圆形或近纺锤形，长 4～10cm，直径 1～2cm。切面周边常向内卷曲，中部有 1 突起的棱线。外皮红棕色或红褐色，有纵皱纹、细横纹及横长皮孔，易层层脱落，脱落处呈淡红棕色。斜片呈卵圆形，长 2.5～5cm，宽 2～3cm。切面类白色或浅红棕色，可见放射状纹理，周边较厚，微翘起或略弯曲（图 2-2-123）。体轻，质硬脆，易折断，折断时，有粉尘飞出。气微，味甘。

【质量】　以肥大、断面色白、粉性足者为佳。

【功效】　清热解毒，消痈散结，敛疮生肌。不宜与川乌、制川乌、草乌、制草乌、附子同用。

独　活

【来源】　为伞形科植物重齿毛当归 *Angelica pubescens* Maxim.f.*biserrata* Shan et Yuan 的干燥根。春初苗刚发芽或秋末茎叶枯萎时采挖，除去须根和泥沙，烘至半干，堆置 2～3 天，发软后再烘至全干。

【产地】　主产于湖北、四川等地。

【性状鉴别】　根略呈圆柱形，下部 2～3 分枝或更多，长 10～30cm。根头部膨大，圆锥状，多横皱纹，直径 1.5～3cm，顶端有茎、叶的残基或凹陷。表面灰褐色或棕褐色，具纵皱纹，有横长皮孔样突起及稍突起的细根痕。质较硬，受潮则变软，断面皮部灰白色，有多数散在的棕色油室，木部灰黄色至黄棕色，形成层环棕色（图 2-2-124）。有特异香气，味苦、辛、微麻舌。

【质量】　以根条粗壮、油润、香气足者为佳。

【功效】　祛风除湿，通痹止痛。

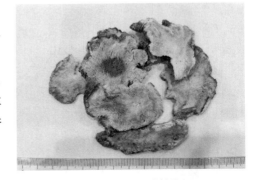

图 2-2-124　独活

羌　活

【来源】　为伞形科植物羌活 *Notopterygium incisum* Ting ex H.T.Chang 或宽叶羌活 *Notopterygium franchetii* H. de Boiss. 的干燥根茎和根。春、秋二季采挖，除去须根及泥沙，晒干。

【产地】　羌活主产于四川、云南、青海等地；宽叶羌活主产于四川、青海、陕西等地。

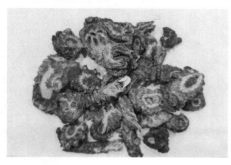

图 2-2-125　羌活

【性状鉴别】　（图 2-2-125）

1. 羌活　为圆柱状略弯曲的根茎,长 4～13cm,直径 0.6～2.5cm，顶端具茎痕。表面棕褐色至黑褐色，外皮脱落处呈黄色。节间缩短，呈紧密隆起的环状，形似蚕，习称"蚕羌"；节间延长，形如竹节状，习称"竹节羌"。节上有多数点状或瘤状突起的根痕及棕色破碎鳞片。体轻，质脆，易折断，断面不平整，有多数裂隙，皮部黄棕色至暗棕色，油润，有棕色油点，木部黄白色，射线明显，髓部黄色至黄棕色。气香，味微苦而辛。

2. 宽叶羌活　为根茎和根。根茎类圆柱形，顶端具茎和叶鞘残基，根类圆锥形，有纵皱纹和皮孔；表面棕褐色，近根茎处有较密的环纹，长 8～15cm，直径 1～3cm，习称"条羌"。有的根茎粗大，不规则结节状，顶部具数个茎基，根较细，习称"大头羌"。质松脆，易折断，断面略平坦，皮部浅棕色，木部黄白色。气味较淡。

【质量】　均以条粗、外皮棕褐色、断面朱砂点多、香气浓郁者为佳。

【功效】　解表散寒，祛风除湿，止痛。

藁　本

【来源】　为伞形科植物藁本 *Ligusticum sinense* Oliv. 或辽藁本 *Ligusticum jeholense* Nakai et Kitag. 的干燥根茎和根。秋季茎叶枯萎或次春出苗时采挖，除去泥沙，晒干或烘干。

【产地】　藁本主产于陕西、甘肃、河南等地；辽藁本主产于辽宁、吉林、河北等地。

【性状鉴别】　（图 2-2-126）

1. 藁本　根茎呈不规则结节状圆柱形,稍扭曲,有分枝,长 3～10cm，直径 1～2cm。表面棕褐色或暗棕色，粗糙，有纵皱纹，上侧残留数个凹陷的圆形茎基，下侧有多数点状突起的根痕和残根。体轻，质较硬，易折断，断面黄色或黄白色，纤维状。气浓香，味辛、苦、微麻。

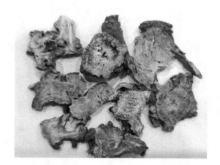

图 2-2-126　藁本

2. 辽藁本　较小，根茎呈不规则的团块状或柱状，长 1～3cm，直径 0.6～2cm。有多数细长弯曲的根。

【质量】　以身干、整齐、气味浓者为佳。

【功效】　祛风，散寒，除湿，止痛。

秦　艽

【来源】　为龙胆科植物秦艽 *Gentiana macrophylla* Pall.、麻花秦艽 *Gentiana straminea* Maxim.、粗茎秦艽 *Gentiana crassicaulis* Duthie ex Burk.或小秦艽 *Gentiana dahurica* Fisch.的干燥根。前三种按性状不同分别习称"秦艽"和"麻花艽"，后一种习称"小秦艽"。春、秋二季采挖，除去泥沙；秦艽和麻花艽晒软，堆置"发汗"至表面呈红黄色或灰黄色时，摊开晒干，或不经"发汗"直接晒干；小秦艽趁鲜时搓去黑皮，晒干。

【产地】　秦艽、麻花秦艽、粗茎秦艽主产于西北、西南等地；小秦艽主产于华北地区。

【性状鉴别】

1. 秦艽　呈类圆柱形，上粗下细，扭曲不直，长 10～30cm，直径 1～3cm。表面黄棕色或灰黄色，有纵向或扭曲的纵皱纹，顶端有残存茎基及纤维状叶鞘。质硬而脆，易折断，断面略显油性，皮部黄色或棕黄色，木部黄色（图 2-2-127）。气特异，味苦、微涩。

2. **麻花艽** 呈类圆锥形，多由数个小根纠聚而膨大，直径可达 7cm。表面棕褐色，粗糙，有裂隙呈网状孔纹。质松脆，易折断，断面多呈枯朽状。

3. **小秦艽** 呈类圆锥形或类圆柱形，长 8～15cm，直径 0.2～1cm。表面棕黄色。主根通常 1 个，残存的茎基有纤维状叶鞘，下部多分枝。断面黄白色。

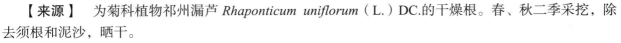

图 2-2-127　秦艽

【质量】　以粗壮、质实、色棕黄、气味浓者为佳。

【功效】　祛风湿，清湿热，止痹痛，退虚热。

漏 芦

【来源】　为菊科植物祁州漏芦 *Rhaponticum uniflorum*（L.）DC.的干燥根。春、秋二季采挖，除去须根和泥沙，晒干。

【产地】　主产于河北、辽宁、山西等地。

【性状鉴别】　呈圆锥形或扁片块状，多扭曲，长短不一，直径 1～2.5cm。表面暗棕色、灰褐色或黑褐色，粗糙，具纵沟及菱形的网状裂隙。外层易剥落，根头部膨大，有残茎和鳞片状叶基，顶端有灰白色绒毛。体轻，质脆，易折断，断面不整齐，灰黄色，有裂隙，中心有的呈星状裂隙，灰黑色或棕黑色（图 2-2-128）。气特异，味微苦。

【质量】　以条粗、色灰褐、不裂者为佳。

【功效】　清热解毒，消痈，下乳，舒筋通脉。孕妇慎用。

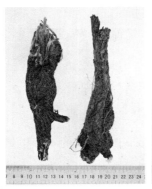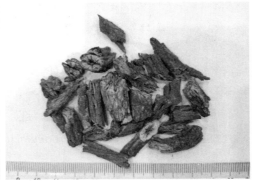

图 2-2-128　漏芦药材及饮片

香 附

【来源】　为莎草科植物莎草 *Cyperus rotundus* L.的干燥根茎。秋季采挖，燎去毛须，置沸水中略煮或蒸透后晒干，或燎后直接晒干。

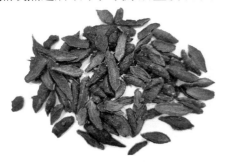

图 2-2-129　香附

【产地】　主产于山东、浙江、湖南等地。

【性状鉴别】　多呈纺锤形，有的略弯曲，长 2～3.5cm，直径 0.5～1cm。表面棕褐色或黑褐色，有纵皱纹，并有 6～10 个略隆起的环节，节上有未除净的棕色毛须和须根断痕；去净毛须者较光滑，环节不明显。质硬，经蒸煮者断面黄棕色或红棕色，角质样；生晒者断面色白而显粉性，内皮层环纹明显，中柱色较深，点状维管束散在　（图 2-2-129）。气香，味微苦。

【质量】　以粒大、饱满、质坚实、香气浓者为佳。

【功效】　疏肝解郁，理气宽中，调经止痛。

千 年 健

【来源】　为天南星科植物千年健 *Homalomena occulta*（Lour.）Schott 的干燥根茎。春、秋二季采挖，洗净，除去外皮，晒干。

【产地】　主产于广西、云南等地。

【性状鉴别】　呈圆柱形，稍弯曲，有的略扁，长 15～40cm，直径 0.8～1.5cm。表面黄棕色或红棕色，粗糙，可见多数扭曲的纵沟纹、圆形根痕及黄色针状纤维束。质硬而脆，断面红褐色，黄色针状纤维束多而明显，相对另一断面呈多数针眼状小孔及有少数黄色针状纤维束，可见深褐色具光泽的油点（图 2-2-130）。气香，味辛、微苦。

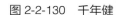

图 2-2-130　千年健

【质量】　以条大、红棕色、体坚实、香气浓烈者为佳。

【功效】　祛风湿，壮筋骨。

高 良 姜

【来源】　为姜科植物高良姜 *Alpinia officinarum* Hance 的干燥根茎。夏末秋初采挖，除去须根和残留的鳞片，洗净，切段，晒干。

【产地】　主产于广东、广西、海南等地。

【性状鉴别】　呈圆柱形，多弯曲，有分枝，长 5～9cm，直径 1～1.5cm。表面棕红色至暗褐色，有细密的纵皱纹和灰棕色的波状环节，节间长 0.2～1cm，一面有圆形的根痕。质坚韧，不易折断，断面灰棕色或红棕色，纤维性，中柱约占 1/3（图 2-2-131）。气香，味辛辣。

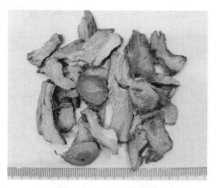

图 2-2-131　高良姜

【质量】　以色红棕、气香味辣、分枝少者为佳。

【功效】　温胃止呕，散寒止痛。

胡 黄 连

【来源】　为玄参科植物胡黄连 *Picrorhiza scrophulariiflora* Pennell 的干燥根茎。秋季采挖，除去须根和泥沙，晒干。

【产地】　主产于西藏、云南、四川等地。

【性状鉴别】　呈圆柱形，略弯曲，偶有分枝，长 3～12cm，直径 0.3～1cm。表面灰棕色至暗棕色，粗糙，有较密的环状节，具稍隆起的芽痕或根痕，上端密被暗棕色鳞片状的叶柄残基。体轻，质硬而脆，易折断，断面略平坦，淡棕色至暗棕色，木部有 4～10 个类白色点状维管束排列成环（图 2-2-132）。气微，味极苦。

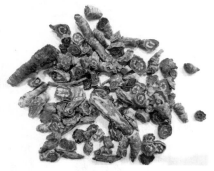

图 2-2-132　胡黄连

【质量】　以条粗、体轻、质脆、味苦者为佳。

【功效】　退虚热，除疳热，清湿热。

茜 草

【来源】　为茜草科植物茜草 *Rubia cordifolia* L.的干燥根和根茎。春、秋二季采挖，除去泥沙，干燥。

【产地】　主产于陕西、江苏、安徽等地。

【性状鉴别】　根茎呈结节状，丛生粗细不等的根。根呈圆柱形，略弯曲，长 10～25cm，直径 0.2～1cm；表面红棕色或暗棕色，具细纵皱纹和少数细根痕；皮部脱落处呈黄红色。质脆，易折断，断面平坦皮部狭，紫红色，木部宽广，浅黄红色，导管孔多数（图 2-2-133）。气微，味微苦，久嚼刺舌。

【质量】 以条粗、表面红棕色、断面红黄色、无茎基者为佳。

【功效】 凉血，祛瘀，止血，通经。

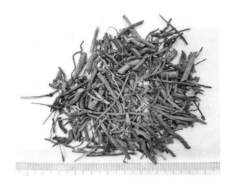

图 2-2-133 茜草

续 断

【来源】 为川续断科植物川续断 *Dipsacus asper* Wall. ex Henry 的干燥根。秋季采挖，除去根头和须根，用微火烘至半干，堆置"发汗"至内部变绿色时，再烘干。

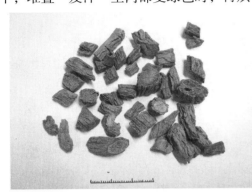

图 2-2-134 续断

【产地】 主产于湖北、四川、云南等地。

【性状鉴别】 呈圆柱形，略扁，有的微弯曲，长 5～15cm，直径 0.5～2cm。表面灰褐色或黄褐色，有稍扭曲或明显扭曲的纵皱及沟纹，可见横列的皮孔样斑痕和少数须根痕。质软，久置后变硬，易折断，断面不平坦，皮部墨绿色或棕色，外缘褐色或淡褐色，木部黄褐色，导管束呈放射状排列（图 2-2-134）。气微香，味苦、微甜而后涩。

【质量】 以条粗、质软、内呈黑绿色者为佳。

【功效】 补肝肾，强筋骨，续折伤，止崩漏。

射 干

【来源】 为鸢尾科植物射干 *Belamcanda chinensis*（L.）DC.的干燥根茎。春初刚发芽或秋末茎叶枯萎时采挖，除去须根和泥沙，干燥。

【产地】 主产于河南、湖北、浙江等地。

【性状鉴别】 呈不规则结节状，长 3～10cm，直径 1～2cm。表面黄褐色、棕褐色或黑褐色，皱缩，有较密的环纹。上面有数个圆盘状凹陷的茎痕，偶有茎基残存；下面有残留细根及根痕。质硬，断面黄色，颗粒性（图 2-2-135）。气微，味苦、微辛。

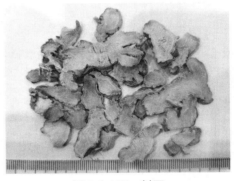

图 2-2-135 射干

【质量】 以粗壮、无须根、质硬、断面色黄者为佳。

【功效】 清热解毒，消痰，利咽。

芦 根

【来源】 为禾本科植物芦苇 *Phragmites communis* Trin.的新鲜或干燥根茎。全年均可采挖，除去芽、须根及膜状叶，鲜用或晒干。

【产地】 全国均产。

【性状鉴别】

1. 鲜芦根 呈长圆柱形，有的略扁，长短不一，直径 1～2cm。表面黄白色，有光泽，外皮疏松可剥离，节呈环状，有残根和芽痕。体轻，质韧，不易折断。切断面黄白色，中空，壁厚 1～2mm，有小孔排列成环。气微，味甘。

2. 芦根 呈扁圆柱形。节处较硬，节间有纵皱纹（图 2-2-136）。

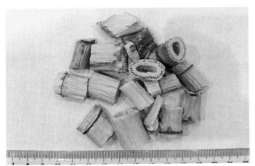

图 2-2-136 芦根

【质量】　鲜芦根以条粗而匀、色淡黄白、有光泽、味甘者为佳；芦根以条粗、色黄白、扁条柔软有光泽、不带须根者为佳。

【功效】　清热泻火，生津止渴，除烦，止呕，利尿。

干　姜

【来源】　为姜科植物姜 *Zingiber officinale* Rosc.的干燥根茎。冬季采挖，除去须根和泥沙，晒干或低温干燥。趁鲜切片晒干或低温干燥者称为"干姜片"。

【产地】　主产于四川、贵州、浙江等地。

【性状鉴别】

1. 干姜　呈扁平块状，具指状分枝，长 3～7cm，厚 1～2cm。表面灰黄色或浅灰棕色，粗糙，具纵皱纹和明显的环节。分枝处常有鳞叶残存，分枝顶端有茎痕或芽。质坚实，断面黄白色或灰白色，

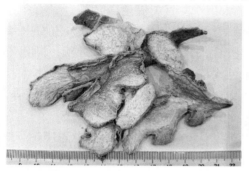

图 2-2-137　干姜

粉性或颗粒性，内皮层环纹明显，维管束及黄色油点散在。气香、特异，味辛辣。

2. 干姜片　呈不规则纵切片或斜切片，具指状分枝，长 1～6cm，宽 1～2cm，厚 0.2～0.4cm。外皮灰黄色或浅黄棕色，粗糙，具纵皱纹及明显的环节。切面灰黄色或灰白色，略显粉性，可见较多的纵向纤维，有的呈毛状。质坚实，断面纤维性（图 2-2-137）。气香、特异，味辛辣。

【质量】　以质坚实、断面色黄白、粉性足、气味浓者为佳。

【功效】　温中散寒，回阳通脉，温肺化饮。

重　楼

【来源】　为百合科植物云南重楼 *Paris polyphylla* Smith var. *yunnanensis*（Franch.）Hand. -Mazz. 或七叶一枝花 *Paris polyphylla* Smith var. *chinensis*（Franch.）Hara 的干燥根茎。秋季采挖，除去须根，洗净，晒干。

【产地】　主产于云南、四川、广西等地。

【性状鉴别】　呈结节状扁圆柱形，略弯曲，长 5～12cm，直径 1.0～4.5cm。表面黄棕色或灰棕色，外皮脱落处呈白色；密具层状突起的粗环纹，一面结节明显，结节上具椭圆形凹陷茎痕，另一面有疏生的须根或疣状须根痕。顶端具鳞叶和茎的残基。质坚实，断面平坦，白色至浅棕色，粉性或角质（图 2-2-138）。气微，味微苦、麻。

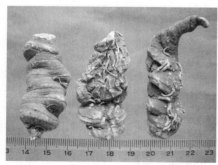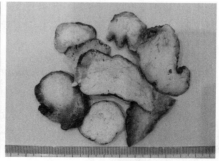

图 2-2-138　重楼药材及饮片

【质量】　以粗壮、质坚实、断面白色、粉性足者为佳。

【功效】　清热解毒，消肿止痛，凉肝定惊。

土　茯　苓

【来源】　为百合科植物光叶菝葜 *Smilax glabra* 的干燥根茎。夏、秋二季采挖，除去须根，洗净，

干燥；或趁鲜切成薄片，干燥。

【产地】 主产于广东、湖南、湖北等地。

【性状鉴别】 略呈圆柱形，稍扁或呈不规则条块，有结节状隆起，具短分枝，长5～22cm，直径2～5cm。表面黄棕色或灰褐色，凹凸不平，有坚硬的须根残基，分枝顶端有圆形芽痕，有的外皮现不规则裂纹，并有残留的鳞叶。质坚硬。切片呈长圆形或不规则，厚1～5mm，边缘不整齐；切面类白色至淡红棕色，粉性，可见点状维管束及多数小亮点（图2-2-139）；质略韧，折断时有粉尘飞扬，以水湿润后有黏滑感。气微，味微甘、涩。

【质量】 以断面淡红棕色、粉性足、筋脉少者为佳。

【功效】 解毒，除湿，通利关节。

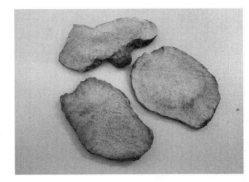

图 2-2-139 土茯苓

骨 碎 补

【来源】 为水龙骨科植物槲蕨 Drynaria fortunei（Kunze）J. Sm. 的干燥根茎。全年均可采挖，除去泥沙，干燥或再燎去茸毛（鳞片）。

【产地】 主产于湖北、浙江等地。

【性状鉴别】 呈扁平长条状，多弯曲，有分枝，长 5～15cm，宽 1～1.5cm，厚 0.2～0.5cm（图 2-2-140）。表面密被深棕色至暗棕色的小鳞片，柔软如毛，经火燎者呈棕褐色或暗褐色，两侧及上表面均具突起或凹下的圆形叶痕，少数有叶柄残基和须根残留。体轻，质脆，易折断，断面红棕色，维管束呈黄色点状，排列成环（图 2-2-141）。气微，味淡、微涩。

【质量】 以条粗大、棕色者为佳。

【功效】 疗伤止痛，补肾强骨；外用消风祛斑。

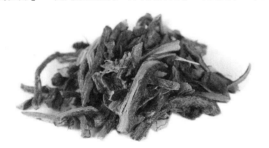

图 2-2-140 骨碎补

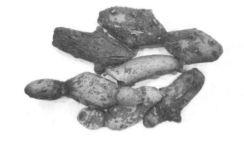

图 2-2-141 沙烫骨碎补

白 附 子

【来源】 为天南星科植物独角莲 Typhonium giganteum Engl.的干燥块茎。秋季采挖，除去须根和外皮，晒干。

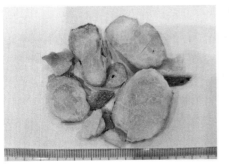

图 2-2-142 白附子

【产地】 主产于河南、甘肃、湖北等地。

【性状鉴别】 呈椭圆形或卵圆形，长2～5cm，直径1～3cm。表面白色至黄白色，略粗糙，有环纹及须根痕，顶端有茎痕或芽痕。质坚硬，断面白色，粉性（图 2-2-142）。气微，味淡、麻辣刺舌。

【质量】 以个大、质坚实、色白、粉性足者为佳。

【功效】 祛风痰，定惊搐，解毒散结，止痛。孕妇慎用；生品内服宜慎。

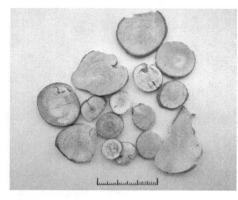

图 2-2-143　乌药

乌　药

【来源】　为樟科植物乌药 *Lindera aggregata*（Sims）Kosterm.的干燥块根。全年均可采挖，除去细根，洗净，趁鲜切片，晒干，或直接晒干。

【产地】　主产于浙江、湖南、安徽等地。

【性状鉴别】　多呈纺锤状，略弯曲，有的中部收缩成连珠状，长 6～15cm，直径 1～3cm。表面黄棕色或黄褐色，有纵皱纹及稀疏的细根痕。质坚硬。切片厚 0.2～2mm，切面黄白色或淡黄棕色，射线放射状，可见年轮环纹，中心颜色较深（图 2-2-143）。气香，味微苦、辛，有清凉感。

【质量】　以个大、质嫩、香气浓、切面色红微白、无黑色斑点者为佳。质老、不呈纺锤状的直根，不可供药用。

【功效】　行气止痛，温肾散寒。

白　前

【来源】　为萝藦科植物柳叶白前 *Cynanchum stauntonii*（Decne.）Schltr.ex Lévl.或芫花叶白前 *Cynanchum glaucescens*（Decne.）Hand.-Mazz.的干燥根茎和根。秋季采挖，洗净，晒干。

【产地】　主产于浙江、江苏、安徽等地。

【性状鉴别】　（图 2-2-144）

1. 柳叶白前　根茎呈细长圆柱形，有分枝，稍弯曲，长 4～15cm，直径 1.5～4mm。表面黄白色或黄棕色，节明显，节间长 1.5～4.5cm，顶端有残茎。质脆，断面中空。节处簇生纤细弯曲的根，长可达 10cm，直径不及 1mm，有多次分枝呈毛须状，常盘曲成团。气微，味微甜。

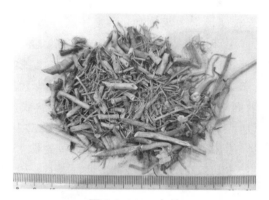

图 2-2-144　白前

2. 芫花叶白前　根茎较短小或略呈块状；表面灰绿色或灰黄色，节间长 1～2cm。质较硬。根稍弯曲，直径约 1mm，分枝少。

【质量】　均以根茎粗、须根长、无泥土及杂质者为佳。

【功效】　降气，消痰，止咳。

徐　长　卿

【来源】　为萝藦科植物徐长卿 *Cynanchum paniculatum*（Bge.）Kitag.的干燥根和根茎。秋季采挖，除去杂质，阴干。

【产地】　全国大部地区均产。

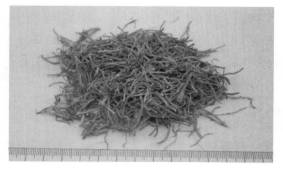

图 2-2-145　徐长卿

【性状鉴别】　根茎呈不规则柱状，有盘节，长 0.5～3.5cm，直径 2～4mm。有的顶端带有残茎，细圆柱形，长约 2cm，直径 1～2mm，断面中空；根茎节处周围着生多数根。根呈细长圆柱形，弯曲，长 10～16cm，直径 1～1.5mm。表面淡黄白色至淡棕黄色或棕色，具微细的纵皱纹，并有纤细的须根（图 2-2-145）。质脆，易折断，断面粉性，皮部类白色或黄白色，形成层环淡棕色，木部细小。气香，味微辛凉。

【质量】　以香气浓、残茎及杂质少者为佳。

【功效】 祛风，化湿，止痛，止痒。

商 陆

【来源】 为商陆科植物商陆 *Phytolacca acinosa* Roxb.或垂序商陆 *Phytolacca americana* L.的干燥根。秋季至次春采挖，除去须根和泥沙，切成块或片，晒干或阴干。

【产地】 主产于河南、湖北、安徽等地。

【性状鉴别】 为横切或纵切的不规则块片，厚薄不等。外皮灰黄色或灰棕色。横切片弯曲不平，边缘皱缩，直径 2～8cm；切面浅黄棕色或黄白色，木部隆起，形成数个突起的同心性环轮。纵切片弯曲或卷曲，长 5～8cm，宽 1～2cm，木部呈平行条状突起（图 2-2-146）。质硬。气微，味稍甜，久嚼麻舌。

【质量】 以片大、色白、有粉性者为佳。

【功效】 逐水消肿，通利二便；外用解毒散结。孕妇禁用。

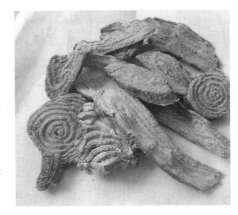

图 2-2-146 商陆

山 慈 菇

【来源】 为兰科植物杜鹃兰 *Gremastra appendiculata*（D.Don）Makino、独蒜兰 *Pleione bulbocodioides*（Franch.）Rolfe 或云南独蒜兰 *Pleione yunnanensis* Rolfe 的干燥假鳞茎。前者习称"毛慈菇"，后二者习称"冰球子"。夏、秋二季采挖，除去地上部分及泥沙，分开大小置沸水锅中蒸煮至透心，干燥。

【产地】 主产于贵州、四川等地。

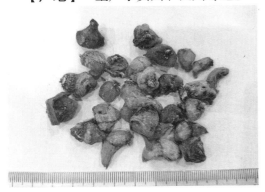

图 2-2-147 山慈菇

【性状鉴别】 （图 2-2-147）

1. **毛慈菇** 呈不规则扁球形或圆锥形，顶端渐突起，基部有须根痕。长 1.8～3cm，膨大部直径 1～2cm。表面黄棕色或棕褐色，有纵皱纹或纵沟，中部有 2～3 条微突起的环节，节上有鳞片叶干枯腐烂后留下的丝状纤维。质坚硬，难折断，断面灰白色或黄白色，略呈角质。气微，味淡，带黏性。

2. **冰球子** 呈圆锥形，瓶颈状或不规则团块，直径 1～2cm，高 1.5～2.5cm。顶端渐尖，尖端断头处呈盘状，基部膨大且圆平，中央凹入，有 1～2 条环节，多偏向一侧。撞去外皮者表面黄白色，带表皮者浅棕色，光滑，有不规则皱纹。断面浅黄色，角质半透明。

【质量】 以大小均有、饱满、质坚者为佳。

【功效】 清热解毒，化痰散结。

白 及

【来源】 为兰科植物白及 *Bletilla striata*（Thunb.）Reichb.f.的干燥块茎。夏、秋二季采挖，除去须根，洗净，置沸水中煮或蒸至无白心，晒至半干，除去外皮，晒干。

【产地】 主产于贵州、四川、云南等地。

【性状鉴别】 呈不规则扁圆形，多有 2～3 个爪状分枝，少数具有 4～5 个爪状分枝，长 1.5～6cm，厚 0.5～3cm。表面灰白色或黄白色，有数圈同心环节和棕色点状须根痕，上面有突起的茎痕，下面有连接另一块茎的痕迹。质坚硬，不易折断，断面类白色，角质样（图 2-2-148）。气微，味苦，嚼之有黏性。

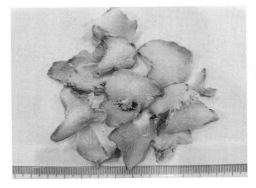

图 2-2-148 白及

【质量】　以个大、饱满、色白、半透明、质坚实者为佳。

【功效】　收敛止血，消肿生肌。不宜与川乌、制川乌、草乌、制草乌、附子同用。

金 果 榄

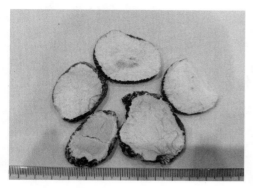

图 2-2-149　金果榄

【来源】　为防己科植物青牛胆 *Tinospora sagittata*（Oliv.）Gagnep.或金果榄 *Tinospora capillipes* Gagnep.的干燥块根。秋、冬二季采挖，除去须根，洗净，晒干。

【产地】　主产于四川、湖南、广西等地。

【性状鉴别】　呈不规则圆块状，长 5～10cm，直径 3～6cm。表面棕黄色或淡褐色，粗糙不平，有深皱纹。质坚硬，不易击碎、破开，横断面淡黄白色，导管束略呈放射状排列，色较深（图 2-2-149）。气微，味苦。

【质量】　以个大、断面黄白色、质坚实者为佳。

【功效】　清热解毒，利咽，止痛。

红 景 天

【来源】　为景天科植物大花红景天 *Rhodiola crenulata*（Hook.f.et Thoms.）H.Ohba 的干燥根和根茎。秋季花茎凋枯后采挖，除去粗皮，洗净，晒干。

【产地】　主产于西藏、四川、吉林等地。

【性状鉴别】　根茎呈圆柱形，粗短，略弯曲，少数有分枝，长 5～20cm，直径 2.9～4.5cm。表面棕色或褐色，粗糙有褶皱，剥开外表皮有一层膜质黄色表皮且具粉红色花纹；宿存部分老花茎，花茎基部被三角形或卵形膜质鳞片；节间不规则，断面粉红色至紫红色，有一环纹，质轻，疏松。主根呈圆柱形，粗短，长约 20cm，上部直径约 1.5cm，侧根长 10～30cm；断面橙红色或紫红色，有时具裂隙（图 2-2-150）。气芳香，味微苦涩、后甜。

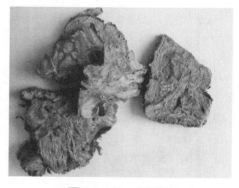

图 2-2-150　红景天

【质量】　以粗大、身干、气味浓厚、杂质少者为佳。

【功效】　益气活血，通脉平喘。

白 茅 根

【来源】　为禾本科植物白茅 *Imperata cylindrica* Beauv. var. *major*（Nees）C.E.Hubb.的干燥根茎。春、秋二季采挖，洗净，晒干，除去须根和膜质叶鞘，捆成小把。

【产地】　全国各地均产，以华北地区较多。

【性状鉴别】　呈长圆柱形，长 30～60cm，直径 0.2～0.4cm。表面黄白色或淡黄色，微有光泽，具纵皱纹，节明显，稍突起，节间长短不等，通常长 1.5～3cm。体轻，质略脆，断面皮部白色，多有裂隙，放射状排列，中柱淡黄色，易与皮部剥离（图 2-2-151）。气微，味微甜。

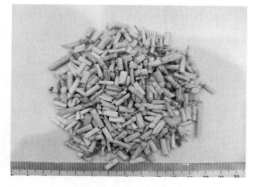

图 2-2-151　白茅根

【质量】　以条粗、色白、味甜者为佳。

【功效】　凉血止血，清热利尿。

百 合

【来源】　为百合科植物卷丹 *Lilium lancifolium* Thunb.、百合 *Lilium brownii* F.E.Brown var.*viridulum* Baker 或细叶百合 *Lilium pumilum* DC.的干燥肉质鳞叶。秋季采挖，洗净，剥取鳞叶，置沸水中略烫，干燥。

【产地】　全国大部分地区产。

【性状鉴别】　呈长椭圆形，长 2～5cm，宽 1～2cm，中部厚 1.3～4mm。表面黄白色至淡棕黄色，有的微带紫色，有数条纵直平行的白色维管束。顶端稍尖，基部较宽，边缘薄，微波状，略向内弯曲。质硬而脆，断面较平坦，角质样（图 2-2-152）。气微，味微苦。

【质量】　以肉厚、无杂质者为佳。

【功效】　养阴润肺，清心安神。

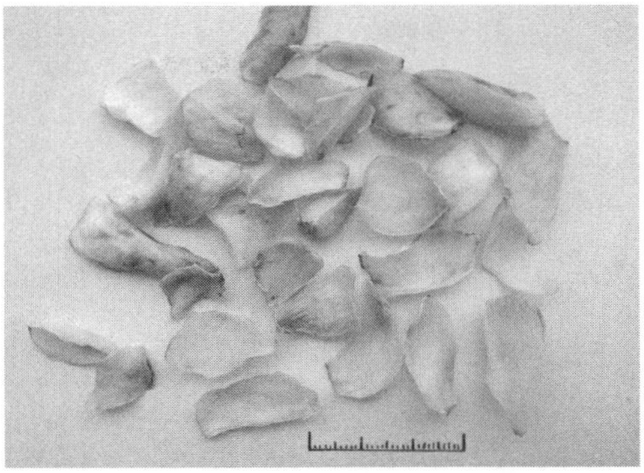

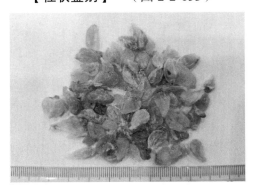

图 2-2-152　百合

薤　白

【来源】　为百合科植物小根蒜 *Allium macrostemon* Bge. 或薤 *Allium chinense* G.Don 的干燥鳞茎。夏、秋二季采挖，洗净，除去须根，蒸透或置沸水中烫透，晒干。

【产地】　主产于黑龙江、吉林、辽宁、河北、江苏等地。

【性状鉴别】　（图 2-2-153）

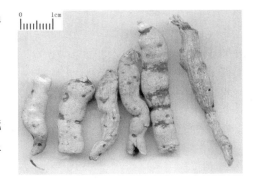

图 2-2-153　薤白

1. **小根蒜**　呈不规则卵圆形，高 0.5～1.5cm，直径 0.5～1.8cm。表面黄白色或淡黄棕色，皱缩，半透明，有类白色膜质鳞片包被，底部有突起的鳞茎盘。质硬，角质样。有蒜臭，味微辣。

2. **薤**　呈略扁的长卵形，高 1～3cm，直径 0.3～1.2cm。表面淡黄棕色或棕褐色，具浅纵皱纹。质较软，断面可见鳞叶 2～3 层。嚼之粘牙。

【质量】　以个大饱满、质坚、色黄白、半透明、不带花茎者为佳。

【功效】　通阳散结，行气导滞。

甘　遂

【来源】　为大戟科植物甘遂 *Euphorbia kansui* T.N. Liou ex T.P. Wang 的干燥块根。春季开花前或秋末茎叶枯萎后采挖，撞去外皮，晒干。

【产地】　主产于陕西、河南、山西等地。

【性状鉴别】　呈椭圆形、长圆柱形或连珠形，长 1～5cm，直径 0.5～2.5cm。表面类白色或黄白色，凹陷处有棕色外皮残留（图 2-2-154）。质脆，易折断，断面粉性，白色，木部微显放射状纹理；长圆柱状者纤维性较强。气微，味微甘而辣。

【质量】　以肥大、色白、粉性足者为佳。

图 2-2-154　甘遂

【功效】　泻水逐饮，消肿散结。孕妇禁用；不宜与甘草同用。

地　榆

【来源】　为蔷薇科植物地榆 *Sanguisorba officinalis* L.或长叶地榆 *Sanguisorba officinalis* L. var. *longifolia*（Bert.）Yü et Li 的干燥根。后者习称"绵地榆"。春季将发芽时或秋季植株枯萎后采挖，除去须根，洗净，干燥，或趁鲜切片，干燥。

【产地】　地榆主产于黑龙江、吉林、辽宁、内蒙古、山西等地；长叶地榆主产于安徽、浙江、江苏等地。

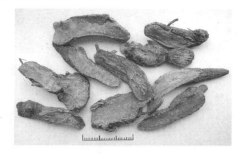

图 2-2-155　地榆

【性状鉴别】　（图 2-2-155）

1. **地榆**　本品呈不规则纺锤形或圆柱形，稍弯曲，长 5～25cm，直径 0.5～2cm。表面灰褐色至暗棕色，粗糙，有纵纹。质硬，断面较平坦，粉红色或淡黄色，木部略呈放射状排列。气微，味微苦涩。

2. **绵地榆**　本品呈长圆柱形，稍弯曲，着生于短粗的根茎上；表面红棕色或棕紫色，有细纵纹。质坚韧，断面黄棕色或红棕色，皮部有多数黄白色或黄棕色绵状纤维。气微，味微苦涩。

【质量】　均以条粗、质硬、断面色红者为佳。

【功效】　凉血止血，解毒敛疮。

麻 黄 根

【来源】　为麻黄科植物草麻黄 *Ephedra sinica* Stapf 或中麻黄 *Ephedra intermedia* Schrenk et C.A.Mey.的干燥根和根茎。秋末采挖，除去残茎、须根和泥沙，干燥。

【产地】　主产于吉林、辽宁、内蒙古等地。

【性状鉴别】　呈圆柱形，略弯曲，长 8～25cm，直径 0.5～1.5cm。表面红棕色或灰棕色，有纵皱纹和支根痕。外皮粗糙，易成片状剥落。根茎具节，节间长 0.7～2cm，表面有横长突起的皮孔。体轻，质硬而脆，断面皮部黄白色，木部淡黄色或黄色，射线放射状，中心有髓（图 2-2-156）。气微，味微苦。

【质量】　以身干、质硬、外皮红棕色、断面黄白色者为佳。

【功效】　固表止汗。

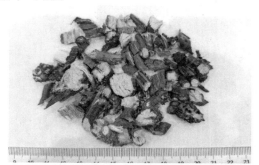

图 2-2-156　麻黄根

自 测 题

A 型题

1. 双子叶植物根维管束类型为（　　）
  A. 有限外韧型　　　　　　B. 双韧型
  C. 周木型　　　　　　　　D. 无限外韧型

2. 断面中心有黄白色小木心，周围有黄白色点状维管束断续排列成 2～4 轮的药材为（　　）
  A. 何首乌　　　　　　　　B. 牛膝
  C. 川牛膝　　　　　　　　D. 大黄

3. 断面白色，粉性，木部放射状，习称"车轮纹"，味苦的药材为（　　）
  A. 甘草　　　　　　　　　B. 木香
  C. 山药　　　　　　　　　D. 防己

4. 断面散有多数点状油室，习称"朱砂点"，暴露稍久，可析出白色细针状结晶，习称"起霜"或"吐脂"。该药材为（　　）
  A. 苍术　　　　　　　　　B. 当归
  C. 木香　　　　　　　　　D. 羌活

5. 形似连珠或鸡肠状，习称"鸡肠风"的药材为（　　）

  A. 龙胆　　　　　　　　　B. 重楼
  C. 商陆　　　　　　　　　D. 巴戟天

6. "蚯蚓头"是以下哪种药材的性状特征（　　）
  A. 防风　　　　　　　　　B. 防己
  C. 当归　　　　　　　　　D. 柴胡

7. 有"怀中抱月"特征的药材是（　　）
  A. 青贝　　　　　　　　　B. 松贝
  C. 炉贝　　　　　　　　　D. 珠贝

8. 有"鹦哥嘴"特征的中药是（　　）
  A. 党参　　　　　　　　　B. 附子
  C. 天麻　　　　　　　　　D. 半夏

9. 下列哪项为川芎的性状特征（　　）
  A. 切片边缘不整齐，形似蝴蝶
  B. 有"鹦哥嘴"
  C. 有"肚脐眼"
  D. 有"针眼"

10. 来源于伞形科的药材为（　　）
  A. 白微　　　　　　　　　B. 紫菀

    C. 当归　　　　　　　　　D. 木香

11. 狗脊的入药部位是（　　）

    A. 块根　　　　　　　　　B. 根茎

    C. 带叶柄残基的根茎　　　D. 根

12. 何首乌"云锦花纹"的存在部位为（　　）

    A. 髓部　　　　　　　　　B. 皮层

    C. 韧皮部　　　　　　　　D. 木质部

13. 绵马贯众属于（　　）

    A. 鳞毛蕨科　　　　　　　B. 蓼科

    C. 蚌壳蕨科　　　　　　　D. 紫萁科

14. 药材呈扁平长条状，多弯曲，有分枝，宽 1～1.5cm。表面密被深棕色至暗棕色的小鳞片，体轻，质脆，断面红棕色，维管束呈黄色点状，排列成环。此药材是（　　）

    A. 骨碎补　　　　　　　　B. 狗脊

    C. 金荞麦　　　　　　　　D. 虎杖

15. 药材切片的切面形成多个凹凸不平的同心性环纹，俗称"罗盘纹"，此药材是（　　）

    A. 川牛膝　　　　　　　　B. 大黄

    C. 商陆　　　　　　　　　D. 何首乌

16. 来源于蓼科植物的根及根茎的药材是（　　）

    A. 何首乌　　　　　　　　B. 虎杖

    C. 银柴胡　　　　　　　　D. 牛膝

17. 山药药材主产于（　　）

    A. 河南　　　　　　　　　B. 陕西

    C. 安徽　　　　　　　　　D. 四川

18. 非葛根药材的性状特征的是（　　）

    A. 横断面类白色　　　　　B. 外皮淡棕色

    C. 外皮光滑　　　　　　　D. 断面纤维性强

19. 三棱药材来源于（　　）

    A. 黑三棱科的黑三棱　　　B. 黑三棱科的荆三棱

    C. 莎草科的荆三棱　　　　D. 莎草科的黑三棱

20. 体轻、质松泡的药材是（　　）

    A. 猪苓　　　　　　　　　B. 北沙参

    C. 桔梗　　　　　　　　　D. 南沙参

21. 浙贝母药材的药用部位是（　　）

    A. 块茎　　　　　　　　　B. 块根

    C. 根　　　　　　　　　　D. 鳞茎

22. 根茎簇生多数细根，根编成辫状，气微香，味甜、微苦的药材是（　　）

    A. 威灵仙　　　　　　　　B. 紫菀

    C. 三棱　　　　　　　　　D. 白前

23. 来源于莎草科植物，药材呈纺锤形，气芳香、味微苦的是（　　）

    A. 白术　　　　　　　　　B. 郁金

    C. 白芷　　　　　　　　　D. 香附

24. 呈长条状，略扁，一端有"金包头"，味微甜，略苦带黏性的药材是（　　）

    A. 天南星　　　　　　　　B. 天冬

    C. 知母　　　　　　　　　D. 百部

25. 呈长纺锤形，长 1.5～3cm，对光透视有一条不透明的木心，味甜，微苦的药材是（　　）

    A. 天冬　　　　　　　　　B. 麦冬

    C. 玉竹　　　　　　　　　D. 石菖蒲

26. 形状呈不规则扁圆形，具 2～3 个爪状分支的药材是（　　）

    A. 白及　　　　　　　　　B. 郁金

    C. 红参　　　　　　　　　D. 莪术

27. 来源于鸢尾科植物干燥根茎的药材是（　　）

    A. 麦冬　　　　　　　　　B. 山药

    C. 射干　　　　　　　　　D. 天麻

28. 黄精药材来源于（　　）

    A. 百合科　　　　　　　　B. 桔梗科

    C. 石竹科　　　　　　　　D. 天南星科

29. 呈圆柱形，粗细均匀，具纵皱及隆起的环节，此药材是（　　）

    A. 浙贝母　　　　　　　　B. 黄精

    C. 麦冬　　　　　　　　　D. 玉竹

X 型题

1. 双子叶植物根异型维管束呈多轮同心环状排列的有（　　）

    A. 商陆　　　　　　　　　B. 大黄

    C. 何首乌　　　　　　　　D. 牛膝

2. 关于黄芪正确的是（　　）

    A. 豆科

    B. 断面纤维性，显粉性

    C. 入药部位为根

    D. 原植物为蒙古黄芪或膜荚黄芪

3. 对党参的正确描述为（　　）

    A. 根头部有"狮子盘头"

    B. 表面棕色

    C. 支根断落处常有黑褐色胶状物

    D. 断面有放射状纹理

4. 来源于菊科的药材为（　　）

    A. 苍术　　　　　　　　　B. 木香

    C. 党参　　　　　　　　　D. 白芷

5. 关于天麻的描述正确的有（　　）

    A. 有"肚脐疤"特征

    B. 有"针眼"

    C. 冬麻质量较好

    D. 春麻顶端无"鹦哥嘴"特征

6. 浙贝母的鉴别特征有（　　）

    A. 珠贝为完整鳞茎，呈扁球形

    B. 大贝为鳞茎外层单瓣肥厚的鳞叶，呈新月状

    C. 表面类白色至淡黄白色，断面白色、富粉性

    D. 气微，味苦

7. 北豆根的性状鉴别特征是（　　）

    A. 呈细长圆柱形，弯曲

B. 表面黄棕色至暗棕色

C. 断面纤维性，木部呈放射状排列，中心有髓

D. 气微，味苦

8. 来源于豆科植物的药材是（　　）

A. 苦参　　　　　　　　　B. 山豆根

C. 葛根　　　　　　　　　D. 甘草

9. 山豆根的性状鉴别特征是（　　）

A. 根茎呈不规则的结节状，其下着生根数条

B. 根呈长圆柱形

C. 根表面黄白色，无突起的横向皮孔

D. 味极苦，有豆腥气

10. 赤芍的性状特征是（　　）

A. 根呈圆柱形，稍弯曲

B. 表面棕褐色，粗糙，有横向皮孔

C. 有的外皮易脱落

D. 气微，味微苦、辛

11. 地榆（原植物为地榆）的性状鉴别特征是（　　）

A. 根呈圆柱形或不规则纺锤形

B. 表面暗黄色至灰黄色

C. 断面木部粉红色或淡黄色，有放射状纹理

D. 气微，味苦而涩

项目三　茎木、皮类中药的性状鉴定

一、茎木、皮类中药性状鉴定要点

（一）茎木类中药的性状鉴别要点

茎木类中药是以植物茎入药的药材的总称。通常可分为茎类中药和木类中药两部分。

茎类中药，包括木本植物的茎藤，如关木通、海风藤、大血藤、鸡血藤等；草本植物的茎藤，如首乌藤、天仙藤；茎枝，如桂枝、桑枝等；茎刺，如皂角刺；茎髓，如通草、小通草、灯心草等；茎的翅状附属物，如鬼箭羽。

木类中药，指木本植物茎形成层以内的部分入药，通称木材。木材常因形成的季节不同，而出现年轮。木材又分边材和心材。边材形成较晚，含水分较多，颜色稍浅，亦称液材；心材形成较早，位于木质部内方，蓄积了较多的物质，如树脂、树胶、丹宁、油类等，颜色较深，质地较致密。木类中药多采用心材部分，如沉香、降香等。

茎木类中药的鉴别一般应注意其形状、大小、粗细、表面、颜色、质地、折断面及气味等。如是带叶的茎枝，其叶则按叶类中药的要求进行观察。

（二）皮类中药的性状鉴别要点

皮类中药通常是指来源于裸子植物或被子植物（多为木本双子叶植物）的茎干、枝和根的形成层以外部分的药材。大多为木本植物茎干的皮，少数为根皮或枝皮。皮类中药因取皮部位、采集和加工干燥不同，形成外表形态上的变化特征，如平坦、弯曲、槽状、管状等形；外表面颜色、皮孔等特征；内表面颜色、纹理等；断面层状、粉性、纤维性等；气味芳香、辛辣等。因此，皮类药材在鉴定时，应重点观察其形状、外表面、内表面、折断面、气味等。尤其是切面特征，是药材鉴别的重要特征。

二、常用茎木、皮类中药性状鉴定

苏　木

【来源】　为豆科植物苏木 *Caesalpinia sappan* L. 的干燥心材。多于秋季采伐，除去白色边材，干燥。

【产地】　主产于广东、广西、福建、云南等地。印度、马来西亚等国亦有分布。

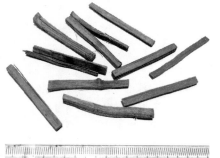

【性状鉴别】　本品呈长圆柱形或对剖半圆柱形，长 10～100cm，直径 3～12cm。表面黄红色至棕红色，有时可见红黄相间的细密纵向条纹，具刀削痕及细小的凹入油孔，常见纵向裂缝。质坚硬。断面略具光泽，年轮明显，有的可见暗棕色、质松、带亮星的髓部（图 2-3-1）。气微，味微涩。取碎片投于热水，水被染成桃红色，加酸变成黄色，再加碱液，复变为红色。以火烧之，其灰呈白色。

图 2-3-1　苏木

【质量】　药材以粗大、质坚实、色黄红、不带白色边材者为佳。

【功效】　活血祛瘀，消肿止痛。

钩　藤

【来源】　为茜草科植物钩藤 *Unacaria rhynchophylla*（Miq.）Miq.ex Havil.、大叶钩藤 *Uncaria macrophylla* Wall.、毛钩藤 *Uncaria hirsuta* Havil.、华钩藤 *Uncaria sinensis*（Oliv.）Havil.或无柄果钩藤 *Uncaria sessilifructus* Roxb.的干燥带钩茎枝。秋、冬二季采收，去叶，切段，晒干。

【产地】　主产于广西、广东等地。

【性状鉴别】　本品茎枝呈圆柱形或类方柱形，长 2～3cm，直径 0.2～0.5cm。表面红棕色至紫红色者具细纵纹，光滑无毛；黄绿色至灰褐色者有的可见白色点状皮孔，被黄褐色柔毛。多数枝节上对生两个向下弯曲的钩（不育花序梗），或仅一侧有钩，另一侧为突起的疤痕；钩略扁或稍圆，先端细尖，基部较阔；钩基部的枝上可见叶柄脱落后的窝点状痕迹和环状的托叶痕（图 2-3-2）。质坚韧，断面黄棕色，皮部纤维性，髓部黄白色或中空。气微，味淡。

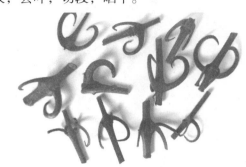

图 2-3-2　钩藤

【质量】　以双钩、茎细、钩结实、光滑、色红棕者为佳。

【功效】　息风定惊，清热平肝。

槲　寄　生

【来源】　为桑寄生科植物槲寄生 *Viscum coloratum*（Komar.）Nakai 的干燥带叶茎枝。冬季至次春采割，除去粗茎，切段，干燥，或蒸后干燥。

【产地】　主产于东北、华北等地区。

【性状鉴别】　茎枝呈圆柱形，2～5 叉状分枝，长约 30cm，直径 0.3～1cm；表面黄绿色、金黄色或黄棕色，有纵皱纹；节膨大，节上有分枝或枝痕；体轻，质脆，易折断，断面不平坦，皮部黄色，木部色较浅，射线放射状，髓部常偏向一边。叶对生于枝梢，易脱落，无柄；叶片呈长椭圆状披针形，长 2～7cm，宽 0.5～1.5cm；先端钝圆，基部楔形，全缘；表面黄绿色，有细皱纹，主脉 5 出，中间 3 条明显；革质。气微，味微苦，嚼之有黏性（图 2-3-3）。

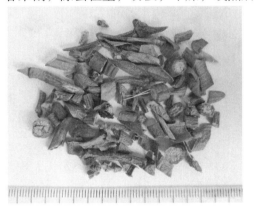

图 2-3-3　槲寄生

【质量】　以枝嫩、色黄绿、叶多、杂质少者为佳。

【功效】　祛风湿，补肝肾，强筋骨，安胎元。

桑　寄　生

【来源】　为桑寄生科植物桑寄生 *Taxillus chinensis*（DC.）Danser 的干燥带叶茎枝。冬季至次春采割，除去粗茎，切段，干燥，或蒸后干燥。

【产地】　主产于福建、广东、广西等地。

【性状】　茎枝呈圆柱形，长 3～4cm，直径 0.2～1cm；表面红褐色或灰褐色，具细纵纹，并有多数细小突起的棕色皮孔，嫩枝有的可见棕褐色茸毛；质坚硬，断面不整齐，皮部红棕色，木部色较浅（图 2-3-4）。叶多卷曲，具短柄；叶片展平后呈卵形或椭圆形，长 3～8cm，宽 2～5cm；表面黄褐色，幼叶被细茸毛，先端钝圆，基部圆形或宽楔形，全缘；革质。气微，味涩。

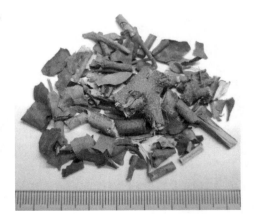

图 2-3-4　桑寄生

【质量】　以枝细枝嫩、色红褐、叶多、寄生桑树上者为佳。

【功效】　祛风湿，补肝肾，强筋骨，安胎元。

川　木　通

【来源】　为毛茛科植物小木通 Clematis armandii Franch. 或绣球藤 Clematis montana Buch.-Ham. 的干燥藤茎。春、秋二季采收，除去粗皮，晒干，或趁鲜切薄片，晒干。

【产地】　小木通主产于四川、湖南、陕西、贵州、广西等地亦产；绣球藤主产于四川，陕西、安徽、贵州等地亦产。

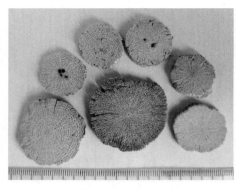

图 2-3-5　川木通

【性状鉴别】　呈长圆柱形，略扭曲，长 50～100cm，直径 2～3.5cm。表面黄棕色或黄褐色，有纵向凹沟及棱线；节处多膨大，有叶痕及侧枝痕。残存皮部易撕裂。质坚硬，不易折断。切片厚 2～4mm，边缘不整齐，残存皮部黄棕色，木部浅黄棕色或浅黄色，有黄白色放射状纹理及裂隙，其间布满导管孔，髓部较小，类白色或黄棕色，偶有空腔（图 2-3-5）。气微，味淡。

【质量】　以茎条均匀、断面色黄白、无黑心者为佳。

【功效】　利尿通淋，清心除烦，通经下乳。

降　香

【来源】　为豆科植物降香檀 Dalbergia odorifera T. Chen 树干和根的干燥心材。全年均可采收，除去边材，阴干。

【产地】　主产于广东、海南等地。

【性状鉴别】　呈类圆柱形或不规细块状。表面紫红色或红褐色，切面有致密的纹理（图 2-3-6）。质硬，有油性。气微香，味微苦。火烧有黑烟及油冒出，残留白色灰烬。

【质量】　以色紫红、质坚硬、富油性、无白色边材、入水下沉、香气浓者为佳。

【功效】　化瘀止血，理气止痛。

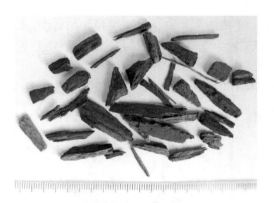

图 2-3-6　降香

通　草

【来源】　为五加科植物通脱木 Tetrapanax papyrifer（Hook.）K. Koch 的干燥茎髓。秋季割取茎，截成段，趁鲜取出髓部，理直，晒干。

【产地】　主产于贵州、云南、江苏、四川、湖北等地。

【性状鉴别】　呈圆柱形，长 20～40cm，直径 1～2.5cm。表面白色或淡黄色，有浅纵沟纹。体轻，质松软，稍有弹性，易折断，断面平坦，显银白色光泽，中部有直径 0.3～1.5cm 的空心或半透明的薄膜，纵剖面呈梯状排列（图 2-3-7），实心者少见。气微，味淡。

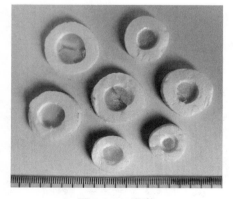

图 2-3-7　通草

【质量】　以条粗、色白、心空、有弹性者为佳。

【功效】　清热利尿，通气下乳。

小　通　草

【来源】　为旌节花科植物喜马山旌节花 Stachyurus himalaicus Hook.f.et Thoms.、中国旌节花

Stachyurus chinensis Franch. 或山茱萸科植物青荚叶 *Helwingia japonica*（Thunb.）Dietr. 的干燥茎髓。秋季割取茎，截成段，趁鲜取出髓部，理直，晒干。

【产地】　主产于西南地区以及陕西、湖北、甘肃等地。

【性状鉴别】　（图2-3-8）

1. **旌节花**　呈圆柱形，直径0.5～1cm；表面白色或淡黄色，无纹理；体轻，质松软，捏之能变形，有弹性，易折断，断面平坦，无空心，显银白色光泽；水浸后有黏滑感；气微，味淡。

2. **青荚叶**　表面有浅纵条纹；质较硬，捏之不易变形；水浸后无黏滑感。

【质量】　以条匀，色白者为佳。

【功效】　清热，利尿，下乳。

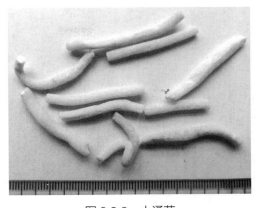

图2-3-8　小通草

大 血 藤

【来源】　为木通科植物大血藤 *Sargentodoxa cuneata*（Oliv.）Rehd.et Wils.的干燥藤茎。秋、冬二季采收，除去侧枝，截段，干燥。

【产地】　主产于湖北、四川、江西、浙江等地。

【性状鉴别】　呈圆柱形，略弯曲，长30～60cm，直径1～3cm。表面灰棕色，粗糙，外皮常呈鳞片状剥落，剥落处显暗红棕色，有的可见膨大的节和略凹陷的枝痕或叶痕。质硬，不易折断，折断面裂片状，横断面皮部呈红棕色环状，有数处向内嵌入木部，木部黄白色，导管小孔清晰可见，被红棕色射线隔开，呈放射状花纹，中央髓部红棕色（图2-3-9）。气微，味微涩。

【质量】　以条匀、粗大者为佳。

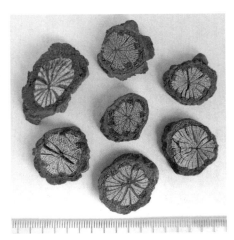

图2-3-9　大血藤

【功效】　清热解毒，活血，祛风止痛。

鸡 血 藤

【来源】　为豆科植物密花豆 *Spatholobus suberectus* Dunn 的干燥藤茎。秋、冬二季采收，除去枝叶，切片，晒干。

【产地】　主产于广东、广西等地。

【性状鉴别】　呈椭圆形、长矩圆形或不规则的斜切片，厚0.3～1cm。栓皮灰棕色，有的可见灰白色斑，栓皮脱落处显红棕色。质坚硬，难折断。切面木部红棕色或棕色，导管孔多数；韧皮部有红棕色至黑棕色树脂状分泌物，与木部相间排列呈数个同心性椭圆形环或偏心性半圆形环；小型的髓部偏向一侧（图2-3-10）。气微，味涩。

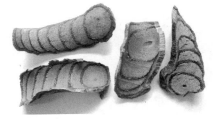

图2-3-10　鸡血藤

【质量】　以树脂状分泌物多者为佳。

【功效】　活血补血，调经止痛，舒筋活络。

忍 冬 藤

【来源】　为忍冬科植物忍冬 *Lonicera japonica* Thunb.的干燥茎枝。秋、冬二季采割，晒干。

【产地】　主产于山东、河南、浙江、江苏、四川、湖北等地。

【性状鉴别】　呈长圆柱形，多分枝，常缠绕成束，直径 1.5～6mm。表面棕红色至暗棕色，有的灰绿色，光滑或被茸毛；外皮易剥落。枝上多节，节间长 6～9cm，有残叶和叶痕。质脆，易折断，断面黄白色，中空（图 2-3-11）。气微，老枝味微苦，嫩枝味淡。

【质量】　以外皮棕红色、质嫩带叶者为佳。

【功效】　清热解毒，疏风通络。

海　风　藤

【来源】　为胡椒科植物风藤 *Piper kadsura*（Choisy）Ohwi 的干燥藤茎。夏、秋二季采割，除去根、叶，晒干。

【产地】　主产于福建、广东、浙江等地。

【性状鉴别】　呈扁圆柱形，微弯曲，长 15～60cm，直径 0.3～2cm。表面灰褐色或褐色，粗糙，有纵向棱状纹理及明显的节，节间长 3～12cm，节部膨大，上生不定根。体轻，质脆，易折断，断面不整齐，皮部窄，木部宽广，灰黄色，导管孔多数，射线灰白色，放射状排列，皮部与木部交界处常有裂隙，中心有灰褐色髓（图 2-3-12）。气香，味微苦、辛。

【质量】　以条粗壮、均匀、不脱皮、气香者为佳。

【功效】　祛风湿，通经络，止痹痛。

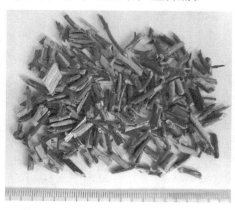
图 2-3-11　忍冬藤

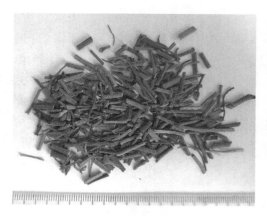
图 2-3-12　海风藤

青　风　藤

【来源】　为防己科植物青藤 *Sinomenium acutum*（Thunb.）Rehd. et Wils.和毛青藤 *Sinomenium acutum*（Thunb.）Rehd.et Wils. var. *cinereum* Rehd. et Wils.的干燥藤茎。秋末冬初采割，扎把或切长段，晒干。

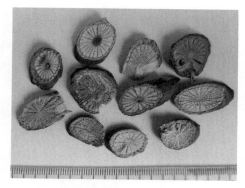
图 2-3-13　青风藤

【产地】　主产于华东、西南、华中等地。

【性状鉴别】　呈长圆柱形，常微弯曲，长 20～70cm 或更长，直径 0.5～2cm。表面绿褐色至棕褐色，有的灰褐色，有细纵纹和皮孔。节部稍膨大，有分枝。体轻，质硬而脆，易折断，断面不平坦，灰黄色或淡灰棕色，皮部窄，木部射线呈放射状排列，髓部淡黄白色或黄棕色（图 2-3-13）。气微，味苦。

【质量】　以条匀、外皮绿褐色、断面灰黄色、粗如指者为佳。

【功效】　祛风湿，通经络，利小便。

桂　枝

【来源】　为樟科植物肉桂 *Cinnamomum cassia* Presl 的干燥嫩枝。春、夏二季采收，除去叶，晒干,或切片晒干。

【产地】 主产于广东、广西等地。

【性状鉴别】 呈长圆柱形,多分枝,长 30～75cm,粗端直径 0.3～1cm。表面红棕色至棕色,有纵棱线、细皱纹及小疙瘩状的叶痕、枝痕和芽痕,皮孔点状。质硬而脆,易折断。切片厚 2～4mm,切面皮部红棕色,木部黄白色至浅黄棕色,髓部略呈方形(图 2-3-14)。有特异香气,味甜、微辛,皮部味较浓。

【质量】 以枝嫩、色红棕、香气浓者为佳。

【功效】 发汗解肌,温通经脉,助阳化气,平冲降气。

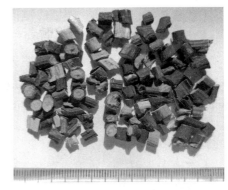

图 2-3-14 桂枝

桑 枝

【来源】 为桑科植物桑 *Morus alba* L.的干燥嫩枝。春末夏初采收,去叶,晒干,或趁鲜切片,晒干。

【产地】 全国各地区均有分布。

【性状鉴别】 呈长圆柱形,少有分枝,长短不一,直径 0.5～1.5cm。表面灰黄色或黄褐色,有多数黄褐色点状皮孔及细纵纹,并有灰白色略呈半圆形的叶痕和黄棕色的腋芽。质坚韧,不易折断,断面纤维性。切片厚 0.2～0.5cm,皮部较薄,木部黄白色,射线放射状,髓部白色或黄白色(图 2-3-15)。气微,味淡。

【质量】 以枝细质嫩,断面色黄白者为佳。

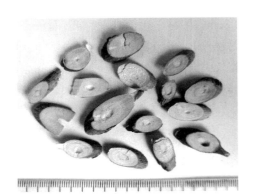

图 2-3-15 桑枝

【功效】 祛风湿,利关节。

牡 丹 皮

【来源】 为毛茛科植物牡丹 *Paeonia suffruticosa* Andr.的干燥根皮。秋季采挖根部,除去细根和泥沙,剥取根皮,晒干或刮去粗皮,除去木心,晒干。前者习称连丹皮,后者习称刮丹皮。

【产地】 主产于安徽、四川、河南、山东等地。

【性状鉴别】

1. **连丹皮** 呈筒状或半筒状,有纵剖开的裂缝,略向内卷曲或张开,长 5～20cm,直径 0.5～1.2cm,厚 0.1～0.4cm。外表面灰褐色或黄褐色,有多数横长皮孔样突起和细根痕,栓皮脱落处粉红色;内表面淡灰黄色或浅棕色,有明显的细纵纹,常见发亮的结晶(丹皮酚)。质硬而脆,易折断,断面较平坦,淡粉红色,粉性(图 2-3-16)。气芳香,味微苦而涩。

2. **刮丹皮** 外表面有刮刀削痕,外表面红棕色或淡灰黄色,有时可见灰褐色斑点状残存外皮(图 2-3-17)。

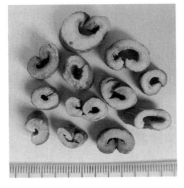

图 2-3-16 连丹皮饮片

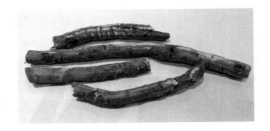

图 2-3-17 刮丹皮

【质量】　以条粗长、皮厚、无木心、断面白色、粉性足、香气浓、结晶多者为佳。

【功效】　清热凉血，活血化瘀。

厚　朴

【来源】　为木兰科植物厚朴 *Magnolia officinalis* Rehd. et Wils.或凹叶厚朴 *Magnolia officinalis* Rehd. et Wils. var. *biloba* Rehd. et Wils.的干燥干皮、根皮及枝皮。4～6 月剥取，根皮和枝皮直接阴干；干皮置沸水中微煮后，堆置阴湿处，"发汗"至内表面变紫褐色或棕褐色时，蒸软，取出，卷成筒状，干燥。

【产地】　主产于四川、湖北等地。

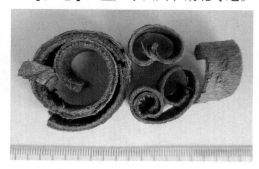

图 2-3-18　厚朴

【性状鉴别】　（图 2-3-18）

1. 干皮　呈卷筒状或双卷筒状，长 30～35cm，厚 0.2～0.7cm，习称"筒朴"；近根部的干皮一端展开如喇叭口，长 13～25cm，厚 0.3～0.8cm，习称"靴筒朴"。外表面灰棕色或灰褐色，粗糙，有时呈鳞片状，较易剥落，有明显椭圆形皮孔和纵皱纹，刮去粗皮者显黄棕色。内表面紫棕色或深紫褐色，较平滑，具细密纵纹，划之显油痕。质坚硬，不易折断，断面颗粒性，外层灰棕色，内层紫褐色或棕色，有油性，有的可见多数小亮星。气香，味辛辣、微苦。

2. 根皮（根朴）　呈单筒状或不规则块片；有的弯曲似鸡肠，习称"鸡肠朴"。质硬，较易折断，断面纤维性。

3. 枝皮（枝朴）　呈单筒状，长 10～20cm，厚 0.1～0.2cm。质脆，易折断，断面纤维性。

【质量】　以皮厚、肉细、油性足、内表面色紫棕而有发亮结晶物、香味浓者为佳。

【功效】　燥湿消痰，下气除满。

厚　朴　花

【来源】　为木兰科植物厚朴 *Magnolia officinalis* Rehd. et Wils.或凹叶厚朴 *Magnolia officinalis* Rehd. et Wils. var. *biloba* Rehd. et Wils.的干燥花蕾。春季花未开放时采摘，稍蒸后，晒干或低温干燥。

【性状鉴别】　呈长圆锥形，长 4～7cm，基部直径 1.5～2.5cm。红棕色至棕褐色。花被多为 12 片，肉质，外层的呈长方倒卵形，内层的呈匙形。雄蕊多数，花药条形，淡黄棕色，花丝宽而短。心皮多数，分离，螺旋状排列于圆锥形的花托上。花梗长 0.5～2cm，密被灰黄色绒毛，偶无毛。质脆，易破碎。气香，味淡。

【质量】　以含苞未开、身干、完整、柄短、色棕红、香气浓者为佳。

【功效】　芳香化湿，理气宽中。

肉　桂

【来源】　为樟科植物肉桂 *Cinnamomum cassia* Presl 的干燥树皮。多于秋季剥取，阴干。

【产地】　主产于广东、广西、云南、福建等地。

【性状鉴别】　呈槽状或卷筒状，长 30～40cm，宽或直径 3～10cm，厚 0.2～0.8cm。外表面灰棕色，稍粗糙，有不规则的细皱纹和横向突起的皮孔，有的可见灰白色的斑纹（地衣斑）；内表面红棕色，略平坦，有细纵纹，划之显油痕。质硬而脆，易折断，断面不平坦，颗粒性，外层棕色而较粗糙，内层红棕色而油润，两层间有一条黄棕色的线纹（石细胞环带）（图 2-3-19）。气香浓烈，味甜、辣。

【质量】　以皮细肉厚、油性大、香气浓、味甜辣、嚼之渣少者为佳。

【功效】　补火助阳，引火归元，散寒止痛，温通经脉。

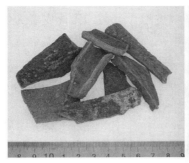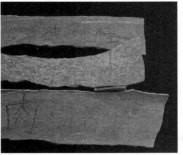

图 2-3-19　肉桂

链接　肉桂伪品及其鉴别

桂　皮

　　为同属植物阴香 *Cinnamomum burmanni* Blume、天竺桂 *Cinnamomumn japonicum* Sieb. 及细叶香桂 *Cinnamomum chingii* Metcalf 的树皮。呈槽板片状或不规则块状，厚 0.1～0.6cm。外表面灰棕或灰褐色，内表面红棕色，划之油痕不明显。质硬而脆，易折断，断面红棕色，粗糙，无黄棕色线纹（石细胞环带）。具丁香气，味辛辣而不甜。主要用作香料或调味品。

杜　仲

　　【来源】　为杜仲科植物杜仲 *Eucommia ulmoides* Oliv. 的干燥树皮。4～6 月剥取，刮去粗皮，堆置"发汗"至内皮呈紫褐色，晒干。

　　【产地】　主产于湖北、四川、陕西等地。

　　【性状鉴别】　呈板片状或两边稍向内卷，大小不一，厚 3～7mm。外表面淡棕色或灰褐色，有明显的皱纹或纵裂槽纹，有的树皮较薄，未去粗皮，可见明显的皮孔。内表面暗紫色，光滑。质脆，易折断，断面有细密、银白色、富弹性的橡胶丝相连（图 2-3-20）。气微，味稍苦。

　　【质量】　以皮厚、块大、去净粗皮、内表面暗紫色、断面橡胶丝多者为佳。

　　【功效】　补肝肾，强筋骨，安胎。

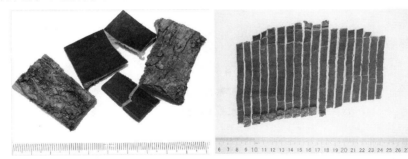

图 2-3-20　杜仲

黄　柏

　　【来源】　为芸香科植物黄皮树 *Phellodendron chinense* Schneid. 的干燥树皮。习称"川黄柏"。剥取树皮后，除去粗皮，晒干。

　　【产地】　主产于四川、重庆、湖北、湖南等地。

　　【性状鉴别】　呈板片状或浅槽状，长宽不一，厚 1～6mm。外表面黄褐色或黄棕色，平坦或具纵沟纹，有的可见皮孔痕及残存的灰褐色粗皮；内表面暗黄色或淡棕色，具细密的纵棱纹。体轻，质硬，断面纤维性，呈裂片状分层，深黄色（图 2-3-21）。气微，味极苦，嚼之有黏性。

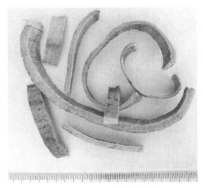

图 2-3-21　黄柏饮片

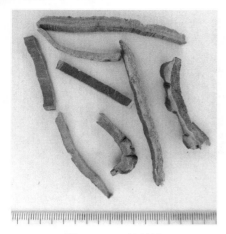

图 2-3-22　关黄柏

【质量】　以皮厚、色黄、无栓皮者为佳。

【功效】　清热燥湿，泻火除蒸，解毒疗疮。

关 黄 柏

【来源】　为芸香科植物黄檗 *Phellodendron amurense* Rupr. 的干燥树皮。剥取树皮，除去粗皮，晒干。

【产地】　主产于辽宁、吉林、河北等地。

【性状鉴别】　本品呈板片状或浅槽状，长宽不一，厚 2～4mm。外表面黄绿色或淡棕黄色，较平坦，有不规则的纵裂纹，皮孔痕小而少见，偶有灰白色的粗皮残留；内表面黄色或黄棕色。体轻，质较硬，断面纤维性，有的呈裂片状分层，鲜黄色或黄绿色。气微，味极苦，嚼之有黏性（图 2-3-22）。

【质量】　以皮厚，断面色黄者为佳。

【功效】　清热燥湿，泻火除蒸，解毒疗疮。

白 鲜 皮

【来源】　为芸香科植物白鲜 *Dictamnus dasycarpus* Turcz. 的干燥根皮。春、秋二季采挖根部，除去泥沙和粗皮，剥取根皮，干燥。

【产地】　主产于东北、华北、华东等地。

【性状鉴别】　呈卷筒状，长 5～15cm，直径 1～2cm，厚 0.2～0.5cm。外表面灰白色或淡灰黄色，具细纵皱纹和细根痕，常有突起的颗粒状小点；内表面类白色，有细纵纹。质脆，折断时有粉尘飞扬，断面不平坦，略呈层片状，剥去外层，迎光可见闪烁的小亮点（图 2-3-23）。有羊膻气，味微苦。

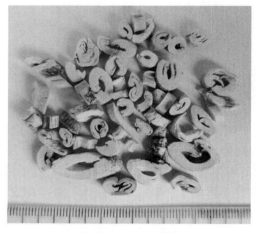

图 2-3-23　白鲜皮

【质量】　以条大、肉厚、色灰白、断面分层、气味浓者为佳。

【功效】　清热燥湿，祛风解毒。

秦 皮

【来源】　为木犀科植物苦枥白蜡树 *Fraxinus rhynchophylla* Hance、白蜡树 *Fraxinus chinensis* Roxb.、尖叶白蜡树 *Fraxinus szaboana* Lingelsh. 或宿柱白蜡树 *Fraxinus stylosa* Lingelsh. 的干燥枝皮或干皮。春、秋二季剥取，晒干。

【产地】　苦枥白蜡树主产于东北三省；白蜡树主产于四川；尖叶白蜡树、宿柱白蜡树主产于陕西。

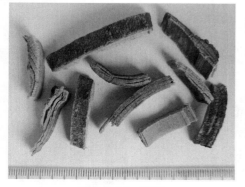

图 2-3-24　秦皮

【性状鉴别】　（图 2-3-24）

1. **枝皮**　呈卷筒状或槽状，长 10～60cm，厚 1.5～3mm。外表面灰白色、灰棕色至黑棕色或相间呈斑状，平坦或稍粗糙，并有灰白色圆点状皮孔及细斜皱纹，有的具分枝痕。内表面黄白色或棕色，平滑。质硬而脆，断面纤维性，黄白色。气微，味苦。

2. **干皮**　为长条状块片，厚 3～6mm。外表面灰棕色，具龟裂状沟纹及红棕色圆形或横长的皮孔。质坚硬，断面纤维性较强。

【质量】　以条长、外皮薄而光滑者为佳。

【功效】　清热燥湿，收涩止痢，止带，明目。

香　加　皮

【来源】　为萝摩科植物杠柳 *Periploca sepium* Bge.的干燥根皮，习称"北五加皮"。春、秋二季采挖，剥取根皮，晒干。

【产地】　主产于山西、河南、河北、山东等地。

【性状鉴别】　呈卷筒状或槽状，少数呈不规则的块片状，长 3～10cm，直径 1～2cm，厚 0.2～0.4cm。外表面灰棕色或黄棕色，栓皮松软常呈鳞片状，易剥落。内表面淡黄色或淡黄棕色，较平滑，有细纵纹。体轻，质脆，易折断，断面不整齐，黄白色（图 2-3-25）。有特异香气，味苦。

【质量】　以块大、皮厚、香气浓、无木心者为佳。

【功效】　利水消肿，祛风湿，强筋骨。

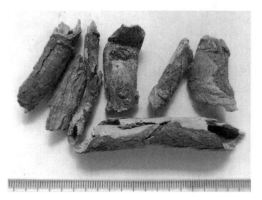

图 2-3-25　香加皮

地　骨　皮

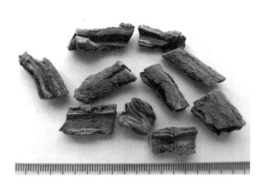

图 2-3-26　地骨皮

【来源】　为茄科植物枸杞 *Lycium chinense* Mill.或宁夏枸杞 *Lycium barbarum* L.的干燥根皮。春初或秋后采挖根部，洗净，剥取根皮，晒干。

【产地】　枸杞全国大部分地区有产；宁夏枸杞主产于甘肃、宁夏等地。

【性状鉴别】　呈筒状或槽状，长 3～10cm，宽 0.5～1.5cm，厚 0.1～0.3cm。外表面灰黄色至棕黄色，粗糙，有不规则纵裂纹，易呈鳞片状剥落，称"糟皮"。内表面黄白色至灰黄色，较平坦，有细纵纹。体轻，质脆，易折断，断面不平坦，外层黄棕色，内层灰白色，称"白里"（图 2-3-26）。气微，味微甘而后苦。

【质量】　以块大、肉厚、无木心与杂质者为佳。

【功效】　凉血除蒸，清肺降火。

合　欢　皮

【来源】　为豆科植物合欢 *Albizia julibrissin* Durazz.的干燥树皮。夏、秋二季剥取，晒干。

【产地】　主产于东北、华东、中南及西南等地。

【性状鉴别】　呈卷曲筒状或半筒状，长 40～80cm，厚 0.1～0.3cm。外表面灰棕色至灰褐色，稍有纵皱纹，有的成浅裂纹，密生明显的椭圆形横向皮孔，棕色或棕红色，偶有突起的横棱或较大的圆形枝痕，常附有地衣斑；内表面淡黄棕色或黄白色，平滑，有细密纵纹。质硬而脆，易折断，断面呈纤维性片状，淡黄棕色或黄白色（图 2-3-27）。气微香，味淡、微涩、稍刺舌，而后喉头有不适感。

【质量】　以皮薄均匀、嫩而光润者为佳。

【功效】　解郁安神，活血消肿。

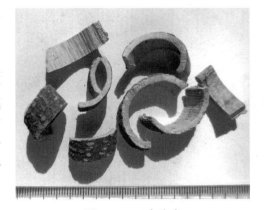

图 2-3-27　合欢皮

桑　白　皮

【来源】　为桑科植物桑 *Morus alba* L.的干燥根皮。秋末叶落时至次春发芽前采挖根部，刮去黄棕

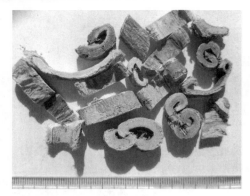

图 2-3-28　桑白皮

色粗皮，纵向剖开，剥取根皮，晒干。

【产地】　全国大部分地区均产。

【性状鉴别】　呈扭曲的卷筒状、槽状或板片状，长短宽窄不一，厚 1～4mm。外表面白色或淡黄白色，较平坦，有的残留橙黄色或棕黄色鳞片状粗皮；内表面黄白色或灰黄色，有细纵纹（图 2-3-28）。体轻，质韧，纤维性强，难折断，易纵向撕裂，撕裂时有粉尘飞扬。气微，味微甘。

【质量】　以皮厚、色白、粉性足者为佳。

【功效】　泻肺平喘，利水消肿。

首 乌 藤

【来源】　为蓼科植物何首乌 *Polygonum multiflorum* Thunb. 的干燥藤茎。秋、冬二季采割，除去残叶，捆成把或趁鲜切段，干燥。

【产地】　主产于河南、湖北、广西、广东、贵州、江苏等地。

【性状鉴别】　呈长圆柱形，稍扭曲，具分枝，长短不一，直径 4～7mm。表面紫红色或紫褐色，粗糙，具扭曲的纵皱纹，节部略膨大，有侧枝痕，外皮菲薄，可剥离。质脆，易折断，断面皮部紫红色，木部黄白色或淡棕色，导管孔明显，髓部疏松，类白色。切段者呈圆柱形的段。外表面紫红色或紫褐色，切面皮部紫红色，木部黄白色或淡棕色，导管孔明显，髓部疏松，类白色（图 2-3-29）。气微，味微苦涩。

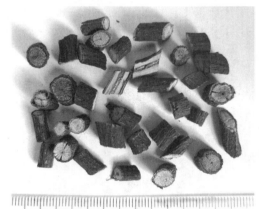

图 2-3-29　首乌藤

【质量】　以个大、色棕褐、香气浓、油多者为佳。

【功效】　养血安神，祛风通络。

皂 角 刺

【来源】　为豆科植物皂荚 *Gleditsia sinensis* Lam. 的干燥棘刺。全年均可采收，干燥，或趁鲜切片，干燥。

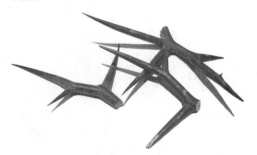

图 2-3-30　皂角刺

【产地】　主产于河北、辽宁、山东、江苏、河南、四川、贵州等地。

【性状鉴别】　为主刺和 1～2 次分枝的棘刺。主刺长圆锥形，长 3～15cm 或更长，直径 0.3～1cm；分枝刺长 1～6cm，刺端锐尖。表面紫棕色或棕褐色，光滑。体轻，质坚硬，不易折断，木部黄白色，髓部疏松，淡红棕色（图 2-3-30）。气微，味淡。

【质量】　以片薄、纯净、整齐者为佳。

【功效】　消肿托毒，排脓，杀虫。

木 通

【来源】　为木通科植物木通 *Akebia quinata*（Thunb.）Decne、三叶木通 *Akebia trifoliata*（Thunb.）Koidz. 或白木通 *Akebia trifoliata*（Thunb.）Koidz. var. *australis*（Diels）Rehd. 的干燥藤茎。秋季采收，截取茎部，除去细枝，阴干。

【产地】　木通主产于江苏、浙江等地；三叶木通主产于浙江、江西等地；白木通主产于四川、湖北等地。

【性状鉴别】 呈圆柱形，常稍扭曲，长30～70cm，直径0.5～2cm。表面灰棕色至灰褐色，外皮粗糙而有许多不规则的裂纹或纵沟纹，具突起的皮孔。节部膨大或不明显，具侧枝断痕。体轻，质坚实，不易折断，断面不整齐，皮部较厚，黄棕色，可见淡黄色颗粒状小点，木部黄白色，射线呈放射状排列，髓小或有时中空，黄白色或黄棕色（图2-3-31）。气微，味微苦而涩。

【质量】 以条匀、断面黄白色、无黑心者为佳。

【功效】 利尿通淋，清心除烦，通经下乳。

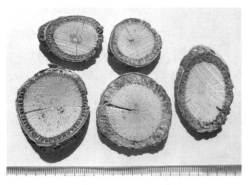

图2-3-31 木通

关 木 通

为关木通为马兜铃科植物东北马兜铃 *Aristolachia manshuriensis* Kom.的干燥藤茎。因含有马兜铃酸而具肾毒作用，故《中国药典》已将其删除，应注意鉴别。呈长圆柱形，略扭曲，直径1～6cm，表面灰黄色或棕黄色。断面黄色或淡黄色，木部宽广，众多小孔状导管整齐排列成同心环层，与类白色射线相交呈蜘蛛网状，髓部扁缩成条状。摩擦残余粗皮，有樟脑样臭。气微，味苦（图2-3-32）。

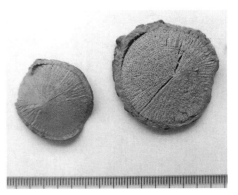

图2-3-32 关木通

络 石 藤

【来源】 为夹竹桃科植物络石 *Trachelos permum jasminoides*（Lindl.）Lem.的干燥带叶藤茎。冬季至次春采割，除去杂质，晒干。

【产地】 主产于河南、山东、江苏、安徽、浙江等地。

【性状鉴别】 茎呈圆柱形，弯曲，多分枝，长短不一，直径1～5mm；表面红褐色，有点状皮孔和不定根；质硬，断面淡黄白色，常中空。叶对生，有短柄；展平后叶片呈椭圆形或卵状披针形，长1～8cm，宽0.7～3.5cm；全缘，略反卷，上表面暗绿色或棕绿色，下表面色较淡（图2-3-33）；革质。气微，味微苦。

【质量】 以叶多、色绿者为佳。

【功效】 祛风通络，凉血消肿。

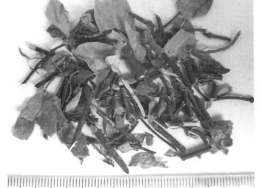

图2-3-33 络石藤

灯 心 草

【来源】 为灯心草科植物灯心草 *Juncus effusus* L.的干燥茎髓。夏末至秋季割取茎，晒干，取出茎髓，理直，扎成小把。

【产地】 主产于江苏、四川、云南、贵州等地。

【性状鉴别】 呈细圆柱形，长达90cm，直径0.1～0.3cm。表面白色或淡黄白色，有细纵纹（图2-3-34）。体轻，质软，略有弹性，易拉断，断面白色。气微，味淡。

【质量】 以条长，粗壮，色白，有弹性者为佳。

【功效】 清心火，利小便。

竹 茹

【来源】 为禾本科植物青秆竹 *Bambusa tuldoides* Munro、大头典竹 *Sinocalamus beecheyanus*（Munro）McClure var. *pubescens* P.F.Li 或淡竹 *Phyllostachys nigra*（Lodd.）Munro var. *henonis*（Mitf.）

Stapf ex Rendle 的茎秆的干燥中间层。全年均可采制，取新鲜茎，除去外皮，将稍带绿色的中间层刮成丝条，或削成薄片，捆扎成束，阴干。前者称"散竹茹"，后者称"齐竹茹"。

【产地】　主产于长江流域及以南地区。

【性状鉴别】　卷曲成团的不规则丝条或呈长条形薄片状。宽窄厚薄不等，浅绿色、黄绿色或黄白色（图2-3-35）。纤维性，体轻松，质柔韧，有弹性。气微，味淡。

【质量】　以身干、色黄绿、丝均匀、质柔韧者为佳。

【功效】　清热化痰，除烦，止呕。

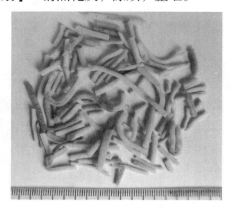

图 2-3-34　灯心草

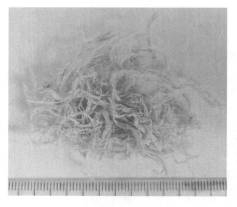

图 2-3-35　竹茹

苦　楝　皮

【来源】　为楝科植物川楝 *Melia toosendan* Sieb. et Zucc. 或楝 *Melia azedarach* L.的干燥树皮和根皮。春、秋二季剥取，晒干，或除去粗皮，晒干。

【产地】　全国大部分地区均产，主产于四川、湖北、贵州、河南等地。

【性状鉴别】　呈不规则板片状、槽状或半卷筒状，长宽不一，厚 2～6mm。外表面灰棕色或灰褐色，粗糙，有交织的纵皱纹和点状灰棕色皮孔，除去粗皮者淡黄色；内表面类白色或淡黄色。质韧，不易折断，断面纤维性，呈层片状，易剥离。气微，味苦。取本品一段，用手折叠揉搓，可分为多层薄片，层层黄白相间，每层薄片有极细的网纹（图2-3-36）。

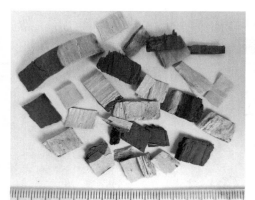

图 2-3-36　苦楝皮

【质量】　以皮细、可见多数皮孔的幼嫩树皮为佳。

【功效】　杀虫，疗癣。

五　加　皮

【来源】　为五加科植物细柱五加 *Acanthoppanax gracilistylus* W. W. Smith.的干燥根皮，习称"南五加皮"。夏、秋二季采挖根部，洗净，剥取根皮，晒干。

【产地】　主产于湖北、安徽、河南、四川等地。

【性状鉴别】　呈不规则卷筒状，长 5～15cm，直径 0.4～1.4cm，厚约 0.2cm。外表面灰褐色，有稍扭曲的纵皱纹和横长皮孔样斑痕；内表面淡黄色或灰黄色，有细纵纹（图2-3-37）。体轻，质脆，易折断，断面不整齐，灰白色。气微香，味微辣而苦。

【质量】　以皮厚、气香、断面灰白色为佳。

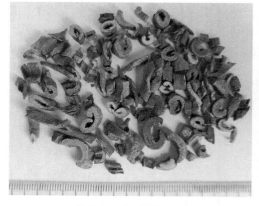

图 2-3-37　五加皮

【功效】　祛风除湿，补益肝肾，强筋壮骨，利水消肿。

自 测 题

A 型题

1. 通草的药用部位为（　　）
   A. 心材　　　　　　　　　　B. 茎
   C. 全草　　　　　　　　　　D. 茎髓

2. 水浸泡后，浸出液显碧蓝色荧光的药材是（　　）
   A. 番红花　　　　　　　　　B. 苏木
   C. 秦皮　　　　　　　　　　D. 葶苈子

3. 取某药材碎片投于热水，水被染成红色；加酸变成黄色，再加碱液，仍变成红色（　　）
   A. 降香　　　　　　　　　　B. 苏木
   C. 大血藤　　　　　　　　　D. 鸡血藤

4. 纤维性强，难折断，纤维层易成片地纵向撕裂，撕裂时有白色粉尘飞扬，该药材为（　　）
   A. 秦皮　　　　　　　　　　B. 桑白皮
   C. 牡丹皮　　　　　　　　　D. 合欢皮

5. 折断时有细密银白色富弹性的胶丝的药材是（　　）
   A. 肉桂　　　　　　　　　　B. 厚朴
   C. 杜仲　　　　　　　　　　D. 桑白皮

6. 断面不平坦，外层黄棕色，内层灰白色，是哪种皮类药材（　　）
   A. 五加皮　　　　　　　　　B. 地骨皮
   C. 香加皮　　　　　　　　　D. 桑白皮

7. 具有偏心性髓部的茎木类药材是（　　）
   A. 大血藤　　　　　　　　　B. 鸡血藤
   C. 钩藤　　　　　　　　　　D. 川木通

8. 平整的横断面皮部呈红棕色环状，有数处向内嵌入，木部黄白色，有细孔（导管），射线红棕色，有此特征的茎木类药材是（　　）
   A. 沉香　　　　　　　　　　B. 大血藤
   C. 钩藤　　　　　　　　　　D. 川木通

9. 木通和川木通为（　　）
   A. 同科同属不同种植物　　　B. 同科不同属植物
   C. 不同科植物　　　　　　　D. 同种植物

X 型题

1. 入煎剂宜后下的药材有（　　）
   A. 降香　　　　　　　　　　B. 钩藤
   C. 竹茹　　　　　　　　　　D. 苏木

2. 内表面可见细小发亮结晶的皮类药材是（　　）
   A. 黄柏　　　　　　　　　　B. 厚朴
   C. 肉桂　　　　　　　　　　D. 牡丹皮

3. 根据取材部位及加工方法不同，厚朴的商品规格分为（　　）
   A. 筒朴　　　　　　　　　　B. 靴筒朴
   C. 姜朴　　　　　　　　　　D. 枝朴

4. 具有草酸钙结晶的药材有（　　）
   A. 黄柏　　　　　　　　　　B. 杜仲
   C. 肉桂　　　　　　　　　　D. 牡丹皮

5. 药用部位为根皮的药材是（　　）
   A. 地骨皮　　　　　　　　　B. 桑白皮
   C. 香加皮　　　　　　　　　D. 牡丹皮

项目四　花、叶类中药的性状鉴定

一、花、叶类中药性状鉴定要点

（一）花类中药的性状鉴别要点

花类药材是指以植物的花为药用部位的中药材，通常包括完整的花、花序或花中的某一部分。一般多以花蕾入药，如辛夷、丁香、金银花；有些是以完全开放的花入药，如洋金花、红花；有些是以未开放的花序入药，如款冬花、密蒙花；有些则是以完全开放的花序入药，如菊花、旋覆花；有些是以花中的某一部分入药，如西红花是雌蕊的柱头，莲须是雄蕊，蒲黄是花粉粒等。

对花类药材进行性状鉴别时，首先要观察是单生花、花序还是花的一个部分，完整的单生花要注意观察花柄、花托、萼片、花瓣、雄蕊和雌蕊的数目及着生位置、形状、颜色、被毛茸与否、气味等；花序除了要对其中的单朵花进行观察外，还需注意花序类别、总苞片或苞片的数目、形状、大小、颜色以及着生方式等；如果入药部位是花的某一部分，要先确定是花的哪个部位，然后观察此部分的形态结构特征。花类药材由于经过采收、干燥运输等，常皱缩、破碎而变形，肉眼不易辨认的，需将干燥的药材先放入水中浸泡后，再用放大镜或解剖镜来识别。

花类药材常依据颜色、质地、大小、开放花的比例等划分规格等级，花类药材有时会掺入杂质，一般通过测定灰分、水分和浸出物的含量等来控制药材的纯度或质量。

（二）叶类中药的性状鉴别要点

叶类药材通常用完整而已长成的干燥叶，包括单叶、复叶的小叶，或带有部分嫩枝等。例如，桑叶、艾叶是单叶，番泻叶是复叶的小叶入药，侧柏则是带有嫩枝的叶。

叶类药材的性状鉴定，一般应注意叶片的形状、大小、叶端、叶缘及叶基；叶片上、下表面的颜色及有无毛茸和腺点，叶脉、质地，叶柄的有无及长短，叶翼、叶轴、叶鞘、托叶及茎枝的有无，气味等。其中形状、表面特征、叶脉等是鉴别的重点。由于叶类药材的质地多数较薄，经过采制、干燥、包装和运输等过程，一般均皱缩或破碎，观察其特征时常需将其浸泡在水中使湿润并展开后才能识别。

叶类药材一般切成宽 5～10mm 的丝或窄片，且多为统货，不分等级。在掺有混杂物时需要进行杂质、水分和灰分等项检查。

二、常用花、叶类中药性状鉴定

淫 羊 藿

【来源】 为小檗科植物淫羊藿 *Epimedium brevicornu* Maxim.、箭叶淫羊藿 *Epimedium sagittatum*（Sieb.et Zucc.）Maxim.、柔毛淫羊藿 *Epimedium pubescens* Maxim.、或朝鲜淫羊藿 *Epimedium koreanum* Nakai 的干燥叶。夏、秋季茎叶茂盛时采收，晒干或阴干。

【产地】 主产于山西、四川、湖北、辽宁等地。

【性状鉴别】

1. **淫羊藿** 二回三出复叶；小叶片卵圆形，长 3～8cm，宽 2～6cm；先端微尖，顶生小叶基部心

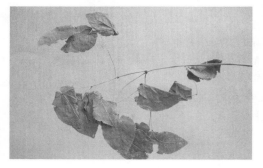

图 2-4-1　淫羊藿

形，两侧小叶较小，偏心形，外侧较大，呈耳状，边缘具黄色刺毛状细锯齿；上表面黄绿色，下表面灰绿色，主脉 7～9 条，基部有稀疏细长毛，细脉两面突起，网脉明显；小叶柄长 1～5cm（图 2-4-1、图 2-4-2）。叶片近革质。气微，味微苦。

2. **箭叶淫羊藿** 一回三出复叶，小叶片长卵形至卵状披针形，长 4～12cm，宽 2.5～5cm；先端渐尖，两侧小叶基部明显偏斜，外侧呈箭形。下表面疏被粗短伏毛或近无毛（图 2-4-3）。叶片革质。

3. **柔毛淫羊藿** 一回三出复叶，叶下表面及叶柄密被绒毛状柔毛（图 2-4-4）。

4. **朝鲜淫羊藿** 二回三出复叶；小叶较大，长 4～10cm，宽 3.5～7cm，先端长尖。叶片较薄（图 2-4-5）。

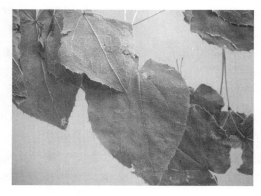

图 2-4-2　淫羊藿叶放大

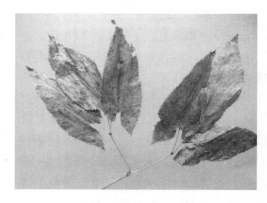

图 2-4-3　箭叶淫羊藿

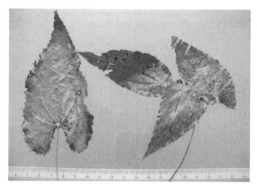

图 2-4-4 柔毛淫羊藿

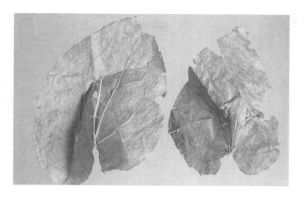

图 2-4-5 朝鲜淫羊藿

【质量】 以叶整齐不破碎、色黄绿者为佳。

【功效】 补肾阳，强筋骨，祛风湿。

大 青 叶

【来源】 为十字花科植物菘蓝 *Isatis indigotica* Fort.的干燥叶。夏、秋二季分 2～3 次采收，除去杂质，晒干。

【产地】 主产于河北、陕西、江苏、安徽等地。

【性状鉴别】 多皱缩卷曲，有的破碎。完整叶片展平后呈长椭圆形至长圆状倒披针形，长 5～20cm，宽 2～6cm；上表面暗灰绿色，有的可见色较深稍突起的小点；先端钝，全缘或微波状，基部狭窄下延至叶柄呈翼状；叶柄长 4～10cm，淡棕黄色（图 2-4-6、图 2-4-7）。质脆。气微，味微酸、苦、涩。

【质量】 以完整、色暗灰绿色者为佳。

【功效】 清热解毒，凉血消斑。

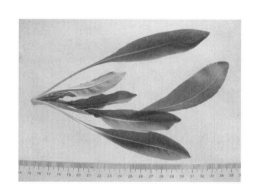

图 2-4-6 鲜大青叶

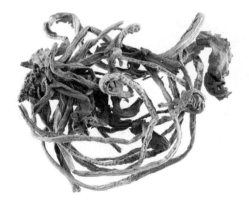

图 2-4-7 大青叶饮片

蓼 大 青 叶

【来源】 为蓼科植物蓼蓝 *Polygonum tinctorium* Ait.的干燥叶。夏、秋二季枝叶茂盛时采收两次，除去茎枝和杂质，干燥。

【产地】 主产于河北、山东、辽宁、陕西等地。

【性状鉴别】 多皱缩、破碎，完整者展平后呈椭圆形，长 3～8cm，宽 2～5cm。蓝绿色或黑蓝色，先端钝，基部渐狭，全缘。叶脉浅黄棕色，于下表面略突起。叶柄扁平，偶带膜质托叶鞘（图 2-4-8）。质脆。气微，味微涩而稍苦。

【质量】 以身干、叶厚、色蓝绿，无枝梗者为佳。

【功效】 清热解毒，凉血消斑。

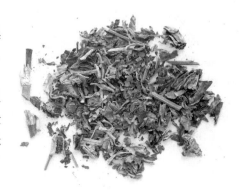

图 2-4-8 蓼大青叶饮片

链接

　　菘蓝叶的采收一般每年可采收 3 次，6 月中旬割取的称为"头刀"，7～8 月割取的称为"二刀"，10～11 月与根同时起土时割取叶为"三刀"。除了《中国药典》收载的 2 种大青叶之外，爵床科植物马蓝的叶和马鞭草科落叶灌木大青（路边青）的叶在我国南方不同地区分别作为大青叶入药。

番 泻 叶

　　【来源】　为豆科植物狭叶番泻 *Cassia angustifolia* Vahl 或尖叶番泻 *Cassia acutifolia* Delile 的干燥小叶。狭叶番泻在开花前摘下叶片，阴干后用水压机打包。尖叶番泻在 9 月间果实将成熟时，剪下枝条，摘取叶片晒干，按全叶与碎叶分别包装。

　　【产地】　主产于印度。我国海南及云南亦有栽培。

　　【性状鉴别】　（图 2-4-9、图 2-4-10）

　　1. **狭叶番泻**　呈长卵形或卵状披针形，长 1.5～5cm，宽 0.4～2cm，叶端急尖，叶基稍不对称，全缘。上表面黄绿色，下表面浅黄绿色，无毛或近无毛，叶脉稍隆起。革质。气微弱而特异，味微苦，稍有黏性。

　　2. **尖叶番泻**　呈披针形或长卵形，略卷曲，叶端短尖或微突，叶基不对称，两面均有细短毛茸。

　　【质量】　以完整、叶形狭尖、色绿者为佳。

　　【功效】　泻热行滞，通便，利水。孕妇慎用。

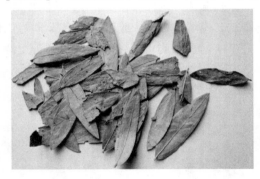

图 2-4-9　番泻叶

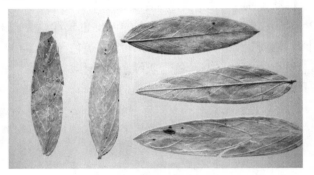

图 2-4-10　番泻叶放大

石 韦

　　【来源】　为水龙骨科植物庐山石韦 *Pyrrosia sheareri*（Bak.）Ching、石韦 *Pyrrosia lingua*（Thunb.）Farwell 或有柄石韦 *Pyrrosia petiolosa*（Christ）Ching 的干燥叶。全年均可采收，除去根茎及根，晒干或阴干。

　　【产地】　全国大部分地区均产。

　　【性状鉴别】

　　1. **庐山石韦**　叶片略皱缩，展平后呈披针形，长 10～25cm，宽 3～5cm。先端渐尖，基部耳状偏斜，全缘，边缘常向内卷曲；上表面黄绿色或灰绿色，散布有黑色圆形小凹点；下表面密生红棕色星状毛，有的侧脉间布满棕色圆点状的孢子囊群。叶柄具四棱，长 10～20cm，直径 1.5～3mm，略扭曲，有纵槽（图 2-4-11～图 2-4-13）。叶片革质。气微，味微涩苦。

　　2. **石韦**　叶片披针形或长圆披针形，长 8～12cm，宽 1～3cm。基部楔形，对称。孢子囊群在侧脉间，排列紧密而整齐。叶柄长 5～10cm，直径约 1.5mm（图 2-4-14）。

　　3. **有柄石韦**　叶片多卷曲呈筒状，展平后呈长圆形或卵状长圆形，长 3～8cm，宽 1～2.5cm。基部楔形，对称；下表面侧脉不明显，布满孢子囊群。叶柄长 3～12cm，直径约

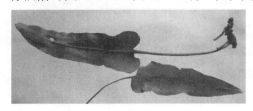

图 2-4-11　庐山石韦

1mm（图 2-4-15）。

　　【质量】　以叶厚、完整者为佳。

　　【功效】　利尿通淋，清肺止咳，凉血止血。

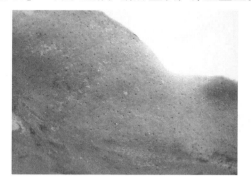

图 2-4-12　庐山石韦上表面

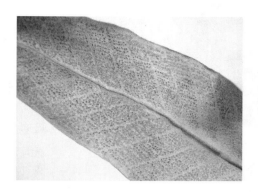

图 2-4-13　庐山石韦下表面

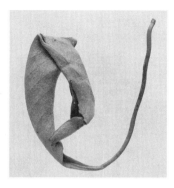

图 2-4-14　石韦

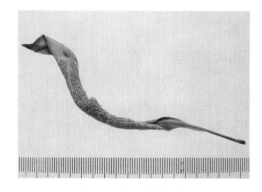

图 2-4-15　有柄石韦

枇 杷 叶

　　【来源】　为蔷薇科植物枇杷 *Eriobotrya japonica*（Thunb.）Lindl. 的干燥叶。全年均可采收，晒至七、八成干时，扎成小把，再晒干。

　　【产地】　主产于广东、浙江、陕西、甘肃等地。

　　【性状鉴别】　呈长圆形或倒卵形，长 12～30cm，宽 4～9cm。先端尖，基部楔形，边缘有疏锯齿，近基部全缘。上表面灰绿色、黄棕色或红棕色，较光滑；下表面密被黄色绒毛，主脉于下表面显著突起，侧脉羽状；叶柄极短，被棕黄色绒毛（图 2-4-16、图 2-4-17）。革质而脆，易折断。气微，味微苦。

　　【质量】　以叶完整、色灰绿、叶厚者为佳。

　　【功效】　清肺止咳，降逆止呕。

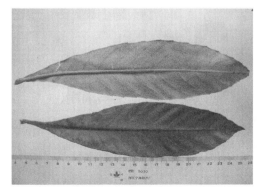

图 2-4-16　枇杷叶

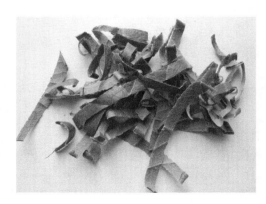

图 2-4-17　鲜枇杷叶

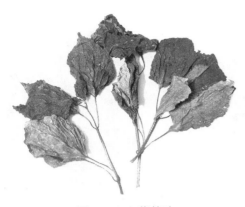

图 2-4-18　紫苏叶

紫 苏 叶

【来源】　为唇形科植物紫苏 *Perilla frutescens*（L.）Britt. 的干燥叶（或带嫩枝）。夏季枝叶茂盛时采收，除去杂质，晒干。

【产地】　主产于江苏、湖北、广东、广西、河南、河北、四川等地。

【性状鉴别】　叶片多皱缩卷曲、破碎，完整者展平后呈卵圆形，长 4～11cm，宽 2.5～9cm。先端长尖或急尖，基部圆形或宽楔形，边缘具圆锯齿。两面紫色或上表面绿色，下表面紫色，疏生灰白色毛，下表面有多数凹点状的腺鳞。叶柄长 2～7cm，紫色或紫绿色（图 2-4-18）。质脆。带嫩枝者，枝的直径 2～5mm，紫绿色，断面中部有髓。气清，味微辛。

【质量】　以叶片完整、色紫、香气浓者为佳。

【功效】　解表散寒，行气和胃。

罗 布 麻 叶

【来源】　为夹竹桃科植物罗布麻 *Apocynum venetum* L. 的干燥叶。夏季采收，除去杂质，干燥。

【产地】　主产于内蒙古、甘肃、新疆等地。

【性状鉴别】　多皱缩卷曲，有的破碎，完整叶片展平后呈椭圆状披针形或卵圆状披针形，长 2～5cm，宽 0.5～2cm。淡绿色或灰绿色，先端钝，有小芒尖，基部钝圆或楔形，边缘具细齿，常反卷，两面无毛，叶脉于下表面突起；叶柄细，长约 4mm（图 2-4-19）。质脆。气微，味淡。

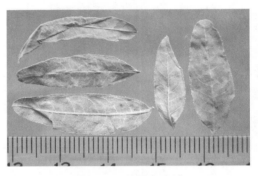

图 2-4-19　罗布麻叶

【质量】　以完整、色绿者为佳。

【功效】　平肝安神，清热利水。

桑 叶

【来源】　为桑科植物桑 *Morus alba* L. 的干燥叶。初霜后采收，除去杂质，晒干。

【产地】　全国各地区均产。

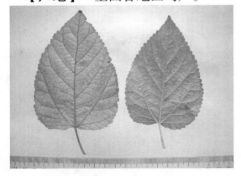

图 2-4-20　鲜桑叶

【性状鉴别】　多皱缩、破碎。完整者有柄，叶片展平后呈卵形或宽卵形，长 8～15cm，宽 7～13cm。先端渐尖，基部截形、圆形或心形，边缘有锯齿或钝锯齿，有的不规则分裂。上表面黄绿色或浅黄棕色，有的有小疣状突起；下表面颜色稍浅，叶脉突出，小脉网状，脉上被疏毛，脉基具簇毛。质脆。气微，味淡、微苦涩。

【质量】　以叶大、完整、干燥、色黄绿、无黑点、无霉者为佳（图 2-4-20～图 2-4-22）。

【功效】　疏散风热，清肺润燥，清肝明目。

荷 叶

【来源】　为睡莲科植物莲 *Nelumbo nucifera* Gaertn. 的干燥叶。夏、秋二季采收，晒至七八成干时，除去叶柄，折成半圆形或折扇形，干燥。

【产地】　主产于湖南、福建、江苏、浙江等地。

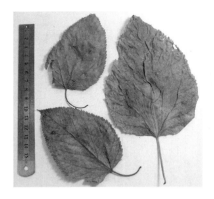

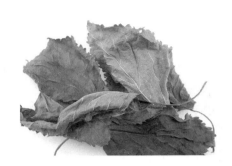

图 2-4-21　桑叶　　　　　　　　　图 2-4-22　桑叶放大

【性状鉴别】　呈半圆形或折扇形，展开后呈类圆形，全缘或稍呈波状，直径 20～50cm。上表面深绿色或黄绿色，较粗糙；下表面淡灰棕色，较光滑，有粗脉 21～22 条，自中心向四周射出；中心有突起的叶柄残基（图 2-4-23、图 2-4-24）。质脆，易破碎。稍有清香气，味微苦。

【质量】　以叶大、完整、色绿者为佳。

【功效】　清暑化湿，升发清阳，凉血止血。

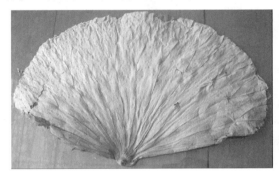

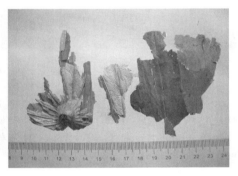

图 2-4-23　荷叶　　　　　　　　　图 2-4-24　荷叶饮片

<h2 style="text-align:center">侧 柏 叶</h2>

【来源】　为柏科植物侧柏 *Platycladus orientalis*（L.）Franco 的干燥枝梢和叶。多在夏、秋二季采收，阴干。

【产地】　全国大部分地区均产。

【性状鉴别】　多分枝，小枝扁平。叶细小鳞片状，交互对生，贴伏于枝上，深绿色或黄绿色（图 2-4-25、图 2-4-26）。质脆，易折断。气清香，味苦涩、微辛。

【质量】　以枝嫩、色深绿者为佳。

【功效】　凉血止血，化痰止咳，生发乌发。

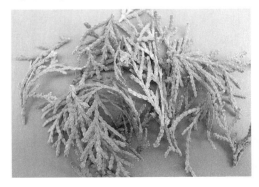

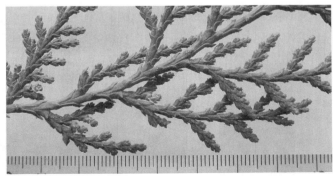

图 2-4-25　侧柏叶　　　　　　　　图 2-4-26　侧柏叶放大

艾　叶

【来源】　为菊科植物艾 *Artemisia argyi* Levl.et Vant.的干燥叶。夏季花未开时采摘，除去杂质，晒干。

【产地】　主产于山东、安徽、湖北、河北等地。

【性状鉴别】　多皱缩、破碎，有短柄。完整叶片展平后呈卵状椭圆形，羽状深裂，裂片椭圆状披针形，边缘有不规则的粗锯齿；上表面灰绿色或深黄绿色，有稀疏的柔毛和腺点；下表面密生灰白色绒毛（图 2-4-27、图 2-4-28）。质柔软。气清香，味苦。

【质量】　以叶片大、叶背灰白色、绒毛多、香气浓者为佳。

【功效】　温经止血，散寒止痛；外用祛湿止痒。

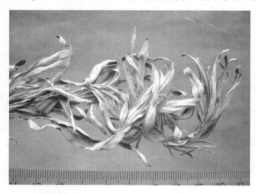

图 2-4-27　艾叶

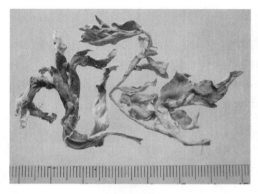

图 2-4-28　艾叶饮片

辛　夷

【来源】　为木兰科植物望春花 *Magnolia biondii* Pamp.、玉兰 *Magnolia denudata* Desr.、或武当玉兰 *Magnolia sprengeri* Pamp.的干燥花蕾。冬末春初花未开放时采收，除去枝梗，阴干。

【产地】　主产于河南、安徽、湖北、四川、陕西等地。

【性状鉴别】　（图 2-4-29、图 2-4-30）

1. 望春花　呈长卵形，似毛笔头，长 1.2～2.5cm，直径 0.8～1.5cm。基部常具短梗，长约 5mm，梗上有类白色点状皮孔。苞片 2～3 层，每层 2 片，两层苞片间有小鳞芽，苞片外表面密被灰白色或灰绿色茸毛，内表面类棕色，无毛。花被片 9，棕色，外轮花被片 3，条形，约为内两轮长的 1/4，呈萼片状，内两轮花被片 6，每轮 3，轮状排列。雄蕊和雌蕊多数，螺旋状排列。体轻，质脆。气芳香，味辛凉而稍苦。

2. 玉兰　长 1.5～3cm，直径 1～1.5cm。基部枝梗较粗壮，皮孔浅棕色。苞片外表面密被灰白色或灰绿色茸毛。花被片 9，内外轮同型。

3. 武当玉兰　长 2～4cm，直径 1～2cm。基部枝梗粗壮，皮孔红棕色。苞片外表面密被淡黄色或淡黄绿色茸毛，有的最外层苞片茸毛已脱落而呈黑褐色。花被片 10～12（15），内外轮无显著差异。

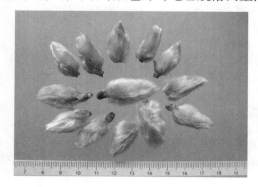

图 2-4-29　辛夷

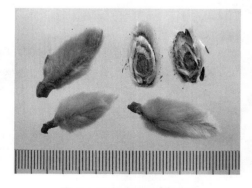

图 2-4-30　辛夷及纵切面

【质量】 以完整、内瓣紧密、无枝梗、香气浓者为佳。

【功效】 散风寒，通鼻窍。

丁 香

【来源】 为桃金娘科植物丁香 *Eugenia caryophyllata* Thunb.的干燥花蕾。当花蕾由绿色转红时采摘，晒干。

【产地】 主产于坦桑尼亚、马达加斯加、斯里兰卡、印度尼西亚。我国海南、广东有引种。

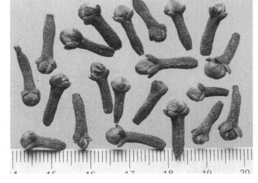

【性状鉴别】 略呈研棒状，长 1~2cm。花冠圆球形，直径 0.3~0.5cm，花瓣 4，复瓦状抱合，棕褐色或褐黄色，花瓣内为雄蕊和花柱，搓碎后可见众多黄色细粒状的花药。萼筒圆柱状，略扁，有的稍弯曲，长 0.7~1.4cm，直径 0.3~0.6cm，红棕色或棕褐色，上部有 4 枚三角状的萼片，十字状分开（图 2-4-31）。质坚实，富油性。气芳香浓烈，味辛辣、有麻舌感。

图 2-4-31 丁香

【质量】 以个大、色棕褐、香气浓、油多者为佳。

【功效】 温中降逆，补肾助阳。不宜与郁金同用。

母 丁 香

【来源】 为桃金娘科植物丁香 *Eugenia caryophyllata* Thunb.的近成熟果实。果实将熟时采摘，晒干。

【产地】 主产于坦桑尼亚、马达加斯加、斯里兰卡、印度尼西亚。我国海南、广东有引种。

【性状鉴别】 呈卵圆形或长椭圆形，长 1.5~3cm，直径 0.5~1cm。表面黄棕色或褐棕色，有细皱纹；顶端有四个宿存萼片向内弯曲成钩状；基部有果梗痕；果皮与种仁可剥离，种仁由两片子叶合抱而成，棕色或暗棕色，显油性，中央具一明显的纵沟；内有胚，呈细杆状（图 2-4-32、图 2-4-33）。质较硬，难折断。气香，味麻辣。

【质量】 以黄棕色、气香，味辛辣者为佳。

【功效】 温中降逆，补肾助阳。

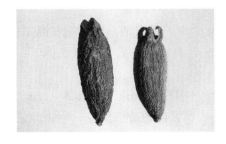

图 2-4-32 母丁香

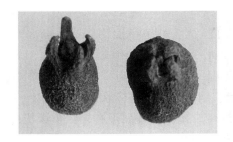

图 2-4-33 母丁香顶面观

金 银 花

【来源】 为忍冬科植物忍冬 *Lonicera japonica* Thunb. 的干燥花蕾或带初开的花。夏初花开放前采收，干燥。

【产地】 主产于山东、河南等地。

【性状鉴别】 呈棒状，上粗下细，略弯曲，长 2~3cm，上部直径约 3mm，下部直径约 1.5mm。表面黄白色或绿白色（贮久色渐深），密被短柔毛。偶见叶状苞片（图 2-4-34、图 2-4-35）。花萼绿色，先端 5 裂，裂片有毛，长约 2mm。开放者花冠筒状，先端二唇形；雄蕊 5，附于筒壁，黄色；雌蕊 1，子房无毛。气清香，味淡、微苦。

【质量】 以花蕾多、色黄白、气清香者为佳。

【功效】 清热解毒，疏散风热。

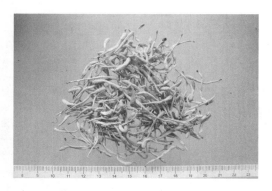

图 2-4-34　金银花

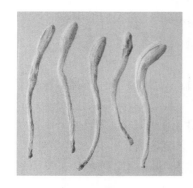

图 2-4-35　金银花放大

山 银 花

【来源】　为忍冬科植物灰毡毛忍冬 *Lonicera macranthoides* Hand.-Mazz.、红腺忍冬 *Lonicera hypoglauca* Miq.、华南忍冬 *Lonicera confusa* DC. 或黄褐毛忍冬 *Lonicera fulvotomentosa* Hsu et S.C.Cheng 的干燥花蕾或带初开的花。夏初花开放前采收，干燥。

【产地】　灰毡毛忍冬主产于湖南和贵州等地；红腺忍冬主产于浙江、江西、福建、湖南、广东、广西、四川等地；华南忍冬主产于广东、广西、云南等地。

【性状鉴别】

1. 灰毡毛忍冬　呈棒状而稍弯曲，长 3～4.5cm，上部直径约 2mm，下部直径约 1mm。表面黄色或黄绿色。总花梗集结成簇，开放者花冠裂片不及全长之半。质稍硬，手捏之稍有弹性。气清香，味微苦甘。

2. 红腺忍冬　长 2.5～4.5cm，直径 0.8～2mm。表面黄白至黄棕色，无毛或疏被毛，萼筒无毛，先端 5 裂，裂片长三角形，被毛，开放者花冠下唇反转，花柱无毛。

3. 华南忍冬　长 1.6～3.5cm，直径 0.5～2mm。萼筒和花冠密被灰白色毛。

4. 黄褐毛忍冬　长 1～3.4cm，直径 1.5～2mm。花冠表面淡黄棕色或黄棕色，密被黄色茸毛。

【质量】　以花蕾多、质柔软、气清香者为佳。

【功效】　清热解毒，疏散风热。

款 冬 花

【来源】　为菊科植物款冬 *Tussilago farfara* L. 的干燥花蕾。12 月或地冻前当花尚未出土时采挖，除去花梗及泥沙，阴干。

【产地】　主产于内蒙古、陕西、甘肃、山西等地。

【性状鉴别】　呈长圆棒状。单生或 2～3 个基部连生，长 1～2.5cm，直径 0.5～1cm。上端较粗，下端渐细或带有短梗，外面被有多数鱼鳞状苞片。苞片外表面紫红色或淡红色，内表面密被白色絮状茸毛。体轻，撕开后可见白色茸毛（图 2-4-36、图 2-4-37）。气香，味微苦而辛。

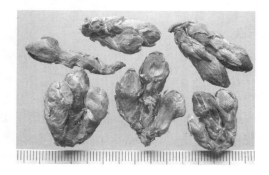

图 2-4-36　款冬花

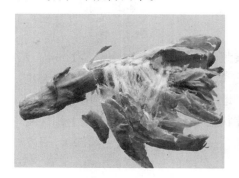

图 2-4-37　款冬花茸毛

【质量】 以朵大、色紫红、无花梗者为佳。

【功效】 润肺下气，止咳化痰。

红 花

【来源】 为菊科植物红花 *Carthamus tinctorius* L.的干燥花。夏季花由黄变红时采摘，阴干或晒干。

【产地】 主产于河南、新疆、河北、四川等地。

【性状鉴别】 不带子房的管状花，长 1～2cm。表面红黄色或红色。花冠筒细长，先端 5 裂，裂片呈狭条形，长 5～8mm；雄蕊 5，花药聚合成筒状，黄白色；柱头长圆柱形，顶端微分叉（图 2-4-38、图 2-4-39）。质柔软。气微香，味微苦。

【质量】 以色红黄、鲜艳、质柔软者为佳。

【功效】 活血通经，散瘀止痛。孕妇慎用。

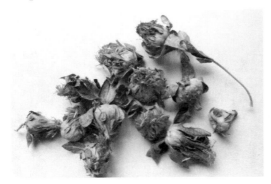

图 2-4-38 红花的花序

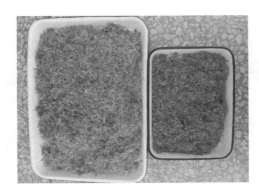

图 2-4-39 红花鲜品、干品

西 红 花

【来源】 为鸢尾科植物番红花 *Crocus sativus* L.的干燥柱头。开花期晴天的早晨采花，摘取柱头，摊放在竹匾内，上盖一层薄吸水纸后晒干，或 40～50℃烘干或在通风处晾干。

【产地】 主产于西班牙、希腊、法国。我国上海、浙江、江苏、北京等地有少量栽培。

【性状鉴别】 呈线形，三分枝，长约 3cm。暗红色，上部较宽而略扁平，顶端边缘显不整齐的齿状，内侧有一短裂隙，下端有时残留一小段黄色花柱。体轻，质松软，无油润光泽，干燥后质脆易断（图 2-4-40、图 2-4-41）。气特异，微有刺激性，味微苦。

【质量】 以身长、色暗红、黄色花柱少者为佳。

【功效】 活血化瘀，凉血解毒，解郁安神。

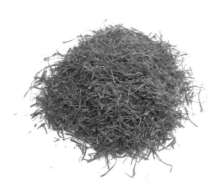

图 2-4-40 西红花

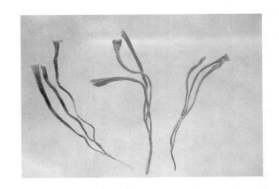

图 2-4-41 西红花放大

合 欢 花

【来源】 为豆科植物合欢 *Albizia julibrissin* Durazz.的干燥花序或花蕾。夏季花开放时择晴天采收或花蕾形成时采收，及时晒干。前者习称"合欢花"，后者习称"合欢米"。

【产地】 全国大部分地区均产。

【性状鉴别】 （图 2-4-42）

1. **合欢花** 头状花序，皱缩成团。总花梗长 3～4cm，有时与花序脱离，黄绿色，有纵纹，被稀疏毛茸。花全体密被毛茸，细长而弯曲，长 0.7～1cm，淡黄色或黄褐色，无花梗或几无花梗（图 2-4-43）。花萼筒状，先端有 5 小齿；花冠筒长约为萼筒的 2 倍，先端 5 裂，裂片披针形；雄蕊多数，花丝细长，黄棕色至黄褐色。下部合生，上部分离，伸出花冠筒外。气微香，味淡。

2. **合欢米** 棒槌状，长 2～6mm，膨大部分直径约 2mm，淡黄色至黄褐色，全体被毛茸，花梗极短或无。花萼筒状，先端有 5 小齿；花冠未开放；雄蕊多数，细长并弯曲，基部连合，包于花冠内。气微香，味淡。

【质量】 合欢花以花萼灰绿、花丝淡黄棕色、淡粉色者为佳；合欢米以花蕾完整、灰绿色者为佳。

【功效】 解郁安神。

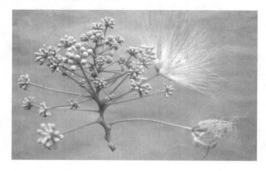

图 2-4-42 合欢花、合欢米（鲜）

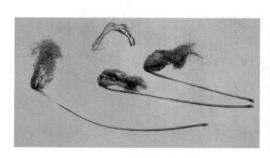

图 2-4-43 合欢花

旋覆花

【来源】 为菊科植物旋覆花 *Inula japonica* Thunb.或欧亚旋覆花 *Inula britannica* L.的干燥头状花序。夏、秋二季花开放时采收，除去杂质，阴干或晒干。

【产地】 全国大部分地区均产。

【性状鉴别】 呈扁球形或类球形，直径 1～2cm。总苞由多数苞片组成，呈覆瓦状排列，苞片披针形或条形，灰黄色，长 4～11mm；总苞基部有时残留花梗，苞片及花梗表面被白色茸毛，舌状花 1 列，黄色，长约 1cm，多卷曲，常脱落，先端 3 齿裂；管状花多数，棕黄色，长约 5mm，先端5 齿裂；子房顶端有多数白色冠毛，长 5～6mm。有的可见椭圆形小瘦果（图 2-4-44、图 2-4-45）。体轻，易散碎。气微，味微苦。

【质量】 以朵大、完整、色浅黄者为佳。

【功效】 降气，消痰，行水，止呕。

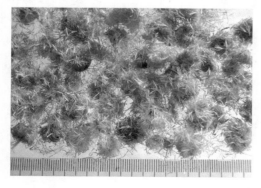

图 2-4-44 旋覆花

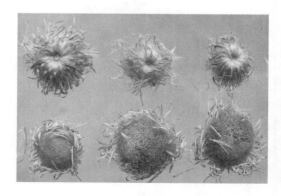

图 2-4-45 旋覆花放大

菊 花

【来源】 为菊科植物菊 *Chrysanthemum morifolium* Ramat.的干燥头状花序。9～11 月花盛开时分批采收，阴干或焙干，或熏、蒸后晒干。药材按产地和加工方法不同，分为"亳菊"、"滁菊"、"贡菊"、"杭菊"、"怀菊"。

【产地】 主产于浙江、安徽、河南、四川等地。

【性状鉴别】

1. 亳菊 呈倒圆锥形或圆筒形，有时稍压扁呈扇形，直径 1.5～3cm，离散。总苞碟状；总苞片 3～4 层，卵形或椭圆形，草质，黄绿色或褐绿色，外面被柔毛，边缘膜质。花托半球形，无托片或托毛。舌状花数层，雌性，位于外围，类白色，劲直，上举，纵向折缩，散生金黄色腺点；管状花多数，两性，位于中央，为舌状花所隐藏，黄色，顶端 5 齿裂。瘦果不发育，无冠毛（图 2-4-46）。体轻，质柔润，干时松脆。气清香，味甘、微苦。

2. 滁菊 呈不规则球形或扁球形，直径 1.5～2.5cm。舌状花类白色，不规则扭曲，内卷，边缘皱缩，有时可见淡褐色腺点；管状花大多隐藏。

3. 贡菊 呈扁球形或不规则球形，直径 1.5～2.5cm。舌状花白色或类白色，斜升，上部反折，边缘稍内卷而皱缩，通常无腺点；管状花少，外露（图 2-4-47）。

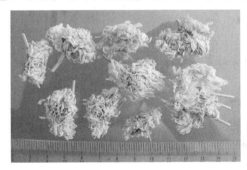

图 2-4-46 亳菊

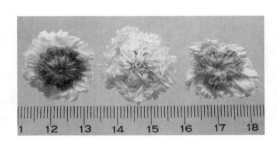

图 2-4-47 贡菊

4. 杭菊 呈碟形或扁球形，直径 2.5～4cm，常数个相连成片。舌状花类白色或黄色，平展或微折叠，彼此粘连，通常无腺点；管状花多数，外露（图 2-4-48、图 2-4-49）。

5. 怀菊 呈不规则球形或扁球形，直径 1.5～2.5cm。多数为舌状花，舌状花类白色或黄色，不规则扭曲，内卷，边缘皱缩，有时可见腺点；管状花大多隐藏。

【质量】 以花朵完整、颜色新鲜、气清香、少梗叶者为佳。

【功效】 散风清热，平肝明目，清热解毒。

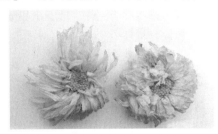

图 2-4-48 杭黄菊

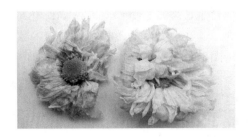

图 2-4-49 杭白菊

蒲 黄

【来源】 为香蒲科植物水烛香蒲 *Typha angustifolia* L.、东方香蒲 *Typha orientalis* Presl 或同属植物的干燥花粉。夏季采收蒲棒上部的黄色雄花序，晒干后碾轧，筛取花粉。剪取雄花后，晒干，成为带有雄花的花粉，即为草蒲黄。

【产地】　主产于江苏、浙江、山东、安徽等地。

【性状鉴别】　（图 2-4-50、图 2-4-51）黄色粉末。体轻，放水中则漂浮水面。手捻有滑腻感，易附着手指上。气微，味淡。

【质量】　以粉细、体轻、色鲜黄、滑腻感强者为佳。草蒲黄品质较次。

【功效】　止血，化瘀，通淋。

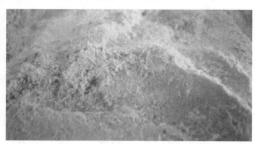

图 2-4-50　草蒲黄

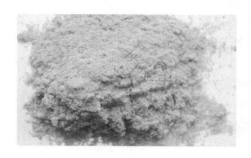

图 2-4-51　蒲黄

密 蒙 花

【来源】　为马钱科植物密蒙花 *Buddleja officinalis* Maxim.的干燥花蕾和花序。春季花未开放时采收，除去杂质，干燥。

【产地】　主产于湖北、四川、河南、陕西、云南等地。

【性状鉴别】　多为花蕾密聚的花序小分枝，呈不规则圆锥状，长 1.5～3cm。表面灰黄色或棕黄色，密被茸毛。花蕾呈短棒状，上端略大，长 0.3～1cm，直径 0.1～0.2cm；花萼钟状，先端 4 齿裂；花冠筒状，与萼等长或稍长，先端 4 裂，裂片卵形；雄蕊 4，着生在花冠管中部（图 2-4-52）。质柔软。气微香，味微苦、辛。

【质量】　以花蕾密聚、色灰黄、有茸毛、质柔软者为佳。

【功效】　清热泻火，养肝明目，退翳。

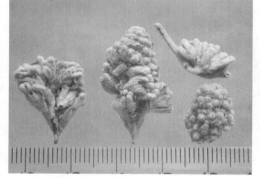

图 2-4-52　密蒙花

玫 瑰 花

【来源】　为蔷薇科植物玫瑰 *Rosa rugosa* Thunb.的干燥花蕾。春末夏初花将开放时分批采摘，及时低温干燥。

【产地】　主产于江苏、浙江等地。

【性状鉴别】　略呈半球形或不规则团状，直径 0.7～1.5cm。残留花梗上被细柔毛，花托半球形，与花萼基部合生；萼片 5，披针形，黄绿色或棕绿色，被有细柔毛；花瓣多皱缩，展平后宽卵形，呈覆瓦状排列，紫红色，有的黄棕色；雄蕊多数，黄褐色；花柱多数，柱头在花托口集成头状，略突出，短于雄蕊（图 2-4-53、图 2-4-54）。体轻，质脆。气芳香浓郁，味微苦涩。

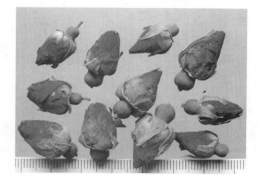

图 2-4-53　玫瑰花

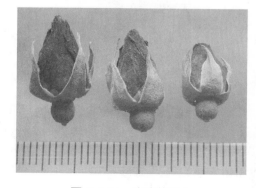

图 2-4-54　玫瑰花放大

【质量】 以朵大、色紫红、香气浓者为佳。

【功效】 行气解郁，和血，止痛。

野 菊 花

【来源】 为菊科植物野菊 *Chrysanthemum indicum* L.的干燥头状花序。秋、冬二季花初开放时采摘，晒干，或蒸后晒干。

【产地】 全国大部分地区均产。

【性状鉴别】 呈类球形，直径 0.3～1cm，棕黄色。总苞由 4～5 层苞片组成，外层苞片卵形或条形，外表面中部灰绿色或浅棕色，通常被白毛，边缘膜质；内层苞片长椭圆形，膜质，外表面无毛。总苞基部有的残留总花梗。舌状花 1 轮，黄色至棕黄色，皱缩卷曲；管状花多数，深黄色。体轻。气芳香，味苦（图 2-4-55、图 2-4-56）。

【质量】 以完整、色黄、香气浓者为佳。

【功效】 清热解毒，泻火平肝。

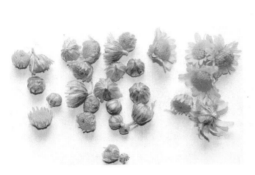

图 2-4-55 鲜野菊花

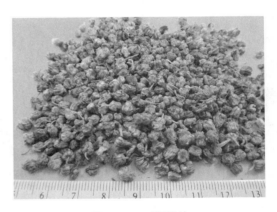

图 2-4-56 野菊花

谷 精 草

【来源】 为谷精草科植物谷精草 *Eriocaulon buergerianum* Koern. 的干燥带花茎的头状花序。秋季采收，将花序连同花茎拔出，晒干。

【产地】 主产于江苏、浙江、湖北等地。

【性状鉴别】 头状花序呈半球形，直径 4～5mm。底部有苞片层层紧密排列，苞片淡黄绿色，有光泽，上部边缘密生白色短毛；花序顶部灰白色。揉碎花序，可见多数黑色花药和细小黄绿色未成熟的果实。花茎纤细，长短不一，直径不及 1mm，淡黄绿色，有数条扭曲的棱线（图 2-4-57、图 2-4-58）。质柔软。气微，味淡。

【质量】 以珠大而紧、色灰白、花茎色淡黄为佳。

【功效】 疏散风热，明目退翳。

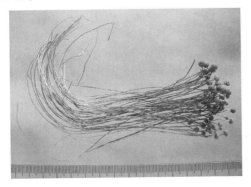

图 2-4-57 谷精草

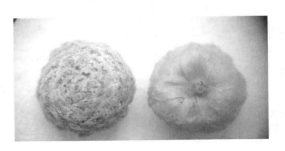

图 2-4-58 谷精草花序放大

槐　花

【来源】　为豆科植物槐 *Sophora japonica* L.的干燥花及花蕾。夏季花开放或花蕾形成时采收，及时干燥，除去枝、梗及杂质。前者习称"槐花"，后者习称"槐米"。

【产地】　全国大部分地区均产。

【性状鉴别】　（图 2-4-59、图 2-4-60）

1. **槐花**　皱缩而卷曲，花瓣多散落。完整者花萼钟状，黄绿色，先端 5 浅裂；花瓣 5，黄色或黄白色，1 片较大，近圆形，先端微凹，其余 4 片长圆形。雄蕊 10，其中 9 个基部连合，花丝细长。雌蕊圆柱形，弯曲。体轻。气微，味微苦。

2. **槐米**　卵形或椭圆形，长 2～6mm，直径约 2mm。花萼下部有数条纵纹。萼的上方为黄白色未开放的花瓣。花梗细小。体轻，手捻即碎。气微，味微苦涩。

【质量】　槐花以花整齐不碎、色黄者为佳。槐米以花蕾多，色黄绿者为佳。

【功效】　凉血止血，清肝泻火。

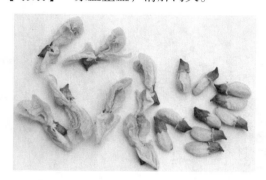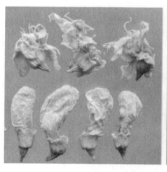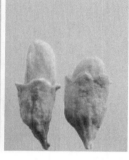

图 2-4-59　槐花（左）、槐米（右）　　　　　　图 2-4-60　槐花、槐米放大

月　季　花

【来源】　为蔷薇科植物月季 *Rosa chinensis* Jacq.的干燥花。全年均可采收，花微开时采摘，阴干或低温干燥。

【产地】　全国大部分地区均产。

【性状鉴别】　呈类球形，直径 1.5～2.5cm。花托长圆形，萼片 5，暗绿色，先端尾尖；花瓣呈覆瓦状排列，有的散落，长圆形，紫红色或淡紫红色；雄蕊多数，黄色（图 2-4-61、图 2-4-62）。体轻，质脆。气清香，味淡、微苦。

【质量】　以完整、色紫红、半开放、气清香为佳。

【功效】　活血调经，疏肝解郁。

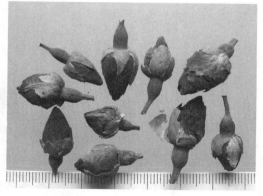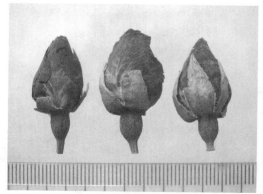

图 2-4-61　月季花　　　　　　　　　图 2-4-62　月季花放大

自测题

A 型题

1. 枇杷叶来源于（　　）
   A. 蔷薇科　　　　　　　B. 豆科
   C. 十字花科　　　　　　D. 木兰科

2. 西红花药用部位是（　　）
   A. 花柱　　　　　　　　B. 柱头
   C. 雄蕊　　　　　　　　D. 雌蕊

3. 习称"连三朵"的药材是（　　）
   A. 菊花　　　　　　　　B. 金银花
   C. 洋金花　　　　　　　D. 款冬花

4. 紫苏叶来源于（　　）
   A. 十字花科　　　　　　B. 唇形科
   C. 伞形科　　　　　　　D. 睡莲科

5. 金银花主产于（　　）
   A. 湖北及湖南　　　　　B. 山东及河南
   C. 四川及安徽　　　　　D. 四川及湖北

6. 丁香的药用部位是（　　）
   A. 花蕾　　　　　　　　B. 近成熟果实
   C. 成熟种子　　　　　　D. 成熟果皮

7. 撕开后可见白色茸毛的是（　　）
   A. 款冬花　　　　　　　B. 月季花
   C. 玫瑰花　　　　　　　D. 密蒙花

8. 侧柏叶的药用部位是（　　）
   A. 枝梢及叶　　　　　　B. 小枝及叶
   C. 叶柄及叶　　　　　　D. 叶片及叶

9. 夏枯草的果穗由数轮至 10 数轮宿萼与苞片组成，其宿萼为（　　）

   A. 钟形　　　　　　　　B. 二唇形
   C. 辐状　　　　　　　　D. 漏斗状
   E. 管状

10. 辛夷的一种商品，长 2～4cm，苞片外表面密被淡黄色或淡黄绿色茸毛，花被片有 10～12（15）片且内外轮无显著差异。它是（　　）
    A. 望春花花蕾　　　　　B. 玉兰花蕾
    C. 武当玉兰花蕾　　　　D. 不能确定品种

X 型题

1. 月季花的性状特征（　　）
   A. 类球形　　　　　　　B. 花托长圆形
   C. 花瓣呈覆瓦状排列　　D. 气浓香

2. 密蒙花的特征有（　　）
   A. 花蕾密聚的花序呈不规则圆锥状
   B. 花蕾呈短棒状，上端略大
   C. 花萼与花冠先端均 4 裂
   D. 表面灰黄色或棕黄色，密被茸毛

3. 以下中药材来源于菊科的有（　　）
   A. 艾叶　　　　　　　　B. 旋覆花
   C. 槐花　　　　　　　　D. 款冬花

4. 以下中药材来源于蔷薇科的有（　　）
   A. 月季花　　　　　　　B. 玫瑰花
   C. 夏枯草　　　　　　　D. 枇杷叶

5. 以下药用部分为花蕾的是（　　）
   A. 丁香　　　　　　　　B. 金银花
   C. 辛夷　　　　　　　　D. 梅花

项目五　果实及种子类中药的性状鉴定

一、果实及种子类中药性状鉴定要点

（一）果实类中药的性状鉴别要点

果实类中药是采用完全成熟或将近成熟的果实。有的采用整个果穗，如桑椹。有的采用完整的果实，如女贞子。有的采用果实的一部分，如陈皮、大腹皮等以果皮入药；橘络、丝瓜络则以中果皮部分的维管束组织入药。

在鉴别果实类中药时，应注意其形状、大小、颜色、顶端、基部、表面、质地、破断面及气味等。果实类药材形状各异，有的呈类圆形或椭圆形，如五味子、山楂等；有的呈半球形或半椭圆形，如枳壳、木瓜等；有的呈不规则多角形，如八角茴香、化橘红等。果实类中药表面多带有附属物，如顶端有花柱基，下部有果柄，或有果柄脱落的痕迹，如枳实、香橼；有的带有宿存的花被，如地肤子；有时可见凹下的油点，如陈皮、吴茱萸。一些伞形科植物的果实，表面具有隆起的肋线，如小茴香、蛇床子。有的果实具有纵直棱角，如使君子。对于完整的果实，还应观察种子的特征，尤其应注意其数目和生长的部位（胎座）。有的果实类中药有明显的气味，可作为鉴别真伪优劣的依据，如吴茱萸、五味子等。有些果实类中药有剧毒，如巴豆等，尝时应特别注意安全。

（二）种子类中药的性状鉴别要点

种子类中药是采用成熟种子入药，多数为完整的种子，少数为种子的一部分，如肉豆蔻用除去种皮的种仁；莲子心用胚；有的为种子的加工品，如大豆黄卷用发了芽的种子；淡豆豉则为种子的发酵加工品。

在种子类中药鉴别时，应注意观察种子的形状、大小、颜色、表面纹理、种脐、合点和种脊的位置及形态，以及质地、纵横剖面、气与味等。

形状大多呈不规则圆球形、类圆球形或扁圆球形，少数种子呈线形、纺锤形或心形。种皮的表面常有各种纹理：如王不留行具颗粒状突起、蓖麻子带有色泽鲜艳的花纹，有的具毛茸，如番木鳖。表面除常有的种脐、合点和种脊外，少数种子有种阜存在，如蓖麻子、巴豆、千金子等。剥去种皮可见种仁部分，有的种子具发达的胚乳，如番木鳖；无胚乳的种子，则子叶常特别肥厚，如杏仁。胚大多直立，少数弯曲，如王不留行、青葙子等。有的种子浸入水中显黏性，如车前子、葶苈子等。

二、常用果实及种子类中药性状鉴定

五　味　子

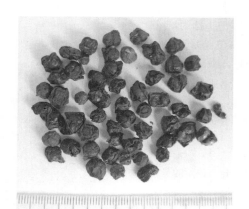

图 2-5-1　五味子

【来源】　为木兰科植物五味子 *Schisandra chinensis*(Turcz.) Baill.的干燥成熟果实。习称"北五味子"。秋季果实成熟时采摘，晒干或蒸后晒干，除去果梗和杂质。

【产地】　主产于辽宁、吉林、黑龙江、河北等地。

【性状鉴别】　呈不规则的球形或扁球形，直径 5～8mm。表面红色、紫红色或暗红色，皱缩，显油润；有的表面呈黑红色或出现"白霜"。果肉柔软，种子 1～2，肾形，表面棕黄色，有光泽，种皮薄而脆。果肉气微，味酸；种子破碎后，有香气，味辛、微苦（图 2-5-1）。

【质量】　以粒大、果皮紫红、肉厚、柔润、杂质少者为佳。

【功效】　收敛固涩，益气生津，补肾宁心。

南　五　味　子

【来源】　为木兰科植物华中五味子 *Schisandra sphenanthera* Rehd.et Wils. 的干燥成熟果实。秋季果实成熟时采摘，晒干，除去果梗和杂质。

【产地】　主产于江苏、安徽、浙江、江西、福建、湖北、湖南、广东等地。

【性状鉴别】　呈球形或扁球形，直径 4～6mm。表面棕红色至暗棕色，干瘪，皱缩，果肉常紧贴于种子上。种子 1～2，肾形，表面棕黄色，有光泽，种皮薄而脆。果肉气微，味微酸（图 2-5-2）。

【功效】　收敛固涩，益气生津，补肾宁心。

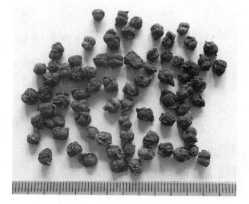

图 2-5-2　南五味子

> **链接**　五味子伪品及其鉴别
>
> 五味子的伪品主要有：①山葡萄：葡萄科植物山葡萄 *Vitis amurensis* Rupr. 的干燥果实。表面

皱缩，无光泽；种子 2～4 粒，卵形，基部略呈喙状，背侧有脐状突起，腹面具 2 沟；味酸，微甜。
②翼梗五味子：木兰科植物翼梗五味子 *Schisandra henryi* Clark 的干燥果实。果肉薄，内含种子 1～2 粒，球状肾形，种皮表面具多数细小的乳头状或小疣状突起。此外，同属华中五味子、滇藏五味子、披针叶五味子等多种植物的成熟果实混充作五味子药用，应注意鉴别。

木　瓜

【来源】　为蔷薇科植物贴梗海棠 *Chaenomeles speciosa*（Sweet）Nakai 的干燥近成熟果实。夏、秋二季果实绿黄时采收，置沸水中烫至外皮灰白色，对半纵剖，晒干。

【产地】　主产于河北、陕西、江苏、安徽等地。

【性状鉴别】　长圆形，多纵剖成两半，长 4～9cm，宽 2～5cm，厚 1～2.5cm。外表面紫红色或红棕色，有不规则的深皱纹；剖面边缘向内卷曲，果肉红棕色，中心部分凹陷，棕黄色；种子扁长三角形，多脱落。质坚硬。气微清香，味酸（图 2-5-3）。

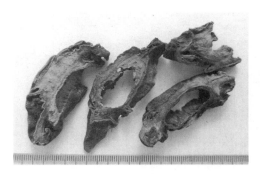

图 2-5-3　木瓜

【质量】　以质坚实、肉厚、色紫红、味酸者为佳。

【功效】　舒筋活络，和胃化湿。

链接　木瓜伪品及其鉴别

木瓜的伪品主要有：①西藏木瓜：为同属植物西藏木瓜 *Chaenomeles thibetica* Yu 的干燥近成熟果实。多纵切成 2～4 瓣；表面红棕色或灰褐色，饱满或稍带皱缩；剖开面果肉较薄且松软；种子密集，每室 25～30 粒，红棕色，扁平三角形；气特异，味极酸。②小木瓜：为蔷薇科植物云南栘依 *Docynia delavayi*（Franch.）Schneid 的干燥近成熟果实。个较小，呈类长条形或圆形厚片；切面棕红色或黄棕色，粗糙不平，边缘多内卷，中间果核脱落而成中空的 5 环状，周边红棕色或棕褐色，具不规则皱纹，略具光泽；果梗基部有黄色绒毛；种子扁小而窄；质硬，易折断；气微，味酸、涩，微甜。③光皮木瓜：为同属植物木瓜（榠楂）*Chaenomeles sinensis*（Thouin）Koehne 的干燥近成熟果实。药材多纵剖为 2～4 瓣，外表红棕色，光滑无皱或稍粗糙，剖开面较饱满，果肉粗糙，显颗粒性；种子多数密集，扁三角形；气微，果肉微酸涩，嚼之有沙粒感；果肉横切面可见花托部分皮层占整个果肉厚度的 2/3 以上（图 2-5-4）。

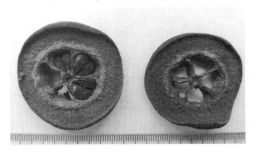

图 2-5-4　光皮木瓜

山　楂

【来源】　为蔷薇科植物山里红 *Crataegus pinnatifida* Bge. var. major N. E. Br.或山楂 *Crataegus pinnatifida* Bge.的干燥成熟果实。秋季果实成熟时采收，切片，干燥。

【产地】　主产于河北、山东等地。

【性状鉴别】　圆形片，皱缩不平，直径 1～2.5cm，厚 0.2～0.4cm。外皮红色，具皱纹，有灰白色小斑点。果肉深黄色至浅棕色。中部横切片具 5 粒浅黄色果核，但核多脱落而中空。有的片上可见短而细的果梗或花萼残迹（图 2-5-5、图 2-5-6）。气微清香，味酸、微甜。

【质量】　以片大、皮红、肉厚者为佳。

【功效】　消食健胃，行气散瘀，化浊降脂。

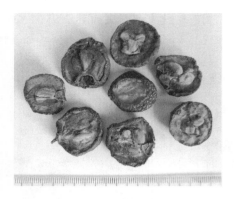

图 2-5-5　山楂

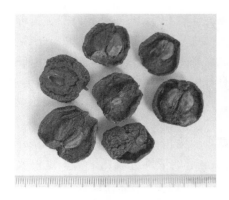

图 2-5-6　焦山楂

链接　焦山楂

　　取净山楂，照清炒法[《中国药典》（2020 年版）通则 0213]炒至表面焦褐色，内部黄褐色。形如山楂片，表面焦褐色，内部黄褐色。有焦香气。焦山楂消食导滞作用增强。用于肉食积滞，泻痢不爽。

苦 杏 仁

　　【来源】　为蔷薇科植物山杏 *Prunus armeniaca* L.var.*ansu* Maxim.、西伯利亚杏 *Prunus sibirica* L.、东北杏 *Prunus mandshurica*（Maxim.）Koehne 或杏 *Prunus armeniaca* L.的干燥成熟种子。夏季采收成熟果实，除去果肉和核壳，取出种子，晒干。

　　【产地】　山杏主产于辽宁、河北等地；西伯利亚杏主产于东北、华北等地；东北杏主产于东北各地；杏主产于东北、华北及西北等地。

　　【性状鉴别】　呈扁心形，长 1～1.9cm，宽 0.8～1.5cm，厚 0.5～0.8cm。表面黄棕色至深棕色，一端尖，另端钝圆，肥厚，左右不对称，尖端一侧有短线形种脐，圆端合点处向上具多数深棕色的脉纹。种皮薄，子叶 2，乳白色，富油性（图 2-5-7、图 2-5-8）。气微，味苦。

　　【质量】　以颗粒饱满、完整、味苦者为佳。

　　【功效】　降气止咳平喘，润肠通便。

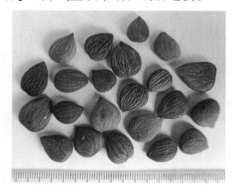

图 2-5-7　苦杏仁

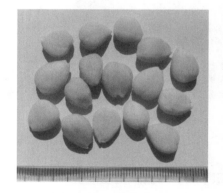

图 2-5-8　焯苦杏仁

链接

　　焯苦杏仁取净苦杏仁，照焯法[《中国药典》（2020 年版）通则 0213]去皮。用时捣碎。呈扁心形。表面乳白色或黄白色，一端尖，另端钝圆，肥厚，左右不对称，富油性。有特异的香气，味苦。

决 明 子

　　【来源】　为豆科植物决明 *Cassia obtusifolia* L.或小决明 *Cassia tora* L.的干燥成熟种子。秋季采收成熟果实，晒干，打下种子，除去杂质。

【产地】 主产于河南、河北、湖北、广西、安徽、四川等地。

【性状鉴别】 （图2-5-9）

1. **决明** 略呈菱方形或短圆柱形，两端平行倾斜，长3～7mm，宽2～4mm。表面绿棕色或暗棕色，平滑有光泽。一端较平坦，另端斜尖，背腹面各有1条突起的棱线，棱线两侧各有1条斜向对称而色较浅的线形凹纹。质坚硬，不易破碎。种皮薄，子叶2，黄色，呈"S"形折曲并重叠。气微，味微苦。

2. **小决明** 呈短圆柱形，较小，长3～5mm，宽2～3mm。表面棱线两侧各有1片宽广的浅黄棕色带。

【质量】 以粒饱满、色绿棕者为佳。

【功效】 清热明目，润肠通便。

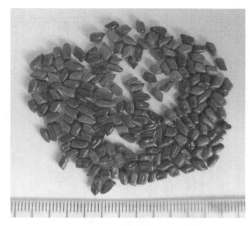

图2-5-9 决明子

补 骨 脂

【来源】 为豆科植物补骨脂 *Psoralea corylifolia* L.的干燥成熟果实。秋季果实成熟时采收果序，晒干，搓出果实，除去杂质。

【产地】 主产于四川、河南等地。

【性状鉴别】 呈肾形，略扁，长3～5mm，宽2～4mm，厚约1.5mm。表面黑色、黑褐色或灰褐色，具细微网状皱纹。顶端圆钝，有一小突起，凹侧有果梗痕（图2-5-10）。质硬。果皮薄，与种子不易分离；种子1枚，子叶2，黄白色，有油性。气香，味辛、微苦。

【质量】 以粒大、饱满、身干、杂质少、气味浓、色黑者为佳。

【功效】 温肾助阳，纳气平喘，温脾止泻；外用消风祛斑。

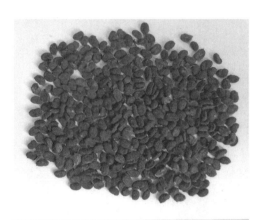

图2-5-10 补骨脂

枳 壳

【来源】 为芸香科植物酸橙 *Citrus aurantium* L.及其栽培变种的干燥未成熟果实。7月果皮尚绿时采收，自中部横切为两半，晒干或低温干燥。

【产地】 主产于江西、湖南、重庆、湖北、四川、浙江等地。

【性状鉴别】 呈半球形，直径3～5cm。外果皮棕褐色至褐色，有颗粒状突起，突起的顶端有凹点状油室；有明显的花柱残迹或果梗痕。切面中果皮黄白色，光滑而稍隆起，厚0.4～1.3cm，边缘散有1～2列油室，瓤囊7～12瓣，少数至15瓣，汁囊干缩呈棕色至棕褐色，内藏种子（图2-5-11）。质坚硬，不易折断。气清香，味苦、微酸。

【质量】 以个大、果肉厚、色白、质坚实、香气浓者为佳。

【功效】 理气宽中，行滞消胀。

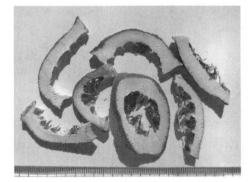

图2-5-11 枳壳

链接 枳壳伪品及其鉴别

枳壳的伪品主要为芸香科植物香圆 *Citrus wilsonii* Tanaka 或枸橘 *Poncirus trifoliata*（L.）Raf. 的未成熟果实。前者主产于陕西，直径4～7cm；外皮灰绿色，常有棕黄色斑块，表面粗糙；果顶具金钱环；中心柱直径 0.4~1cm。后者主产于福建，又称"绿衣枳壳"，直径 2.5~3cm；外皮灰绿色，有细柔毛；中心柱直径 0.2~0.5cm。

吴 茱 萸

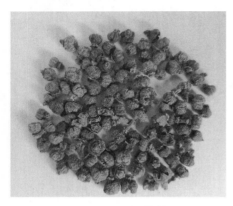

图 2-5-12　吴茱萸

【来源】　为芸香科植物吴茱萸 *Evodia rutaecarpa*（Juss.）Benth.、石虎 *Evodia rutaecarpa. var. officinalis*（Dode）Huang 或疏毛吴茱萸 *Evodia rutaecarpa*（Juss.）Benth. var. *bodinieri*（Dode）Huang 的干燥近成熟果实。8~11 月果实尚未开裂时，剪下果枝，晒干或低温干燥，除去枝、叶、果梗等杂质。

【产地】　主产于贵州、广西、湖南、云南等地。

【性状鉴别】　呈球形或略呈五角状扁球形，直径 2~5mm。表面暗黄绿色至褐色，粗糙，有多数点状突起或凹下的油点。顶端有五角星状的裂隙，基部残留被有黄色茸毛的果梗（图 2-5-12）。质硬而脆，横切面可见子房 5 室，每室有淡黄色种子 1 粒。气芳香浓郁，味辛辣而苦。

【质量】　以饱满坚实、身干、杂质少、香气浓郁者为佳。

【功效】　散寒止痛，降逆止呕，助阳止泻。

小 茴 香

【来源】　为伞形科植物茴香 *Foeniculum vulgare* Mill.的干燥成熟果实。秋季果实初熟时采割植株，晒干，打下果实，除去杂质。

【产地】　全国各地均产。

【性状鉴别】　双悬果，呈圆柱形，有的稍弯曲，长 4~8mm，直径 1.5~2.5mm。表面黄绿色或淡黄色，两端略尖，顶端残留有黄棕色突起的柱基，基部有时有细小的果梗。分果呈长椭圆形，背面有纵棱 5 条，接合面平坦而较宽（图 2-5-13）。横切面略呈五边形，背面的四边约等长。有特异香气，味微甜、辛。

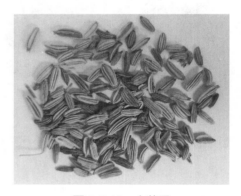

图 2-5-13　小茴香

【质量】　以果实饱满、色黄绿、身干、杂质少、气味浓者为佳。

【功效】　散寒止痛，理气和胃。

链接

小茴香的伪品主要有：①同科植物葛缕子 *Carum carvi* L.的干燥果实。呈细圆柱形，微弯曲。长 3~4mm，直径约 1mm。分果背面纵棱线 5 条，棱线色淡，合生面平坦，有浅沟纹。分果横断面略呈五边形或六边形，中心黄白色，具有油性。气香特异，麻辣。②同科植物莳萝 *Anethum graveolens* L.的果实。多已形成分果，呈广椭圆形，扁平，长 3~4mm，直径 2~3mm，厚约 1mm，背面有 3 条微隆起的肋线，边缘肋线浅棕色延展呈翅状，腹面中央有 1 条棱线。有特异香气，味微甜、辛。

山 茱 萸

【来源】　为山茱萸科植物山茱萸 *Cornus officinalis* Sieb.et Zucc.的干燥成熟果肉。秋末冬初果皮变红时采收果实，用文火烘或置沸水中略烫后，及时除去果核，干燥。

【产地】　主产于浙江、河南、安徽等地。

【性状鉴别】　呈不规则的片状或囊状，长1～1.5cm，宽0.5～1cm。表面紫红色至紫黑色，皱缩，有光泽。顶端有的有圆形宿萼痕，基部有果梗痕（图2-5-14）。质柔软。气微，味酸、涩、微苦。水浸后不变色。

【质量】　以无核皮、肉厚、色紫红、质润柔软、有光泽、杂质少者为佳。

【功效】　补益肝肾，收涩固脱。

连　翘

【来源】　为木犀科植物连翘 *Forsythia suspensa*（Thunb.）Vahl 的干燥果实。秋季果实初熟尚带绿色时采收，除去杂质，蒸熟，晒干，习称"青翘"；果实熟透时采收，晒干，除去杂质，习称"老翘"。

【产地】　主产于山西、河北、陕西、河南等地。

【性状鉴别】　呈长卵形至卵形，稍扁，长1.5～2.5cm，直径0.5～1.3cm。表面有不规则的纵皱纹和多数突起的小斑点，两面各有1条明显的纵沟。顶端锐尖，基部有小果梗或已脱落。青翘多不开裂，表面绿褐色，突起的灰白色小斑点较少；质硬；种子多数，黄绿色，细长，一侧有翅。老翘自顶端开裂或裂成两瓣，表面黄棕色或红棕色，内表面多为浅黄棕色，平滑，具一纵隔；质脆；种子棕色，多已脱落（图2-5-15）。气微香，味苦。

【质量】　青翘以色绿、不开裂、杂质少者为佳；老翘以色黄、瓣大、壳厚、杂质少者为佳。

【功效】　清热解毒，消肿散结，疏散风热。

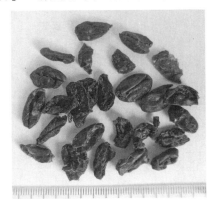

图2-5-14　山茱萸

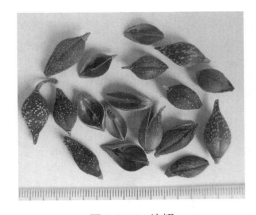

图2-5-15　连翘

枸　杞　子

【来源】　为茄科植物宁夏枸杞 *Lycium barbarum* L. 的干燥成熟果实。夏、秋二季果实呈红色时采收，热风烘干，除去果梗，或晾至皮皱后，晒干，除去果梗。

【产地】　主产于宁夏、甘肃、青海、陕西等地。

【性状鉴别】　呈类纺锤形或椭圆形，长6～20mm，直径3～10mm。表面红色或暗红色，顶端有小突起状的花柱痕，基部有白色的果梗痕。果皮柔韧，皱缩；果肉肉质，柔润。种子20～50粒，类肾形，扁而翘，长1.5～1.9mm，宽1～1.7mm，表面浅黄色或棕黄色（图2-5-16）。气微，味甜。

【质量】　以粒大、身干、杂质少、肉厚、色红、质柔润、味甜者为佳。

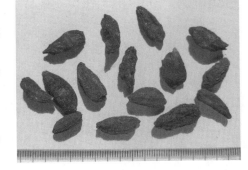

图2-5-16　枸杞子

【功效】　滋补肝肾，益精明目。

栀　子

【来源】　为茜草科植物栀子 *Gardenia jasminoides* Ellis 的干燥成熟果实。9～11月果实成熟呈红黄色时采收，除去果梗和杂质，蒸至上气或置沸水中略烫，取出，干燥。

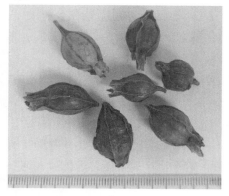

图 2-5-17　栀子

【产地】　主产于湖南、江西、湖北、浙江等地。

【性状鉴别】　呈长卵圆形或椭圆形，长 1.5～3.5cm，直径 1～1.5cm。表面红黄色或棕红色，具 6 条翅状纵棱，棱间常有 1 条明显的纵脉纹，并有分枝。顶端残存萼片，基部稍尖，有残留果梗。果皮薄而脆，略有光泽；内表面色较浅，有光泽，具 2～3 条隆起的假隔膜。种子多数，扁卵圆形，集结成团，深红色或红黄色，表面密具细小疣状突起（图 2-5-17）。气微，味微酸而苦。

【质量】　以皮薄、饱满、色红黄者为佳。

【功效】　泻火除烦，清热利湿，凉血解毒；外用消肿止痛。

链接

水栀子为茜草科植物大花栀子 *Gardenia jasminoides* Ellis var.*grandiflora* Nakai 的干燥果实。又称大栀子，部分地区混作栀子使用。果大，呈长椭圆形。外表面红褐色、橙红色或红黄色，略具光泽，突起棱线较长，果皮表面散在小的疣状突起，顶端具宿萼残基，颜色较暗。基部稍尖，有残留果柄。果皮稍厚，内表面红黄色或鲜黄色，亦有的颜色不鲜明。种子成团，深红棕色，表面密具细小疣状突起（图 2-5-18）。气微，味微酸而苦。

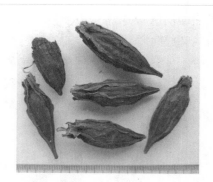

图 2-5-18　水栀子

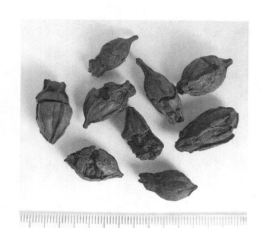

图 2-5-19　焦栀子

焦 栀 子

【来源】　为栀子的炮制加工品。

【制法】　取栀子，或碾碎，照清炒法（通则 0213）用中火炒至表面焦褐色或焦黑色，果皮内表面和种子表面为黄棕色或棕褐色，取出，放凉。

【产地】　主产于湖南、江西、湖北、浙江等地。

【性状鉴别】　形状同栀子或为不规则的碎块，表面焦褐色或焦黑色。果皮内表面棕色，种子表面为黄棕色或棕褐色。气微，味微酸而苦（图 2-5-19）。

【功效】　凉血止血。

瓜 蒌

【来源】　为葫芦科植物栝楼 *Trichosanthes kirilowii* Maxim.或双边栝楼 *Trichosanthes rosthornii* Harms 的干燥成熟果实。秋季果实成熟时，连果梗剪下，置通风处阴干。

【产地】　栝楼主产于山东、河北等地；双边栝楼主产于江西、湖北等地。

【性状鉴别】　呈类球形或宽椭圆形，长 7～15cm，直径 6～10cm。表面橙红色或橙黄色，皱缩或较光滑，顶端有圆形的花柱残基，基部略尖，具残存的果梗。轻重不一。质脆，易破开，内表面黄白色，有红黄色丝络，果瓤橙黄色，黏稠，与多数种子粘结成团（图 2-5-20）。具焦糖气，味微酸、甜。

【质量】　以完整、果皮厚、皱缩、糖分足者为佳。

【功效】　清热涤痰，宽胸散结，润燥滑肠。

瓜 蒌 皮

【来源】 为葫芦科植物栝楼 *Trichosanthes kirilowii* Maxim.或双边栝楼 *Trichosanthes rosthornii* Harms 的干燥成熟果皮。秋季采摘成熟果实，剖开，除去果瓤及种子，阴干。

【产地】 栝楼主产于山东、河北等地；双边栝楼主产于江西、湖北等地。

【性状鉴别】 常切成 2 至数瓣，边缘向内卷曲，长 6～12cm。外表面橙红色或橙黄色，皱缩，有的有残存果梗；内表面黄白色。质较脆，易折断（图 2-5-21）。具焦糖气，味淡、微酸。

【功效】 清热化痰，利气宽胸。

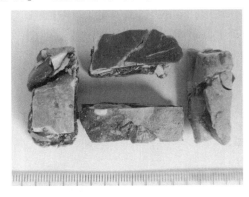

图 2-5-20 瓜蒌

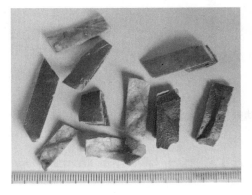

图 2-5-21 瓜蒌皮

瓜 蒌 子

【来源】 为葫芦科植物栝楼 *Trichosanthes kirilowii* Maxim.或双边栝楼 *Trichosanthes rosthornii* Harms 的干燥成熟种子。秋季采摘成熟果实，剖开，取出种子，洗净，晒干。

【产地】 栝楼主产于山东、河北等地；双边栝楼主产于江西、湖北等地。

【性状鉴别】 （图 2-5-22）

1. 栝楼 呈扁平椭圆形，长 12～15mm，宽 6～10mm，厚约 3.5mm。表面浅棕色至棕褐色，平滑，边缘有 1 圈沟纹。顶端较尖，有种脐，基部钝圆或较狭。种皮坚硬；内种皮膜质，灰绿色，子叶 2，黄白色，富油性。气微，味淡。

2. 双边栝楼 较大而扁，长 15～19mm，宽 8～10mm，厚约 2.5mm。表面棕褐色，沟纹明显而环边较宽。顶端平截。

【质量】 以个大、均匀、饱满者为佳。

【功效】 温中降逆，补肾助阳。

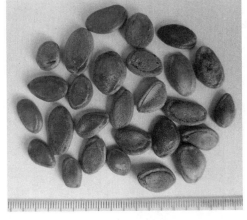

图 2-5-22 瓜蒌子

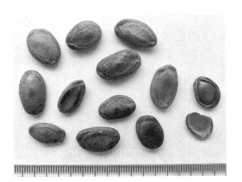

图 2-5-23 炒瓜蒌子

炒 瓜 蒌 子

【来源】 为瓜蒌子的炮制加工品。

【产地】 栝楼主产于山东、河北等地；双边栝楼主产于江西、湖北等地。

【性状鉴别】 呈扁平椭圆形，长 12～15mtn，宽 6～10mm，厚度约 3.5mm。表面浅褐色至棕褐色，平滑，偶有焦斑，沿边缘有 1 圈沟纹，顶端较尖，有种脐，基部钝圆或较狭（图 2-5-23）。种皮坚硬；内种皮膜质，灰绿色，子叶 2，黄白色，富油性。气略焦香，味淡。

【功效】 润肺化痰，滑肠通便。

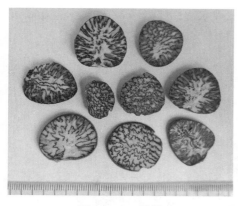

图 2-5-24　槟榔

槟　榔

【来源】　为棕榈科植物槟榔 *Areca catechu* L.的干燥成熟种子。春末至秋初采收成熟果实，用水煮后，干燥，除去果皮，取出种子，干燥。

【产地】　主产于海南、广东、广西、云南等地。

【性状鉴别】　呈扁球形或圆锥形，高 1.5～3.5cm，底部直径 1.5～3cm。表面淡黄棕色或淡红棕色，具稍凹下的网状沟纹，底部中心有圆形凹陷的珠孔，其旁有 1 明显瘢痕状种脐。质坚硬，不易破碎，断面可见棕色种皮与白色胚乳相间的大理石样花纹（图 2-5-24）。气微，味涩、微苦。

【质量】　以个大、体重、坚实、断面颜色鲜艳、无破裂者为佳。

【功效】　杀虫，消积，行气，利水，截疟。

焦　槟　榔

【来源】　为棕榈科植物槟榔 *Areca catechu* L.的炮制加工品。

【产地】　主产于海南、广东、广西、云南等地。

【性状鉴别】　呈类圆形薄片，直径 1.5～3cm，厚 1～2mm。表面焦黄色，可见大理石样花纹（图 2-5-25）。质脆，易碎。气微，味涩、微苦。

【功效】　消食导滞。

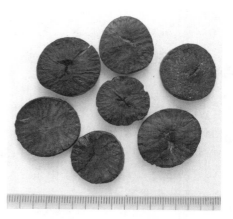

图 2-5-25　焦槟榔

砂　仁

【来源】　为姜科植物阳春砂 *Amomum villosum* Lour.、绿壳砂 *Amomum villosum* Lour.var.*xanthioides* T.L.Wu et Senjen 或海南砂 *Amomum longiligulare* T.L.Wu 的干燥成熟果实。夏、秋二季果实成熟时采收，晒干或低温干燥。

【产地】　阳春砂主产于广东；绿壳砂主产于云南；海南砂主产于海南。

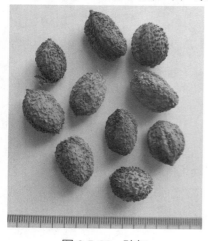

图 2-5-26　砂仁

【性状鉴别】　（图 2-5-26）

1. **阳春砂、绿壳砂**　呈椭圆形或卵圆形，有不明显的三棱，长 1.5～2cm，直径 1～1.5cm。表面棕褐色，密生刺状突起，顶端有花被残基，基部常有果梗。果皮薄而软。种子集结成团，具三钝棱，中有白色隔膜，将种子团分成 3 瓣，每瓣有种子 5～26 粒。种子为不规则多面体，直径 2～3mm；表面棕红色或暗褐色，有细皱纹，外被淡棕色膜质假种皮；质硬，胚乳灰白色。气芳香而浓烈，味辛凉、微苦。

2. **海南砂**　呈长椭圆形或卵圆形，有明显的三棱，长 1.5～2cm，直径 0.8～1.2cm。表面被片状、分枝的软刺，基部具果梗痕。果皮厚而硬。种子团较小，每瓣有种子 3～24 粒；种子直径 1.5～2mm。气味稍淡。

【质量】　以个大、饱满、坚实、香气浓、味辛凉浓厚者为佳。

【功效】　化湿开胃，温脾止泻，理气安胎。

豆　蔻

【来源】　为姜科植物白豆蔻 *Amomurn kravanh* Pierre ex Gagnep.或爪哇白豆蔻 *Amomum compactum* Soland ex Maton 的干燥成熟果实。按产地不同分为"原豆蔻"和"印尼白蔻"。

【产地】 栽培于热带地区。白豆蔻主产于柬埔寨、泰国、越南、缅甸等地；爪哇白豆蔻主产于印度尼西亚。我国海南和云南均有栽培。

【性状鉴别】 （图 2-5-27）

1. **原豆蔻** 呈类球形，直径 1.2～1.8cm。表面黄白色至淡黄棕色，有 3 条较深的纵向槽纹，顶端有突起的柱基，基部有凹下的果柄痕，两端均具浅棕色绒毛。果皮体轻，质脆，易纵向裂开，内分 3 室，每室含种子约 10 粒；种子呈不规则多面体，背面略隆起，直径 3～4mm，表面暗棕色，有皱纹，并被有残留的假种皮。气芳香，味辛凉略似樟脑。

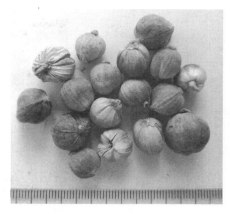

图 2-5-27 豆蔻

2. **印尼白蔻** 个略小。表面黄白色，有的微显紫棕色。果皮较薄，种子瘦瘪。气味较弱。

【质量】 以个大饱满、果皮薄而洁白、杂质少、气味浓者为佳。

【功效】 化湿行气，温中止呕，开胃消食。

葶 苈 子

【来源】 为十字花科植物播娘蒿 *Descurainia sophia*（L.）Webb. ex Prantl.或独行菜 *Lepidium apetalum* Willd.的干燥成熟种子。前者习称"南葶苈子"，后者习称"北葶苈子"。夏季果实成熟时采割植株，晒干，搓出种子，除去杂质。

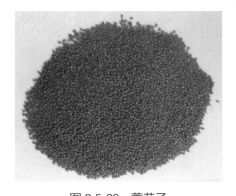

图 2-5-28 葶苈子

【产地】 播娘蒿主产于华东、中南等地区；独行菜主产于华北、东北等地区。

【性状鉴别】 （图 2-5-28）

1. **南葶苈子** 呈长圆形略扁，长 0.8～1.2mm，宽约 0.5mm。表面棕色或红棕色，微有光泽，具纵沟 2 条，其中 1 条较明显。一端钝圆，另端微凹或较平截，种脐类白色，位于凹入端或平截处。气微，味微辛、苦，略带黏性。

2. **北葶苈子** 呈扁卵形，长 1～1.5mm，宽 0.5～1mm。一端钝圆，另端尖而微凹，种脐位于凹入端。味微辛辣，黏性较强。

【质量】 以个大、色棕褐、香气浓、油多者为佳。

【功效】 泻肺平喘，行水消肿。

桃 仁

【来源】 为蔷薇科植物桃 *Prunus persica*（L.）Batsch 或山桃 *Prunus davidiana*（Carr.）Franch.的干燥成熟种子。果实成熟后采收，除去果肉和核壳，取出种子，晒干。

【产地】 主产于山东、河北、陕西、河南、甘肃、陕西等地。

【性状鉴别】 （图 2-5-29）

1. **桃仁** 呈扁长卵形，长 1.2～1.8cm，宽 0.8～1.2cm，厚 0.2～0.4cm。表面黄棕色至红棕色，密布颗粒状突起。端尖，中部膨大，另端钝圆稍偏斜，边缘较薄。尖端侧有短线形种脐，圆端有颜色略深不甚明显的合点，自合点处散出多数纵向维管

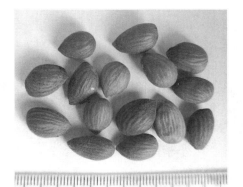

图 2-5-29 桃仁

束。种皮薄，子叶 2，类白色，富油性。气微，味微苦。

2. **山桃仁** 呈类卵圆形，较小而肥厚，长约 0.9cm，宽约 0.7cm，厚约 0.5cm。

【质量】 以颗粒饱满、均匀、完整者为佳。

【功效】 活血祛瘀，润肠通便，止咳平喘。

🍴 **链 接**

焯桃仁 取净桃仁，照焯法（通则 0213）去皮。用时捣碎。

焯桃仁 呈扁长卵形，长 1.2～1.8cm，宽 0.8～1.2cm，厚 0.2～0.4cm。表面浅黄白色，一端尖，中部膨大，另端钝圆稍偏斜，边缘较薄。子叶 2，富油性。气微香，味微苦（图 2-5-30）。

焯山桃仁 呈类卵圆形，较小而肥厚，长约 1cm，宽约 0.7cm，厚约 0.5cm。

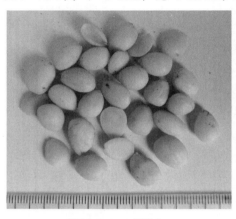

图 2-5-30 焯桃仁

火 麻 仁

【来源】 为桑科植物大麻 *Cannabis sativa* L. 的干燥成熟果实。

【产地】 主产于华北、华东，其他各省亦有生产。

【性状鉴别】 呈卵圆形，长 4～5.5mm，直径 2.5～4mm。表面灰绿色或灰黄色，有微细的白色或棕色网纹，两边有棱，顶端略尖，基部有 1 圆形果梗痕。果皮薄而脆，易破碎。种皮绿色，子叶 2，乳白色，富油性（图 2-5-31）。气微，味淡。

【质量】 以净仁，绿黄白色，粒饱满，不泛油者为佳。

【功效】 润肠通便。

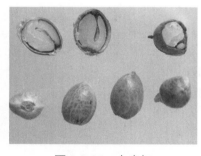

图 2-5-31 火麻仁

郁 李 仁

【来源】 为蔷薇科植物欧李 *Prunus humilis* Bge.、郁李 *Prunus japonica* Thunb. 或长柄扁桃 *Prunus pedunculata* Maxim. 的干燥成熟种子。前二种习称"小李仁"，后一种习称"大李仁"。野生或栽培。夏季采收成熟果实，除去果肉及核壳，取出种子，晒干。

【产地】 小李仁主产于黑龙江、吉林、辽宁、内蒙古、河北、河南、山东等地；大李仁主产于黑龙江、吉林、辽宁、河北等地。

【性状鉴别】 （图 2-5-32）

1. **小李仁** 呈卵形，长 5～8mm，直径 3～5mm。表面黄白色或浅棕色，一端尖，另端钝圆。尖端一侧有线形种脐，圆端中央有深色合点，自合点处向上具多条纵向维管束脉纹。种皮薄，子叶 2，乳白色，富油性。气微，味微苦。

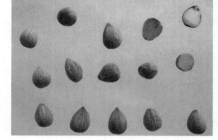

图 2-5-32 郁李仁

2. **大李仁** 长 6～10mm，直径 5～7mm，表面黄棕色。

【质量】 均以完整，粒饱满，不泛油者为佳。

【功效】 润肠通便，下气利水。

乌 梅

【来源】 为蔷薇科植物梅 *Prunus mume* (Sieb.) Sieb.et Zucc. 的干燥近成熟果实。夏季果实近成熟时采收，低温烘干后闷至色变黑。

【产地】 我国各地均产，以长江流域以南各省最多。

【性状鉴别】 呈类球形或扁球形，直径 1.5～3cm。表面乌黑色或棕黑色，皱缩不平，基部有圆形果梗痕。果核坚硬，椭圆形，棕黄色，表面有凹点；种子扁卵形，淡黄色（图 2-5-33、图 2-5-34）。气微，味极酸。

【质量】 以个大、肉厚、核小、外皮乌黑色、味极酸者为佳。

【功效】 敛肺，涩肠，生津，安蛔。

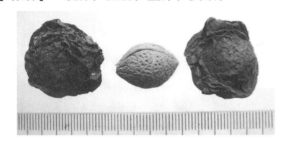 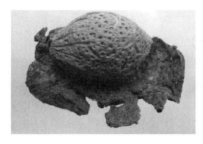

图 2-5-33 乌梅　　　　　　　　　　图 2-5-34 乌梅肉、核

金 樱 子

【来源】 为蔷薇科多年生灌木植物金樱子 *Rosa laevigata* Michx.的干燥成熟果实。10～11 月果实成熟变红时采收，干燥，除去毛刺。

【产地】 主产于广东、四川、贵州、福建、湖北、湖南、江西、江苏、浙江等地。

【性状鉴别】 为花托发育而成的假果，呈倒卵形，长 2～3.5cm，直径 1～2cm。表面红黄色或红棕色，有突起的棕色小点，系毛刺脱落后的残基。顶端有盘状花萼残基，中央有黄色柱基，下部渐尖。质硬。切开后，花托壁厚 1～2mm，内有多数坚硬的小瘦果，内壁及瘦果均有淡黄色绒毛（图 2-5-35）。气微，味甘、微涩。

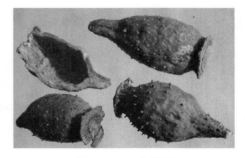

图 2-5-35 金樱子

【质量】 以个大、色红黄者为佳。

【功效】 固精缩尿，固崩止带，涩肠止泻。

沙 苑 子

【来源】 为豆科多年生草本植物篇茎黄芪 *Astragalus complanatus* R.Br.的干燥成熟种子。野生或栽培。秋末冬初果实成熟尚未开裂时采割植株，晒干，打下种子，除净杂质，晒干。

【产地】 主产于陕西、山西等地。广东称"中正苑"。

【性状鉴别】 略呈肾形而稍扁，长 2～2.5mm，宽 1.5～2mm，厚约 1mm。表面光滑，褐绿色或灰褐色，边缘一侧微凹处具圆形种脐（图 2-5-36、图 2-5-37）。质坚硬，不易破碎。子叶 2，淡黄色，胚根弯曲，长约 1mm。无臭，味淡，嚼之有豆腥味。

【质量】 以种子饱满、绿褐色者为佳。

【功效】 补肾助阳，固精缩尿，养肝明目。

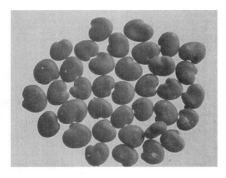

图 2-5-36　沙苑子

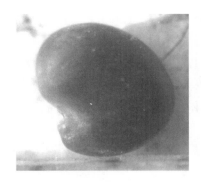

图 2-5-37　沙苑子（放大）

枳　实

【来源】　为芸香科植物酸橙 *Citrus aurantium* L.及其栽培变种或甜橙 *Citrus sinensis* Osbeck 的干燥幼果。均为栽培。5～6 月收集自落果实，除去杂质。较大者自中部横切两瓣，较小者直接晒干或低温干燥。

【产地】　主产于四川、江西、湖南等地。

【性状鉴别】　呈半球形，少数为球形，直径 0.5～2.5cm。外果皮黑绿色或暗棕绿色，具颗粒状突起和皱纹，有明显的花柱残迹或果梗痕。切面中果皮略隆起，厚 0.3～1.2cm，黄白色或黄褐色，边缘有 1～2 列油室，瓤囊棕褐色（图 2-5-38、图 2-5-39）。质坚硬。气清香，味苦、微酸。

【质量】　以四川江津产者外果皮绿褐色、果肉厚、色白、瓤小、质坚实、香气浓者称川枳实为佳；江西、湖南产品亦佳。

【功效】　破气消积，化痰散痞。

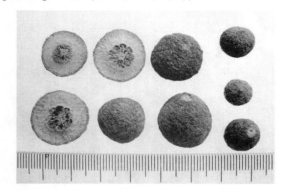

图 2-5-38　枳实

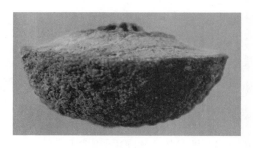

图 2-5-39　枳实（放大）

陈　皮

【来源】　为芸香科植物柑橘 *Citrus reticulata* Blanco 及其变种的干燥成熟果皮。采摘成熟果实，剥取果皮，晒干或低温干燥。药材分为"陈皮"和"广陈皮"。采摘成熟果实，剥取果皮，晒干或低温干燥。

【产地】　主产于广东新会、江门，以及广州市郊。

【性状鉴别】　（图 2-5-40～图 2-5-42）

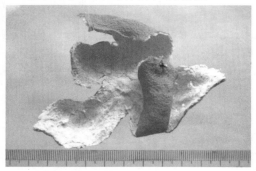

图 2-5-40　陈皮

1. **陈皮**　常剥成数瓣，基部相连，有的呈不规则的片状，厚 1～4mm。外表面橙红色或红棕色，有细皱纹和凹下的点状油室；内表面浅黄白色，粗糙，附黄白色或黄棕色筋络状维管束。质稍硬而脆。气香，味辛、苦。

2. **广陈皮**　常 3 瓣相连，形状整齐，厚度均匀，约

1mm，点状油室较大，对光照视，透明清晰。质较柔软。

【质量】 以皮厚、柔软、片大、外表面紫红色、内表面白色、棕眼大而透明、气味香甜浓郁者为佳。

【功效】 理气健脾，燥湿化痰。

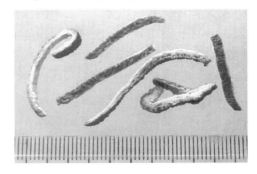

图 2-5-41 陈皮饮片

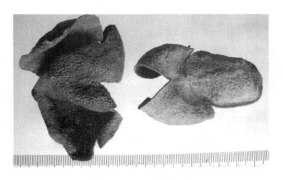

图 2-5-42 广陈皮

橘 核

【来源】 为芸香科植物柑橘 *Citrus reticulata* Blanco 及其栽培变种的干燥成熟种子。果实成熟后收集，洗净，晒干。

【产地】 产于福建、浙江、广东、广西、江西、湖南、贵州、云南、四川等地。

【性状鉴别】 略呈卵形，长 0.8～1.2cm，直径 0.4～0.6cm。表面淡黄白色或淡灰白色，光滑，一侧有种脊棱线，一端钝圆，另端渐尖成小柄状。外种皮薄而韧，内种皮菲薄，淡棕色，子叶 2，黄绿色，有油性（图 2-5-43）。气微，味苦。

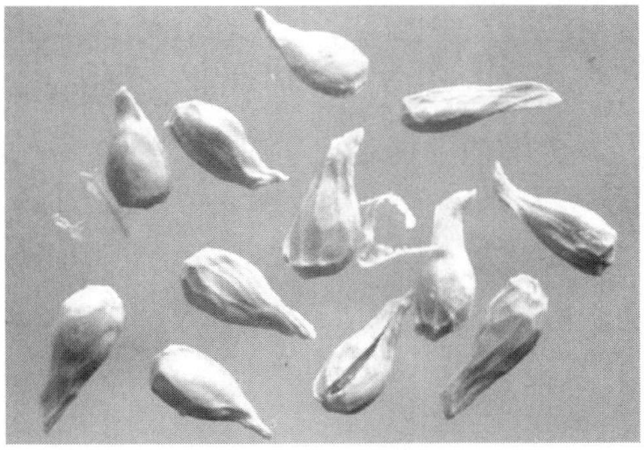

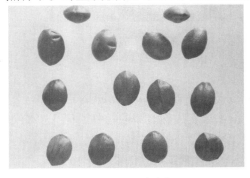

图 2-5-43 橘核

【质量】 以色白，饱满、子粒均匀者为佳。

【功效】 理气，散结，止痛。

酸 枣 仁

【来源】 为鼠李科植物酸枣 *Ziziphus jujuba* Mill. var. *spinosa*（Bunge）Hu ex H. F. Chou 的干燥成熟种子。野生或栽培。秋末冬初采收成熟果实，除去果肉及核壳，收集种子，晒干。

【产地】 主产于河北、河南、陕西、辽宁等地。以河北邢台产量较大。此外，四川、甘肃、内蒙古、山西、山东、安徽亦有生产。

【性状鉴别】 呈扁圆形或扁椭圆形，长 5～9mm，宽 5～7mm，厚约 3mm。表面紫红色或紫褐色，平滑有光泽，有的有裂纹。一面较平坦，中间有 1 条隆起的纵线纹；另一面稍凸起。一端凹陷，可见线形种脐；另端有细小凸起的合点（图 2-5-44）。种皮较脆，胚乳白色，子叶 2，浅黄色，富油性。气微，味淡。

图 2-5-44 酸枣仁

【质量】 以粒大饱满、皮紫红色、无核壳者为佳。

【功效】 养心补肝，宁心安神，敛汗，生津。

使 君 子

【来源】 为使君子科植物使君子 *Quisqualis indica* L.的干燥成熟果实。多系栽培。秋季果皮变紫黑时采收，除去杂质干燥。

【产地】　主产于重庆永川，四川乐山、内江、宜宾等地。福建、广东、广西等地亦产。

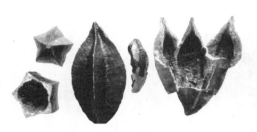

图 2-5-45　使君子

【性状鉴别】　呈椭圆形或卵圆形，具 5 条纵棱，偶有 4～9 棱，长 2.5～4cm，直径约 2cm。表面黑褐色至紫黑色，平滑，微具光泽。顶端狭尖，基部钝圆，有明显圆形的果梗痕。质坚硬，横切面多呈五角星形，棱角处壳较厚，中间呈类圆形空腔。种子长椭圆形或纺锤形，长约 2cm，直径约 1cm；表面棕褐色或黑褐色，有多数纵皱纹；种皮薄，易剥离；子叶 2，黄白色，有油性，断面有裂纹（图 2-5-45）。气微香，味微甜。

【质量】　以个大成熟、仁饱满、子叶色黄白者为佳。

【功效】　杀虫消积。

蛇　床　子

【来源】　为伞形科植物蛇床 *Cnidium monnieri*（L.）Cuss 干燥成熟果实。野生。夏、秋二季果实成熟时采收，除去杂质晒干。

【产地】　全国大部分地区均产。以江苏、浙江产量较多。

【性状鉴别】　为双悬果，呈椭圆形，长 2～4mm，直径约 2mm。表面灰黄色或灰褐色，顶端有 2 枚向外弯曲的柱基，基部偶有细梗。分果的背面有薄而突起的纵棱 5 条，接合面平坦，有 2 条棕色略突起的纵棱线（图 2-5-46、图 2-5-47）。果皮松脆，揉搓易脱落，种子细小，灰棕色，显油性。气香，味辛凉，有麻舌感。

【质量】　以果粒饱满、黄绿色、无枝叶混杂者为佳。

【功效】　燥湿祛风，杀虫止痒，温肾壮阳。

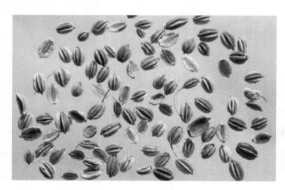

图 2-5-46　蛇床子

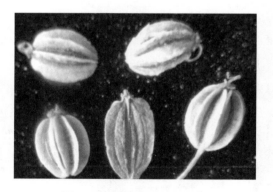

图 2-5-47　蛇床子（放大）

菟　丝　子

【来源】　为旋花科植物南方菟丝子 *Cuscuta australis* R. Br.或菟丝子 *Cuscuta chinensis* Lam.的干燥成熟种子。野生。多寄生于豆科、菊科、藜科等草本植物上。秋季果实成熟时采收植株，晒干，打下种子，除去杂质即成。

【产地】　主产于山东、河北、山西、陕西、江苏、辽宁、吉林、黑龙江、内蒙古等地。

【性状鉴别】　呈类球形，直径 1～1.5mm。表面灰棕色或黄棕色，具细密突起的小点，一端有微凹的线形种脐（图 2-5-48、图 2-5-49）。质坚实，不易以指甲压碎。气微，味淡。

【质量】　以颗粒饱满，黄棕色者为佳。

【功效】　补益肝肾，固精缩尿，安胎，明目，止泻；外用消风祛斑。

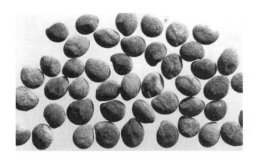

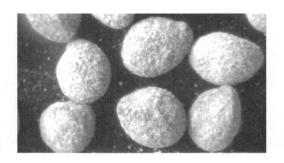

图 2-5-48 菟丝子　　　　　　　　　图 2-5-49 菟丝子（放大）

牵 牛 子

【来源】 为旋花科植物裂叶牵牛 *Pharbitis nil*（L.）Choisy 或圆叶牵牛 *Pharbitis purpurea*（L.）Voigt 的干燥成熟种子。秋末果实成熟、果壳未开裂时采割植株，晒干，打下种子，除去杂质。

【产地】 全国各地均有生产。

【性状鉴别】 似橘瓣状，长 4～8mm，宽 3～5mm。表面灰黑色或淡黄白色，背面有一条浅纵沟，腹面棱线的下端有一点状种脐，微凹（图 2-5-50）。质硬，横切面可见淡黄色或黄绿色皱缩折叠的子叶，微显油性。气微，味辛、苦，有麻感。取本品，加水浸泡后种皮呈龟裂状，手捻有明显的黏滑感 　　　。

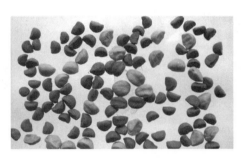

图 2-5-50 牵牛子

【质量】 以颗粒饱满者为佳。

【功效】 泻水通便，消痰涤饮，杀虫攻积。

夏 枯 草

【来源】 为唇形科植物夏枯草 *Prunella vulgaris* L.的干燥果穗。夏季果穗呈棕红色时采收，除去杂质，晒干。

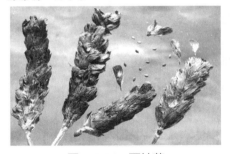

图 2-5-51 夏枯草

【产地】 全国大部分地区均有野生，主产于江苏、浙江、安徽、湖北等地。

【性状鉴别】 呈圆柱形，略扁，长 1.5～8cm，直径 0.8～1.5cm；淡棕色至棕红色。全穗由数轮至 10 数轮宿萼与苞片组成，每轮有对生苞片 2 片，呈扇形，先端尖尾状，脉纹明显，外表面有白毛。每一苞片内有花 3 朵，花冠多已脱落，宿萼二唇形，内有小坚果 4 枚，卵圆形，棕色，尖端有白色突起（图 2-5-51）。体轻。气微，味淡。

【质量】 以穗长柄短，棕红色者为佳。

【功效】 清肝泻火，明目，散结消肿。

鹤 虱

【来源】 为菊科植物天名精 *Carpesium abrotanoides* L.的干燥成熟果实。秋季果实成熟时采收，晒干，除去杂质。

【产地】 主产于河南、山西、陕西、甘肃、贵州等地。

【性状鉴别】 呈圆柱状，细小，长 3～4mm，直径不及 1mm。表面黄褐色或暗褐色，具多数纵棱。顶端收缩呈细喙状，先端扩展成灰白色圆环；基部稍尖，有着生痕迹（图 2-5-52、图 2-5-53）。果皮薄，纤维性，种皮菲薄透明，子叶 2，类白色，稍有油性。气特异，味微苦。

【质量】 以粒匀，充实，触之有黏性，发亮者为佳。

【功效】　杀虫消积。

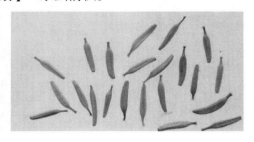

图 2-5-52　鹤虱

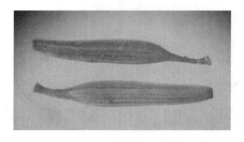

图 2-5-53　鹤虱（放大）

王 不 留 行

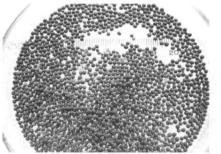

图 2-5-54　王不留行

【来源】　为石竹科植物麦蓝菜 *Vaccaria segetalis*（Neck.）Garcke 的干燥成熟种子。夏季果实成熟、果皮尚未开裂时采割植株，晒干，打下种子，除去杂质，再晒干。

【产地】　主产于河北、辽宁、山东、山西、湖北等地。

【性状鉴别】　呈球形，直径约 2mm。表面黑色，少数红棕色，略有光泽，有细密颗粒状突起，一侧有 1 凹陷的纵沟（图 2-5-54～图 2-5-56）。质硬。胚乳白色，胚弯曲成环，子叶 2。气微，味微涩、苦。

【质量】　以子粒均匀、坚实饱满、色乌黑者为佳。

【功效】　活血通经，下乳消肿，利尿通淋。

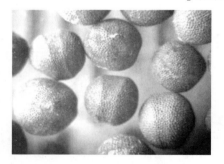

图 2-5-55　王不留行（放大）

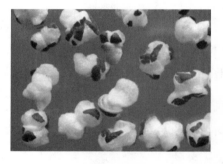

图 2-5-56　炒王不留行

肉 豆 蔻

【来源】　为肉豆蔻科常绿植物肉豆蔻 *Myristica fragrans* Houtt.的干燥种仁。4～6 月、11～12 月各采一次，早晨摘取成熟果实，剖开果皮，剥去假种皮，再敲脱壳状的种皮，取出种仁，用石灰乳浸一天后，缓火烘干。多系栽培。

【产地】　主产于印度尼西亚、马来西亚、斯里兰卡、印度等地。

【性状鉴别】　呈卵圆形或椭圆形，长 2～3cm，直径 1.5～2.5cm。表面灰棕色或灰黄色，有时外被白粉（石灰粉末）。全体有浅色纵行沟纹及不规则网状沟纹。种脐位于宽端，呈浅色圆形突起，合点呈暗凹陷。种脊呈纵沟状，连接两端。质坚，断面显棕黄色相杂的大理石花纹，宽端可见干燥皱缩的胚，富油性（图 2-5-57）。气香浓烈，味辛。

【质量】　以个大、坚实、体圆滑者为佳。

【功效】　温中行气，涩肠止泻。

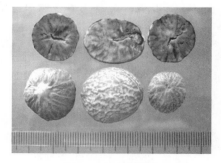

图 2-5-57　肉豆蔻

<h1 style="text-align:center">芥 子</h1>

【来源】 为十字花科植物白芥 *Sinapis alba* L. 或芥 *Brassica juncea*（L.）Czern. et Coss.的干燥成熟种子。前者习称"白芥子"，后者习称"黄芥子"。夏末秋初果实成熟时采割植株，晒干，打下种子，除去杂质。

【产地】 全国各地均产，以河南、安徽产量最大。

【性状鉴别】 （图 2-5-58、图 2-5-59）

1. **白芥子** 呈球形，直径 1.5～2.5mm。表面灰白色至淡黄色。具细微的网纹，有明显的点状种脐。种皮薄而脆，破开后内有白色折叠的子叶，有油性。气微，味辛辣。

2. **黄芥子** 较小，直径 1～2mm。表面黄色至棕黄色，少数呈暗红棕色。研碎后加水浸湿，则产生辛烈的特异臭气。

【质量】 黄芥子以子粒饱满、大小均匀、黄色或红棕色者为佳。

【功效】 温肺豁痰利气，散结通络止痛。

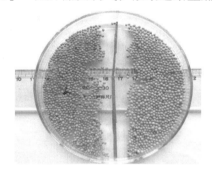
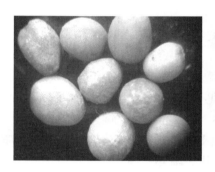

图 2-5-58 黄芥子（左）、白芥子（右）　　　　图 2-5-59 白芥子（放大）

<h1 style="text-align:center">覆 盆 子</h1>

【来源】 为蔷薇科植物华东覆盆子 *Rubus chingii* Hu 的干燥果实。野生。夏初果实由绿变黄绿时采收，除去梗、叶，置沸水中略烫或略蒸，取出干燥。

【产地】 主产于浙江金华、兰溪、盐城临海、绍兴嵊州、温州青田，福建宁德及湖北恩施、襄阳等地。此外，陕西、贵州、东北三省等地亦产。

【性状鉴别】 为聚合果，由多数小核果聚合而成，呈圆锥形或扁圆锥形，高 0.6～1.3cm，直径 0.5～1.2cm。表面黄绿色或淡棕色，顶端钝圆，基部中心凹入。宿萼棕褐色，下有果梗痕（图 2-5-60）。小果易剥落，每个小果呈半月形，背面密被灰白色茸毛，两侧有明显的网纹，腹部有突起的棱线（图 2-5-61）。体轻，质硬。气微，味微酸涩。

【质量】 以个大、坚实、黄绿色者为佳。

【功效】 益肾固精缩尿，养肝明目。

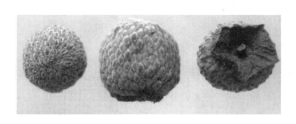
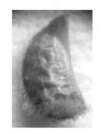

图 2-5-60 覆盆子　　　　图 2-5-61 小核果（放大）

<h1 style="text-align:center">槐 角</h1>

【来源】 为豆科植物槐 *Sophora japonica* L. 的干燥成熟果实。冬季采收，除去杂质，干燥。

【产地】 全国各地均产，主产于河北、山东、江苏、辽宁等地。

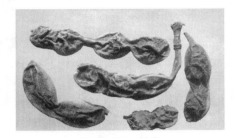

图 2-5-62　槐角

【性状鉴别】　呈连珠状，长 1～6cm，直径 0.6～1cm。表面黄绿色或黄褐色，皱缩而粗糙，背缝线一侧呈黄色（图 2-5-62）。质柔润，干燥皱缩，易在收缩处折断，断面黄绿色，有黏性。种子 1～6 粒，肾形，长约 8mm，表面光滑，棕黑色，一侧有灰白色圆形种脐；质坚硬，子叶 2，黄绿色。果肉气微，味苦，种子嚼之有豆腥气。

【质量】　以果大、饱满、色黄绿、干燥、质柔润者为佳。

【功效】　清热泻火，凉血止血。

地 肤 子

【来源】　为藜科植物地肤 Kochia scoparia（L.）Schrad.的干燥成熟果实。秋季果实成熟时采收植株，晒干，打下果实，除去杂质。

【产地】　主产于河北、山西、山东。全国其他地区亦有产。

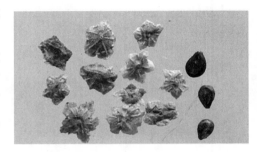

图 2-5-63　地肤子

【性状鉴别】　呈扁球状五角星形，直径 1～3mm。外被宿存花被，表面灰绿色或浅棕色，周围具膜质小翅 5 枚，背面中心有微突起的点状果梗痕及放射状脉纹 5～10 条；剥离花被，可见膜质果皮，半透明。种子扁卵形，约 1mm，黑色（图 2-5-63～图 2-5-65）。气微，味微苦。

【质量】　以充实饱满、色灰绿、无杂质者为佳。

【功效】　清热利湿，祛风止痒。

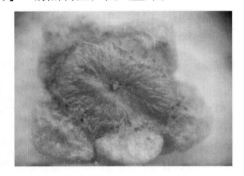

图 2-5-64　地肤子正面放大

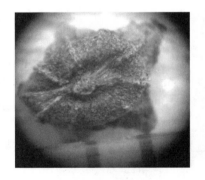

图 2-5-65　地肤子背面放大

化 橘 红

【来源】　为芸香科植物化州柚 Citrus grandis 'Tomentosa' 或柚 Citrus grandis（L.）Osbeck 的未成熟或近成熟的干燥外层果皮。前者习称"毛橘红"，后者习称"光七爪""光五爪"。夏季果实未成熟时采收，置沸水中略烫后，将果皮割成 5 或 7 瓣，除去果瓤及部分中果皮，压制成形，干燥。

【产地】　主产于广东、广西、湖南及四川等地。

【性状鉴别】

1. **化州柚外层果皮**　呈对折的七角或展平的五角星状，单片呈柳叶形。完整者展平后直径 15～28cm，厚 0.2～0.5cm。外表面黄绿色，密布茸毛，有皱纹及小油室；内表面黄白色或淡黄棕色，有脉络纹（图 2-5-66～图 2-5-69）。质脆，易折断，断面不整齐，外缘有 1 列不整齐的下凹的油室，内侧稍柔而有弹性。气芳香，味苦、微辛。

2. **柚外层果皮**　外表面黄绿色至黄棕色，无毛。

【质量】　均以皮薄均匀、气味浓者为佳。外表面有细绒毛者为佳。

【功效】　理气宽中，燥湿化痰。

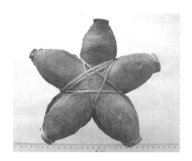

图 2-5-66　化橘红（五爪）

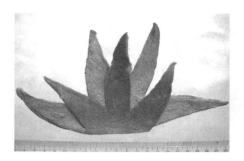

图 2-5-67　化橘红（七爪）

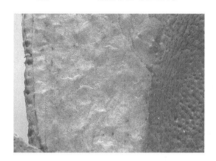

图 2-5-68　内表面（七爪）

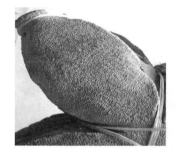

图 2-5-69　外表面（五爪）

鸦 胆 子

【来源】　为苦木科植物鸦胆子 *Brucea javanica*（L.）Merr.的干燥成熟果实。秋季果实成熟时采收，除去杂质，晒干。

【产地】　主产于广东、广西、福建、台湾等地。

【性状鉴别】　呈卵形，长 6～10mm，直径 4～7mm。表面黑色或棕色，有隆起的网状皱纹，网眼呈不规则的多角形，两侧有明显的棱线，顶端渐尖，基部有凹陷的果梗痕（图 2-5-70、图 2-5-71）。果壳质硬而脆，种子卵形，长 5～6mm，直径 3～5mm，表面类白色或黄白色，具网纹；种皮薄，子叶乳白色，富油性。无臭，味极苦。

【质量】　以粒大，饱满，种仁色白，油性足者为佳。

【功效】　清热解毒，截疟，止痢；外用腐蚀赘疣。

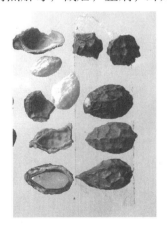

图 2-5-70　鸦胆子

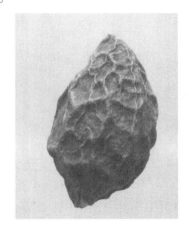

图 2-5-71　鸦胆子（放大）

胡 芦 巴

【来源】　为豆科植物胡芦巴 *Trigonella foenum-graecum* L. 的干燥成熟种子。夏季果实成熟时采割植株，晒干，打下种子，除去杂质。

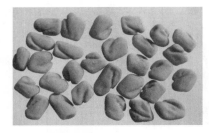

图 2-5-72 胡芦巴

【产地】 主产于河南、安徽、四川等地。云南、陕西、新疆等地亦有生产。

【性状鉴别】 略呈斜方形或矩形，长 3～4mm，宽 2～3mm，厚约 2mm。表面黄绿色或黄棕色，平滑，两侧各具一深斜沟，相交处有点状种脐（图 2-5-72）。质坚硬，不易破碎。种皮薄，胚乳呈半透明状，具黏性；子叶 2，淡黄色，胚根弯曲，肥大而长。气香，味微苦。

【质量】 以粒大、饱满、坚实者为佳。

【功效】 温肾助阳，祛寒止痛。

白　果

【来源】 为银杏科植物银杏 *Ginkgo biloba* L.的干燥成熟种子。秋季种子成熟时采收，除去肉质外种皮，洗净，稍蒸或略煮后，烘干。

【产地】 全国大部分地区有栽培。主产于广西、四川、河南、山东、湖北、辽宁等地。

【性状鉴别】 略呈椭圆形，一端稍尖，另端钝，长 1.5～2.5cm，宽 1～2cm，厚约 1cm。表面黄白色或淡棕黄色，平滑，具 2～3 条棱线。中种皮（壳）骨质，坚硬。内种皮膜质，种仁宽卵球形或椭圆形，一端淡棕色，另一端金黄色，横断面外层黄色，胶质样，内层淡黄色或淡绿色，粉性，中间有空隙（图 2-5-73、图 2-5-74）。气微，味甘、微苦。

【质量】 以个大均匀、种仁饱满、壳色白黄者为佳。

【功效】 敛肺定喘，止带缩尿。

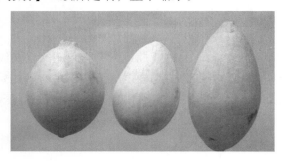

图 2-5-73 白果

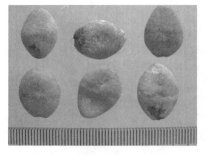

图 2-5-74 白果仁

银　杏　叶

【来源】 为银杏科植物银杏 *Ginkgo biloba* L.的干燥叶。秋季叶尚绿时采收，及时干燥。

【产地】 全国大部分地区有栽培。主产于广西、四川、河南、山东、湖北、辽宁等地。

【性状鉴别】 本品多皱折或破碎，完整者呈扇形，长 3～12cm，宽 5～15cm。黄绿色或浅棕黄色，上缘呈不规则的波状弯曲，有的中间凹入，深者可达叶长的 4/5。具二叉状平行叶脉，细而密，光滑无毛，易纵向撕裂。叶基楔形，叶柄长 2～8cm（图 2-5-75）。体轻。气微，味微苦。

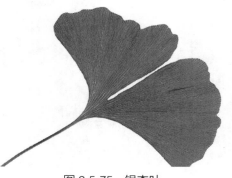

图 2-5-75 银杏叶

【质量】 以叶色黄绿、整齐不破者为佳。

【功效】 活血化瘀，通络止痛，敛肺平喘，化浊降脂。

柏　子　仁

【来源】 为柏科植物侧柏 *Platycladus orientalis*（L.）Franco 的干燥成熟种仁。秋、冬二季采收成熟种子，晒干，除去种皮，收集种仁。

【产地】　主产于山东、山西、河北、河南、安徽、辽宁等地，其他各地亦产。

【性状鉴别】　（图 2-5-76）

呈长卵形或长椭圆形，长 4～7mm，直径 1.5～3mm。表面黄白色或淡黄棕色，外包膜质内种皮，顶端略尖，有深褐色的小点，基部钝圆。质软，富油性。气微香，味淡。

【质量】　以颗粒充实、黄白色、不泛油、无皮壳者为佳。

【功效】　养心安神，润肠通便，止汗。

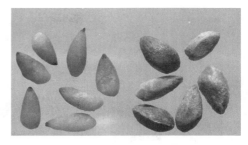

图 2-5-76　柏子仁（左）、壳柏子（右）

女 贞 子

【来源】　为木犀科植物女贞 *Ligustrum lucidum* Ait. 的干燥成熟果实。冬季果实成熟时采收，除去枝叶，稍蒸或置沸水中略烫后，干燥；或直接干燥。

【产地】　主产于江苏、浙江、湖南、福建、广西、江西、四川等地。此外，贵州、广东、湖北、河南、安徽、陕西等地亦产。

【性状鉴别】　呈卵形、椭圆形或肾形，长 6～8.5mm，直径 3.5～5.5mm。表面黑紫色或灰黑色，皱缩不平，基部有果梗痕或具宿萼及短梗（图 2-5-77、图 2-5-78）。体轻。外果皮薄，中果皮较松软，易剥离，内果皮木质，黄棕色，具纵棱，破开后种子通常为 1 粒，肾形，紫黑色，油性。无臭，味甘、微苦涩。

【质量】　以粒大饱满、果实呈肾形、质坚实者为佳。

【功效】　滋补肝肾，明目乌发。

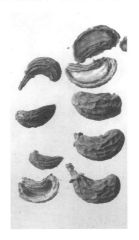 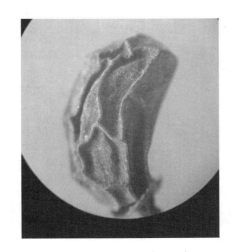

图 2-5-77　女贞子　　　　　　　图 2-5-78　女贞子（放大）

蔓 荆 子

【来源】　为马鞭草科植物单叶蔓荆 *Vitex trifolia* L. var. *simplicifolia* Cham. 或蔓荆 *Vitex trifolia* L. 的干燥成熟果实。秋季果实成熟时采收，除去杂质，晒干。

【产地】　主产于山东、浙江、江西、福建等地。以山东产量较大。

【性状鉴别】　呈球形，直径 4～6mm。表面灰黑色或黑褐色，被灰白色粉霜状绒毛，有纵向浅沟 4 条，顶端微凹，基部有灰白色宿萼及短果梗（图 2-5-79～图 2-5-82）。萼长为果实的 1/3～2/3，5 齿裂，其中 2 裂较深，密被茸毛。体轻，质坚韧，不易破碎。横切面可见 4 室，每室有种子 1 枚。气特异而芳香，味淡、微辛。

【质量】　以粒大、饱满、气味浓者为佳。

【功效】　疏散风热，清利头目。

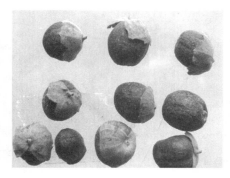

图 2-5-79　蔓荆子

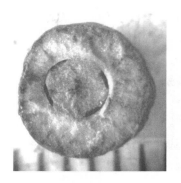

图 2-5-80　蔓荆子横切面

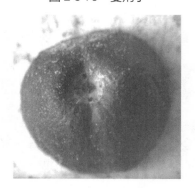

图 2-5-81　蔓荆子顶端放大

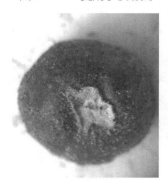

图 2-5-82　蔓荆子基部放大

韭　菜　子

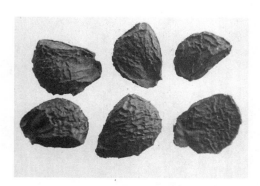

图 2-5-83　韭菜子

【来源】　为百合科植物韭菜 *Allium tuberosum* Rottl. ex Spreng.的干燥成熟种子。秋季果实成熟时采收果序，晒干，搓出种子，除去杂质。

【产地】　全国各地有栽培。河北、山西、吉林、江苏、山东、安徽、河南产量较大。

【性状鉴别】　呈半圆形或半卵圆形，略扁，长 2～4mm，宽 1.5～3mm。表面黑色，一面凸起，粗糙，有细密的网状皱纹，另一面微凹，皱纹不甚明显。顶端钝，基部稍尖，有点状突起的种脐（图 2-5-83）。质硬。气特异，味微辛。

【质量】　以颗粒饱满、色黑、无杂质者为佳。

【功效】　温补肝肾，壮阳固精。

牛　蒡　子

【来源】　为菊科植物牛蒡 *Arctium lappa* L. 的干燥成熟果实。秋季果实成熟时采收果序，晒干，打下果实，除去杂质，再晒干。

【产地】　主产于河北、吉林、辽宁、浙江、重庆永川等地。四川主产于绵阳、南充、达州达县、成都温江、凉山等地。

【性状鉴别】　呈长倒卵形，略扁，微弯曲，长 5～7mm，宽 2～3mm。表面灰褐色，带紫黑色斑点，有数条纵棱，通常中间 1～2 条较明显。顶端钝圆，稍宽，顶面有圆环，中间具点状花柱残迹；基部略窄，着生面色较淡（图 2-5-84～图 2-5-86）。果皮较硬，子叶 2，淡黄白色，富油性。气微，味苦后微辛而稍麻舌。

【质量】　以身干、质净、无杂质、无霉变为合格，以粒大、

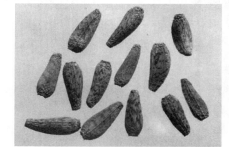

图 2-5-84　牛蒡子

饱满、外皮灰褐色为佳。

　　【功效】　疏散风热，宣肺透疹，解毒利咽。

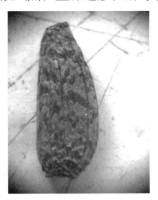 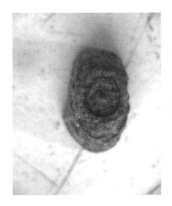

图 2-5-85　牛蒡子表面放大　　　　　图 2-5-86　牛蒡子顶端放大

大　腹　皮

　　【来源】　为棕榈科植物槟榔 *Areca catechu* L.的干燥果皮。冬季至次春采收未成熟的果实，煮后干燥，纵剖两瓣，剥取果皮，习称"大腹皮"；春末至秋初采收成熟果实，煮后干燥，剥取果皮，打松，晒干，习称"大腹毛"。

　　【产地】　主产于广东，湖南、云南、台湾、广西、福建等地亦产。

　　【性状鉴别】

　　1. 大腹皮　略呈椭圆形或长卵形瓢状，长 4～7cm，宽 2～3.5cm，厚 0.2～0.5cm。外果皮深棕色至近黑色，具不规则的纵皱纹及隆起的横纹，顶端有花柱残痕，基部有果梗及残存萼片。内果皮凹陷，褐色或深棕色，光滑呈硬壳状。体轻，质硬，纵向撕裂后可见中果皮纤维（图 2-5-87）。气微，味微涩。

　　2. 大腹毛　略呈椭圆形或瓢状。外果皮多已脱落或残存。中果皮棕毛状，黄白色或淡棕色，疏松质柔。内果皮硬壳状，黄棕色至棕色，内表面光滑，有时纵向破裂（图 2-5-88）。气微，味淡。

　　【质量】　以黄白色、质柔韧、疏松者为好，以大腹皮质佳。

　　【功效】　养阴生津，润肺清心。

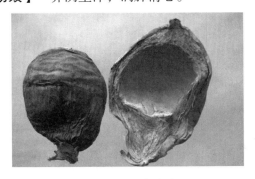 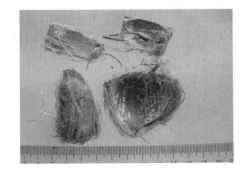

图 2-5-87　大腹皮　　　　　图 2-5-88　大腹毛

草　果

　　【来源】　为姜科植物草果 *Amomum tsaoko* Crevost et Lemaire 的干燥成熟果实。秋季果实成熟时采收，除去杂质，晒干或低温干燥。

　　【产地】　主产于云南省文山地区，广西南宁、百色地区，贵州省罗甸等地。

　　【性状鉴别】　呈长椭圆形，具三钝棱，长 2～4cm，直径 1～2.5cm。表面灰棕色至红棕色，具纵沟及棱线，顶端有圆形突起的柱基，基部有果梗或果梗痕。果皮质坚韧，易纵向撕裂。剥去外皮，中间有黄棕色隔膜，将种子团分成 3 瓣，每瓣有种子多为 8～11 粒（图 2-5-89）。种子呈圆锥状多面体，直径约 5mm；表面红棕色，外被灰白色膜质的假种皮，种脊为一条纵沟，尖端有凹状的种脐；质硬，胚乳灰白色（图 2-5-90）。有特异香气，味辛、微苦。

【质量】　以个大，饱满，色红棕，气味浓者为佳。

【功效】　燥湿温中，截疟除痰。

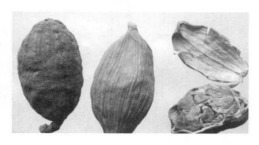 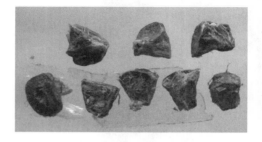

图 2-5-89　草果　　　　　　　　　　　　　图 2-5-90　草果种子

草 豆 蔻

【来源】　为姜科植物草豆蔻 *Alpinia katsumadai* Hayata 的干燥近成熟种子。夏、秋二季采收，晒至九成干，或用水略烫，晒至半干，除去果皮，取出种子团，晒干。

【产地】　主产于海南、广东湛江，广西玉林、钦州、梧州，以及云南等地。

【性状鉴别】　为类球形的种子团，直径 1.5～2.7cm。表面灰褐色，中间有黄白色的隔膜，将种子团分成 3 瓣，每瓣有种子多数，粘连紧密，种子团略光滑（图 2-5-91、图 2-5-92）。种子为卵圆状多面体，长 3～5mm，直径约 3mm，外被淡棕色膜质假种皮，种脊为一条纵沟，一端有种脐；质硬，将种子沿种脊纵剖两瓣，纵断面观呈斜心形，种皮沿种脊向内伸入部分约占整个表面积的 1/2；胚乳灰白色。气香，味辛、微苦。

【质量】　以个大，饱满，气味浓者为佳。

【功效】　燥湿行气，温中止呕。

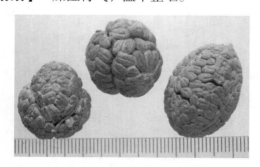 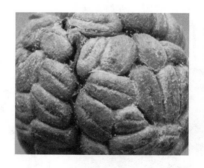

图 2-5-91　草豆蔻种子团　　　　　　　　　　图 2-5-92　草豆蔻种子团外表面放大

益 智

【来源】　为姜科植物益智 *Alpinia oxyphylla* Miq. 的干燥成熟果实。夏、秋间果实由绿变红时采收，晒干或低温干燥。

【产地】　主产于海南省，为海南特产药材。广东湛江、肇庆、汕头地区，及广西、云南、福建等地有引种。

【性状鉴别】　呈椭圆形，两端略尖，长 1.2～2cm，直径 1～1.3cm。表面棕色或灰棕色，有纵向凹凸不平的突起棱线 13～20 条，顶端有花被残基，基部常残存果梗（图 2-5-93）。果皮薄而稍韧，与种子紧贴，种子集结成团，中有隔膜将种子团分为 3 瓣，每瓣有种子 6～11 粒（图 2-5-94）。种子呈不规则的扁圆形，略有钝棱，直径约 3mm，表面灰褐色或灰黄色，外被淡棕色膜质的假种皮；质硬，胚乳白色。有特异香气，味辛，微苦。

【质量】 以粒大，饱满，气味浓者为佳。

【功效】 暖肾固精缩尿，温脾止泻摄唾。

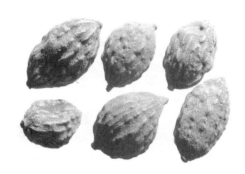

图 2-5-93 益智

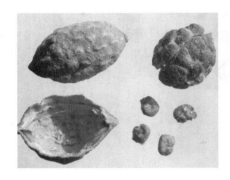

图 2-5-94 益智果皮、种子

胡 椒

【来源】 为胡椒科植物胡椒 *Piper nigrum* L.的干燥近成熟或成熟果实。秋末至次春果实呈暗绿色时采收，晒干，为黑胡椒；果实变红时采收，用水浸渍数日，擦去果肉，晒干，为白胡椒。

【产地】 主产于广东、广西、云南等地。

【性状鉴别】 （图 2-5-95～图 2-5-97）

1. **黑胡椒** 呈球形，直径 3.5～5mm。表面黑褐色，具隆起网状皱纹，顶端有细小花柱残迹，基部有自果轴脱落的疤痕。质硬，外果皮可剥离，内果皮灰白色或淡黄色。断面黄白色，粉性，中有小空隙。气芳香，味辛辣。

2. **白胡椒** 表面灰白色或淡黄白色，平滑，顶端与基部间有多数浅色线状条纹。

【质量】 黑胡椒以饱满、粒大、色黑、皮皱、气味强烈者为佳。白胡椒以个大粒圆、坚实、色白或灰白、气味浓烈者为佳。

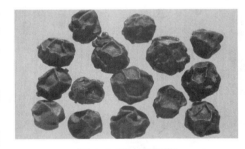

图 2-5-95 黑胡椒

【功效】 温中散寒，下气，消痰。

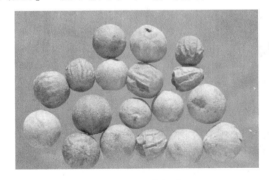

图 2-5-96 白胡椒

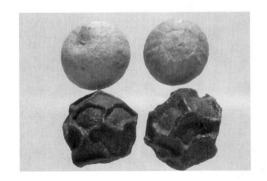

图 2-5-97 胡椒放大

蒺 藜

【来源】 为蒺藜科植物蒺藜 *Tribulus terrestris* L. 的干燥成熟果实。秋季果实成熟时采割植株，晒干，打下果实，除去杂质。

【产地】 主产于河南、河北、山东、山西及北方其他各地。

【性状鉴别】 由 5 个分果瓣组成，呈放射状排列，直径 7～12mm。常裂为单一的分果瓣，分果瓣呈斧状，长 3～6mm；背部黄绿色，隆起，有纵棱及多数小刺，并有对称的长刺和短刺各 1 对，两侧面粗糙，有网纹，灰白色（图 2-5-98、图 2-5-99）。质坚硬。气微，味苦、辛。

【质量】　以颗粒均匀、饱满坚实、色黄绿者为佳。

【功效】　平肝解郁，活血祛风，明目，止痒。

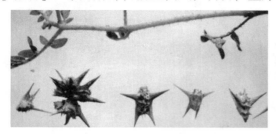
图 2-5-98　蒺藜

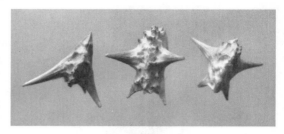
图 2-5-99　蒺藜（放大）

佛　手

【来源】　为芸香科植物佛手 *Citrus medica* L. var. *sarcodactylis* Swingle 的干燥果实。秋季果实尚未变黄或变黄时采收，纵切成薄片，晒干或低温干燥。

【产地】　主产于四川、云南、广西、广东以及浙江、福建等地。

【性状鉴别】　为类椭圆形或卵圆形的薄片，常皱缩或卷曲。长 6～10cm，宽 3～7cm，厚 0.2～0.4cm。顶端稍宽，常有 3～5 个手指状的裂瓣，基部略窄，有的可见果梗痕。外皮黄绿色或橙黄色，有皱纹及油点（图 2-5-100、图 2-5-101）。果肉浅黄白色，散有凹凸不平的线状或点状维管束。质硬而脆，受潮后柔韧。气香，味微甜后苦。

【质量】　川佛手以片厚均匀、绿皮白肉、气味清香浓郁者为佳。广佛手以片大而薄、黄皮白肉、气味香甜者为佳。

【功效】　疏肝理气，和胃止痛，燥湿化痰。

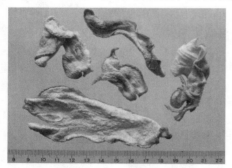
图 2-5-100　佛手

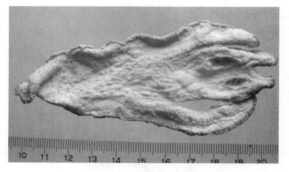
图 2-5-101　佛手（放大）

胖　大　海

【来源】　为梧桐科植物胖大海 *Sterculia lychnophora* Hance 的干燥成熟种子。

【产地】　主产于越南、泰国、印度尼西亚、马来西亚、缅甸、柬埔寨、老挝等地。

【性状鉴别】　呈纺锤形或椭圆形，长 2～3cm，直径 1～1.5cm。先端钝圆，基部略尖而歪，具浅色的圆形种脐，表面棕色或暗棕色，微有光泽，具不规则的干缩皱纹。外层种皮极薄，质脆，易脱落。中层种皮较厚，黑褐色，质松易碎，遇水膨胀成海绵状（图 2-5-102～图 2-5-104）。断面可见散在的树脂状小点。内层种皮可与中层种皮剥离，稍革质，内有 2 片肥厚胚乳，广卵形；子叶 2 枚，菲薄，紧贴于胚乳内侧，与胚乳等大。气微，味淡，嚼之有黏性。取本品数粒置烧杯中，加沸水适量，放置数分钟即吸水膨胀成棕色半透明的海绵状物。

【质量】　以颗粒大、皮紧细、无破碎者为佳。

【功效】　清热润肺，利咽开音，润肠通便。

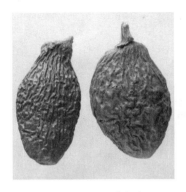

图 2-5-102 胖大海

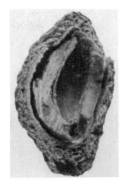

图 2-5-103 胖大海剖面

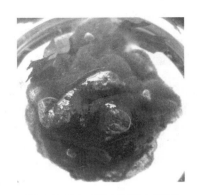

图 2-5-104 胖大海吸水膨胀

薏 苡 仁

【来源】 为禾本科植物薏苡 *Coix lacryma-jobi* L. var. mayuen（Roman.）Stapf 的干燥成熟种仁。秋季果实成熟时采割植株，晒干，打下果实，再晒干，除去外壳、黄褐色种皮及杂质，收集种仁。

【产地】 全国大部分地区均产。

【性状鉴别】 呈宽卵形或长椭圆形，长 4～8mm，宽 3～6mm。表面乳白色，光滑，偶有残存的黄褐色种皮；一端钝圆，另端较宽而微凹，有 1 淡棕色点状种脐；背面圆凸，腹面有 1 条较宽而深的纵沟（图 2-5-105）。质坚实，断面白色，粉性。气微，味微甜。

【质量】 以身干、粒大饱满、色白、无碎屑者为佳。

【功效】 利水渗湿，健脾止泻，除痹，排脓，解毒散结。

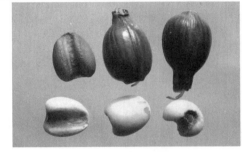

图 2-5-105 薏苡仁

青 葙 子

【来源】 为苋科植物青葙 *Celosia argentea* L. 的干燥成熟种子。秋季果实成熟时采割植株或摘取果穗，晒干，收集种子，除去杂质。

【产地】 全国大部分地区均产。

【性状鉴别】 呈扁圆形，少数呈圆肾形，直径 1～1.5mm。表面黑色或红黑色，光亮，中间微隆起，侧边微凹处有种脐（图 2-5-106、图 2-5-107）。种皮薄而脆。气微，无味。

【质量】 以饱满、色黑、光亮者为佳。

【功效】 清肝泻火，明目退翳。

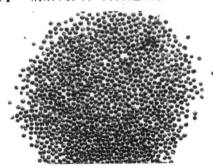

图 2-5-106 青葙子

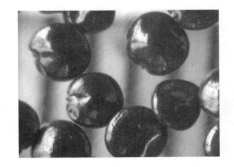

图 2-5-107 青葙子（放大）

车 前 子

【来源】 为车前科植物车前 *Plantago asiatica* L. 或平车前 *Plantago depressa* Willd.的干燥成熟种子。夏、秋二季种子成熟时采收果穗，晒干，搓出种子，除去杂质。

【产地】 全国大部分地区均产。主产于东北、华北、华东地区。

【性状鉴别】　呈椭圆形、不规则长圆形或三角状长圆形，略扁，长约 2mm，宽约 1mm。表面黄棕色至黑褐色，有细皱纹，一面有灰白色凹点状种脐（图 2-5-108、图 2-5-109）。质硬。气微，味淡。

【质量】　以粒大、紫黑色、干净、无杂质者为佳。

【功效】　清热利尿通淋，渗湿止泻，明目，祛痰。

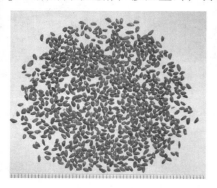

图 2-5-108　车前子

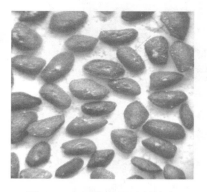

图 2-5-109　车前子（放大）

莱　菔　子

【来源】　为十字花科植物萝卜 *Raphanus sativus* L. 的干燥成熟种子。夏季果实成熟时采割植株，晒干，搓出种子，除去杂质，再晒干。

【产地】　全国各地均产。

【性状鉴别】　呈类卵圆形或椭圆形，稍扁，长 2.5～4mm，宽 2～3mm。表面黄棕色、红棕色或灰棕色。一端有深棕色圆形种脐，一侧有数条纵沟（图 2-5-110、图 2-5-111）。种皮薄而脆，子叶 2，黄白色，有油性。气微，味淡、微苦辛。

【质量】　以粒大、饱满、油性大者为佳。

【功效】　消食除胀，降气化痰。

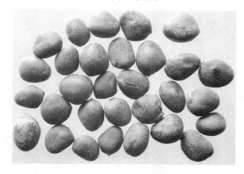

图 2-5-110　莱菔子

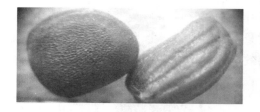

图 2-5-111　莱菔子（放大）

紫　苏　子

【来源】　为唇形科植物紫苏 *Perilla frutescens*（L.）Britt.的干燥成熟果实。秋季果实成熟时采收，除去杂质，晒干。

【产地】　主产于湖北、江苏、河南、山东等地。

【性状鉴别】　呈卵圆形或类球形，直径约 1.5mm。表面灰棕色或灰褐色，有微隆起的暗紫色网纹，基部稍尖，有灰白色点状果梗痕（图 2-5-112、图 2-5-113）。果皮薄而脆，易压碎。种子黄白色，种皮膜质，子叶 2，类白色，有油性。压碎有香气，味微辛。

【质量】　以颗粒饱满、均匀、灰棕色、无杂质者为佳。

【功效】　降气化痰，止咳平喘，润肠通便。

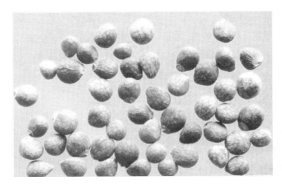

图 2-5-112 紫苏子

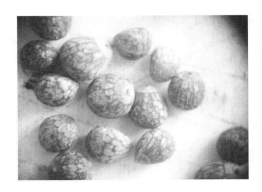

图 2-5-113 紫苏子（放大）

青 皮

【来源】 为芸香科植物橘 *Citrus reticulata* Blanco 及其栽培变种的干燥幼果或未成熟果实的果皮。5～6 月收集自落的幼果，晒干，习称"个青皮"；7～8 月采收未成熟的果实，在果皮上纵剖成四瓣至基部，除尽瓤瓣，晒干，习称"四花青皮"。

【产地】 主产于广东、浙江、福建、江西、湖南、广西、四川、台湾等地。

【性状鉴别】 （图 2-5-114～图 2-5-116）

1. **四化青皮** 果皮剖成 4 裂片，裂片长椭圆形，长 4～6cm，厚 0.1～0.2cm。外表面灰绿色或黑绿色，密生多数油室；内表面类白色或黄白色，粗糙，附黄白色或黄棕色小筋络。质稍硬，易折断，断面外缘有油室 1～2 列。气香，味苦、辛。

2. **个青皮** 呈类球形，直径 0.5～2cm。表面灰绿色或黑绿色，微粗糙，有细密凹下的油室，顶端有稍突起的柱基，基部有圆形果梗痕。质硬，断面中果皮黄白色或淡黄棕色，厚 0.1～0.2cm，外缘有油室 1～2 列。瓤囊 8～10 瓣，淡棕色。气清香，味酸、苦、辛。

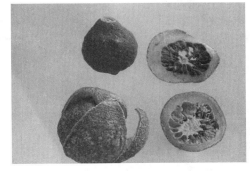

图 2-5-114 青皮

【质量】 以外皮青、内色白、香气浓者为佳。

【功效】 疏肝破气，消积化滞。

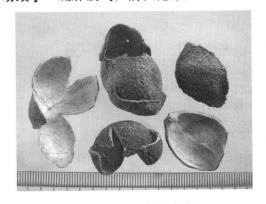

图 2-5-115 四化青皮

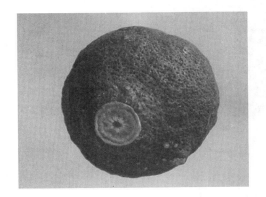

图 2-5-116 个青皮放大

川 楝 子

【来源】 为楝科植物川楝 *Melia toosendan* Sieb.et Zucc.的干燥成熟果实。冬季果实成熟时采收，除去杂质，干燥。

【产地】 主产于四川、云南、贵州、甘肃等地。

【性状鉴别】　呈类球形，直径 2～3.2cm。表面金黄色至棕黄色，微有光泽，少数凹陷或皱缩，具深棕色小点。顶端有花柱残痕，基部凹陷，有果梗痕。外果皮革质，与果肉间常成空隙，果肉松软，淡黄色，遇水润湿显黏性（图 2-5-117、图 2-5-118）。果核球形或卵圆形，质坚硬，两端平截，有 6～8 条纵棱，内分 6～8 室，每室含黑棕色长圆形的种子 1 粒（图 2-5-119、图 2-5-120）。

【质量】　以个大饱满，色黄，肉厚而虚软者为佳。

【功效】　疏肝泄热，行气止痛，杀虫。

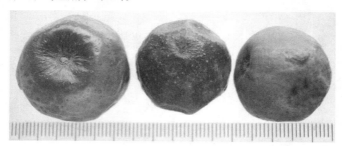

图 2-5-117　川楝子

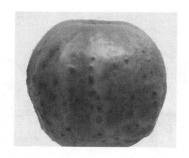

图 2-5-118　川楝子表面

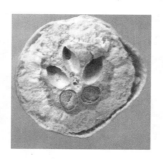

图 2-5-119　川楝子横断面

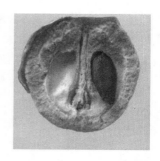

图 2-5-120　川楝子纵剖面及种子

千 金 子

【来源】　为大戟科植物续随子 Euphorbia lathyris L. 的干燥成熟种子。夏、秋二季果实成熟时采收，除去杂质，干燥。

【产地】　分布于陕西、山东、江苏、安徽、浙江、台湾、福建、江西、湖北、湖南、四川、云南、广西、广东等地；亚洲东南部也有分布。

【性状鉴别】　本品呈椭圆形或倒卵形，长约 5mm，直径约 4mm。表面灰棕色或灰褐色，具不规则网状皱纹，网孔凹陷处灰黑色，形成细斑点。一侧有纵沟状种脊，顶端为突起的合点，下端为线形种脐，基部有类白色突起的种阜或具脱落后的疤痕（图 2-5-121）。种皮薄脆。种仁白色或黄白色，富油质。气微。味辛。

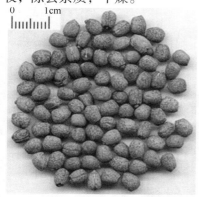

图 2-5-121　千金子

【质量】　以粒充实饱满、无杂质者为佳。

【功效】　泻下逐水，破血消癥；外用疗癣蚀疣。

诃 子

【来源】　为使君子科植物诃子 Terminalia chebula Retz.或绒毛诃子 Terminalia chebula Retz. var. tomentella Kurt.的干燥成熟果实。秋、冬二季果实成熟时采收，除去杂质，晒干。

【产地】　主产于云南、广东、广西等地。

【性状鉴别】　为长圆形或卵圆形，长 2～4cm，直径 2～2.5cm。表面黄棕色或暗棕色，略具光泽，有 5～6 条纵棱线及不规则的皱纹，基部有圆形果梗痕。质坚实（图 2-5-122）。果肉厚 0.2～0.4cm，黄棕色或黄褐色（图 2-5-123）。果核长 1.5～2.5cm，直径 1～1.5cm，浅黄色，粗糙，坚硬。种子狭长纺锤形,长约 1cm,直径 0.2～0.4cm;种皮黄棕色,子叶 2,白色,相互重叠卷旋。无臭,味酸涩后甜。

【质量】 以黄棕色、坚实、肉厚、有光泽者为佳。

【功效】 涩肠止泻,敛肺止咳,降火利咽。

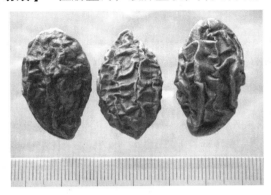

图 2-5-122 诃子

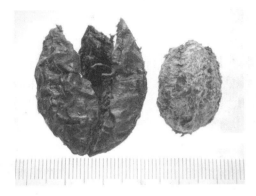

图 2-5-123 诃子果肉、果核

苍 耳 子

【来源】 为菊科植物苍耳 *Xanthium sibiricum* Patr.的干燥成熟带总苞的果实。秋季果实成熟时采收,干燥,除去梗、叶等杂质。

【产地】 全国大部分地区均产。

【性状鉴别】 呈纺锤形或卵圆形,长 1～1.5cm,直径 0.4～0.7cm。表面黄棕色或黄绿色,全体有钩刺,顶端有 2 枚较粗的刺,分离或相连,基部有果梗痕(图 2-5-124)。质硬而韧,横切面中央有纵隔膜,2 室,各有 1 枚瘦果。瘦果略呈纺锤形,一面较平坦,顶端具 1 突起的花柱基,果皮薄,灰黑色,具纵纹。种皮膜质,浅灰色,子叶 2,有油性(图 2-5-125)。气微,味微苦。

【质量】 以果实饱满、粒大、带绿色者为佳。

【功效】 散风寒,通鼻窍,祛风湿。

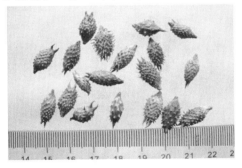

图 2-5-124 苍耳子

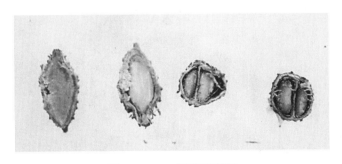

图 2-5-125 苍耳子剖面

芡 实

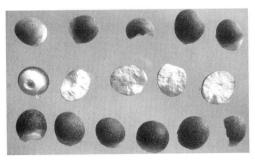

图 2-5-126 芡实

【来源】 为睡莲科植物芡 *Euryale ferox* Salisb. 的干燥成熟种仁。秋末冬初采收成熟果实,除去果皮,取出种子,洗净,再除去硬壳(外种皮),晒干。

【产地】 主产于江苏、山东、湖北、湖南、四川等地。此外,安徽、福建、河南、河北、浙江、吉林等地亦产。

【性状鉴别】 呈类球形,多为破粒,完整者直径 5～8mm。表面有棕红色内种皮,一端黄白色,约占全体 1/3,有凹点状的种脐痕,除去内种皮显白色(图 2-5-126)。质较硬,断面白色,粉性。气微,味淡。

【质量】　北芡实：劈开而皮色白者叫"白皮芡实"，质佳。皮色红者叫红皮芡实，质次（新子劈的多白皮，陈子劈的多红皮）。圆芡：洪泽湖所产的称"池芡"，其粒较大，肉质硬性；苏志湖泊所产的称"南塘芡"，其粒细小，肉质糯性，为佳品。

【功效】　益肾固精，补脾止泻，除湿止带。

罗　汉　果

【来源】　为葫芦科植物罗汉果 *Siraitia grosvenorii*（Swingle）C. Jeffrey ex A. M. Lu et Z. Y. Zhang 的干燥果实。秋季果实由嫩绿变深绿色时采收，晾数天后，低温干燥。

【产地】　主产于广西、广东、湖南等地。

【性状鉴别】　呈卵形、椭圆形或球形，长 4.5～8.5cm，直径 3.5～6cm。表面褐色、黄褐色或绿褐色，有深色斑块和黄色柔毛，有的具 6～11 条纵纹。顶端有花柱残痕，基部有果梗痕。体轻，质脆，果皮薄，易破。果瓤（中、内果皮）海绵状，浅棕色。种子扁圆形，多数，长约 1.5cm，宽约 1.2cm；浅红色至棕红色，两面中间微凹陷，四周有放射状沟纹，边缘有槽（图 2-5-127～图 2-5-129）。气微，味甜。

【质量】　以果心不发白、不显湿状、摇不响为佳。

【功效】　清热润肺，利咽开音，滑肠通便。

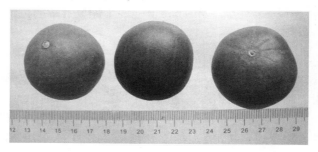

图 2-5-127　罗汉果

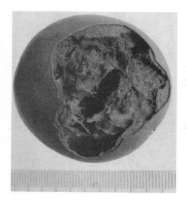

图 2-5-128　罗汉果果瓤

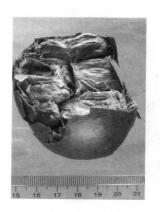

图 2-5-129　罗汉果剖面

丝　瓜　络

【来源】　为葫芦科植物丝瓜 *Luffa cylindrical*（L.）Roem. 的干燥成熟果实的维管束。夏、秋二季果实成熟、果皮变黄、内部干枯时采摘，除去外皮及果肉，洗净，晒干，除去种子。

【产地】　全国各地均产，以浙江、江苏所产者质量为好。

【性状鉴别】　为丝状维管束交织而成，多呈长棱形或长圆筒形，略弯曲，长 30～70cm，直径 7～10cm。表面淡黄白色。体轻，质韧，有弹性，不能折断（图 2-5-130）。横切面可见子房 3 室（图 2-5-131），呈空洞状。气微，味淡。

【质量】　以筋细、质韧、洁白、无皮者为佳。

【功效】　祛风，通络，活血，下乳。

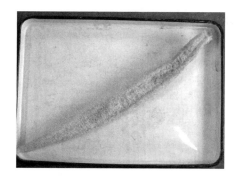

图 2-5-130　丝瓜络

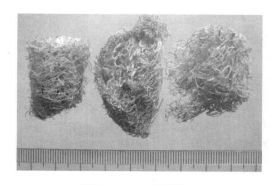

图 2-5-131　丝瓜络片

莲 子

【来源】　为睡莲科植物莲 *Nelumbo nucifera* Gaertn. 的干燥成熟种子。秋季果实成熟时采割莲房，取出果实，除去果皮，干燥。

【产地】　主产于福建、湖南、湖北、江西、江苏、浙江等地。

【性状鉴别】　略呈椭圆形或类球形，长 1.2～1.8cm，直径 0.8～1.4cm。表面浅黄棕色至红棕色，有细纵纹和较宽的脉纹。一端中心呈乳头状突起，深棕色，多有裂口，其周边略下陷。质硬，种皮薄，不易剥离。子叶 2，黄白色，肥厚，中有空隙，具绿色莲子心（图 2-5-132）。

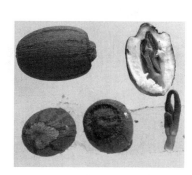

图 2-5-132　莲子

【质量】　以色青绿、完整、无莲肉混杂者为佳。

【功效】　补脾止泻，止带，益肾涩精，养心安神。

莲 子 心

【来源】　为睡莲科植物莲 *Nelumbo nucifera* Gaertn. 的成熟种子中的干燥幼叶及胚根。取出，晒干。

【产地】　主产于福建、湖南、湖北、江西、江苏、浙江等地。

【性状鉴别】　略呈细圆柱形，长 1～1.4cm，直径约 0.2cm。幼叶绿色，一长一短，卷成箭形，先端向下反折，两幼叶间可见细小胚芽。胚根圆柱形，长约 3mm，黄白色。质脆，易折断，断面有数个小孔。气微，味苦。

【质量】　以个大、色青绿、未经煮者为佳。

【功效】　清心安神，交通心肾，涩精止血。

白 扁 豆

【来源】　为豆科植物扁豆 *Dolichos lablab* L. 的干燥成熟种子。秋、冬二季采收成熟果实，晒干，取出种子，再晒干。

【产地】　主要分布于辽宁、河北、山西、陕西、山东、江苏、安徽、浙江、江西、福建、台湾、河南、湖北、湖南、广东、海南、广西、四川、贵州、云南等地。

【性状鉴别】　呈扁椭圆形或扁卵圆形，长 8～13mm，宽 6～9mm，厚约 7mm。表面淡黄白色或淡黄色，平滑，略有光泽，一侧边缘有隆起的白色眉状种阜（图 2-5-133）。质坚硬。种皮薄而脆，子叶 2，肥厚，黄白色。气微，味淡，嚼之有豆腥气。

【质量】　以平滑有光泽、质坚硬、种皮薄而脆、嚼之有豆腥气、颗粒饱满、色白者为佳。

【功效】　健脾化湿，和中消暑。

木 鳖 子

【来源】　为葫芦科植物木鳖 *Momordica cochinchinensis*（Lour.）Spreng. 的干燥成熟种子。冬季采收成熟果实，剖开，晒至半干，除去果肉，取出种子，干燥。

【产地】　生产于江苏、安徽、江西、福建、台湾、广东、广西、湖南、四川、贵州、云南和西藏等地。

【性状鉴别】 呈扁平圆板状，中间稍隆起或微凹陷，直径 2～4cm，厚约 0.5cm。表面灰棕色至黑褐色，有网状花纹，在边缘较大的一个齿状突起上有浅黄色种脐。外种皮质硬而脆，内种皮灰绿色，绒毛样。子叶 2，黄白色，富油性（图 2-5-134）。有特殊的油腻气，味苦。

【质量】 以子粒饱满、外皮坚硬、体重、种仁黄白色、不泛油者为佳。

【功效】 散结消肿，攻毒疗疮。

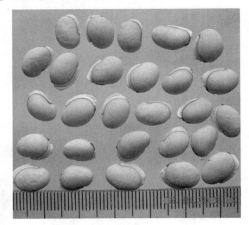

图 2-5-133 白扁豆

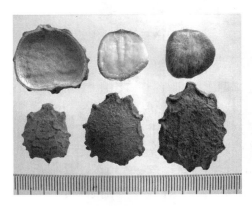

图 2-5-134 木鳖子

青 果

【来源】 为橄榄科植物橄榄 *Canarium album* Raeusch. 的干燥成熟果实。秋季果实成熟时采收，干燥。

【产地】 主产于福建、广东、四川、广西。多分布于我国温热地带。

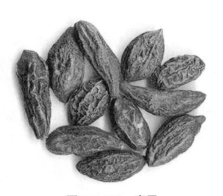

图 2-5-135 青果

【性状鉴别】 呈纺锤形，两端钝尖，长 2.5～4cm，直径 1～1.5cm。表面棕黄色或黑褐色，有不规则皱纹（图 2-5-135）。果肉灰棕色或棕褐色，质硬。果核梭形，暗红棕色，具纵棱；内分 3 室，各有种子 1 粒。无臭，果肉味涩，久嚼微甜。

【质量】 以颗粒均匀、无破碎、果肉厚者为佳。

【功效】 清热解毒，利咽，生津。

自 测 题

A 型题

1. 槟榔断面可见（ ）
   A. 云锦花纹 　　　　 B. 大理石样花纹
   C. 星点 　　　　　　 D. 亮星

2. 下列种子类药材中除哪种外，均含苦杏仁苷（ ）
   A. 桃仁 　　　　　　 B. 苦杏仁
   C. 郁李仁 　　　　　 D. 葶苈子

3. 水浸后种皮呈龟裂状，有明显黏液，子叶皱缩折叠的药材是（ ）
   A. 牵牛子 　　　　　 B. 菟丝子
   C. 沙苑子 　　　　　 D. 白芥子

4. 种子呈长卵形，扁平，顶端尖，中部膨大，基部钝圆而偏斜，边缘薄。气微，味微苦的药材是（ ）
   A. 桃仁 　　　　　　 B. 苦杏仁
   C. 郁李仁 　　　　　 D. 白豆蔻

5. 横切呈半圆球形、翻口似盆状，外表绿褐色或棕绿色，密被凹点状油室，中央褐色，有中心柱及 7～15 瓣瓤囊，有此特征的果实种子类药材是（ ）
   A. 乌梅 　　　　　　 B. 瓜蒌
   C. 枳壳 　　　　　　 D. 木瓜

6. 呈卵圆形、共三棱、表面类黄色，内有三室，每室一粒种子，呈椭圆形，一端有种阜，有此特征的药材是（ ）
   A. 栀子 　　　　　　 B. 砂仁
   C. 巴豆 　　　　　　 D. 豆蔻

7. 表面紫红色或暗红色，有的表面有"白霜"的药材是
（　　）
　　A. 五味子　　　　　　B. 木瓜
　　C. 金樱子　　　　　　D. 山楂
8. 木瓜的道地产区是（　　）
　　A. 云南　　　　　　　B. 河南
　　C. 青海　　　　　　　D. 安徽
9. 表面棕黑色至乌黑色，皱缩不平的果实药材是（　　）
　　A. 乌梅　　　　　　　B. 木瓜
　　C. 五味子　　　　　　D. 瓜蒌
10. 加水共研，能产生苯甲醛特殊香气的药材是（　　）
　　A. 沙苑子　　　　　　B. 决明子
　　C. 菟丝子　　　　　　D. 苦杏仁

X 型题

1. 来源于蔷薇科的药材有（　　）
　　A. 金樱子　　　　　　B. 覆盆子
　　C. 山楂　　　　　　　D. 乌梅
2. 以种子入药的药材有（　　）
　　A. 枸杞子　　　　　　B. 沙苑子
　　C. 决明子　　　　　　D. 苦杏仁
3. 山楂的原植物是（　　）
　　A. 山楂　　　　　　　B. 山里红
　　C. 榠楂　　　　　　　D. 野山楂
4. 以伞形科植物果实入药的药材是（　　）
　　A. 小茴香　　　　　　B. 蛇床子

　　C. 连翘　　　　　　　D. 决明子
5. 栀子的性状特征是（　　）
　　A. 长卵圆形或椭圆形
　　B. 表面深红色，有 3 条棱线
　　C. 顶端有宿存萼片
　　D. 有多数种子，集结成团
6. 以下符合鸦胆子鉴别点的有（　　）
　　A. 呈卵形，表面黑色或棕色
　　B. 有隆起的网状皱纹，网眼呈不规则的多角形
　　C. 种子卵形，子叶乳白色，富油性表面类白色或黄白色，具网纹
　　D. 气微，味极苦
7. 来源于木兰科的药材有（　　）
　　A. 八角茴香　　　　　B. 吴茱萸
　　C. 五味子　　　　　　D. 韭菜子
8. 下列以果实入药的药材有（　　）
　　A. 蔓荆子　　　　　　B. 胡椒
　　C. 草果　　　　　　　D. 草豆蔻
9. 下列与草果同属一科的药材有（　　）
　　A. 草豆蔻　　　　　　B. 砂仁
　　C. 益智　　　　　　　D. 栀子
10. 青皮在商品来源上分为（　　）
　　A. 个青皮　　　　　　B. 四花青皮
　　C. 均青皮　　　　　　D. 混合青皮

项目六　全草类中药的性状鉴定

一、全草类中药性状鉴定要点

全草类中药是指以草本植物的全株或地上的某些器官为药用部位的药材及饮片，一般以草本植物全株入药的如伸筋草；有些是地上部分入药的如穿心莲、益母草等；有些带有根或根及根茎，如蒲公英等；有些是小灌木的草质茎，如麻黄等；有些是花穗如荆芥穗等。

对全草类中药进行性状鉴别时，应按其所包括的器官，如根、根茎、茎、叶、花、果实、种子等分别进行鉴别，并综合分析、判断。全草类药材因其包含了草本植物的全株，所以对其进行原植物的分类鉴定更为重要，原植物的特征一般反映了该药材的性状特征。此外，全草类药材常由于采收加工、包装或运输等出现皱缩、破碎等情况，如有完整的花、叶，需将干燥的药材先放入水中浸泡后，再用放大镜或解剖镜来识别。

全草类中药一般切成不同长度的段，较粗的茎或根常切成片，且多为统货，不分等级。在掺有混杂物时需要进行杂质、水分和灰分等项检查。

二、常用全草类中药性状鉴定

麻　黄

【来源】　为麻黄科植物草麻黄 *Ephedra sinica* Stapf、中麻黄 *Ephedra intermedia* Schrenk et C.A.Mey. 或木贼麻黄 *Ephedra equisetina* Bge.的干燥草质茎。秋季采割绿色的草质茎，晒干。

【产地】　主产于河北、山西、内蒙古、新疆等地。

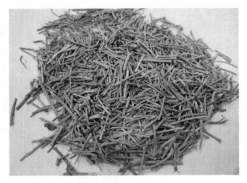

图 2-6-1 麻黄饮片

【性状鉴别】 （图 2-6-1）

1. **草麻黄** 呈细长圆柱形，少分枝，直径 1～2mm。有的带少量棕色木质茎。表面淡绿色至黄绿色，有细纵脊线，触之微有粗糙感。节明显，节间长 2～6cm。节上有膜质鳞叶，长 3～4mm，裂片 2（稀 3），锐三角形，先端灰白色，反曲，基部联合成筒状，红棕色。体轻，质脆，易折断，断面略呈纤维性，周边绿黄色，髓部红棕色，近圆形。气微香，味涩、微苦。

2. **中麻黄** 多分枝，直径 1.5～3mm，有粗糙感。节上膜质鳞叶长 2～3mm，裂片 3（稀 2），先端锐尖。断面髓部呈三角状圆形。

3. **木贼麻黄** 较多分枝，直径 1～1.5mm，无粗糙感。节间长 1.5～3cm。膜质鳞叶长 1～2mm，裂片 2（稀 3），上部为短三角形，灰白色，先端多不反曲，基部棕红色至棕黑色。

【质量】 以色淡绿或黄绿、茎粗、内心色红棕、手拉不脱节、味苦涩者为佳。

【功效】 发汗散寒，宣肺平喘，利水消肿。

━━ 链 接 ━ 麻黄根 ━━━━━━━━━━━━━━━━━━━━━━━━━━━

麻黄根为草麻黄和中麻黄的干燥根及根茎，呈圆柱形，略弯曲，长 8～25cm，直径 0.5～1.5cm。表面红棕色或灰棕色，有纵皱纹及支根痕。外皮粗糙，易成片状剥落。根茎具节，节间长 0.7～2cm，表面有横长突起的皮孔。体轻，质硬而脆，断面皮部黄白色，木部淡黄色或黄色，射线放射状，中心有髓。气微，味微苦。功效为止汗，用于自汗、盗汗。

━━━━━━━━━━━━━━━━━━━━━━━━━━━━━━━━━━━━

广 藿 香

【来源】 为唇形科植物广藿香 *Pogostemon cablin*（Blanco）Benth.的干燥地上部分。枝叶茂盛时采割，日晒夜闷，反复至干。

【产地】 主产于广东、海南等地。菲律宾、马来西亚等东南亚国家亦产。

【性状鉴别】 茎略呈方柱形，多分枝，枝条稍曲折，长 30～60cm，直径 0.2～0.7cm，表面被柔毛，质脆，易折断，断面中部有髓，老茎类圆柱形，直径 1～1.2cm，被灰褐色栓皮。叶对生，皱缩成团，展平后叶片呈卵形或椭圆形，长 4～9cm，宽 3～7cm，两面均被灰白色绒毛，先端短尖或钝圆，基部楔形或钝圆，边缘具大小不规则的钝齿，叶柄细，长 2～5cm，被柔毛（图 2-6-2）。气香特异，味微苦。

【质量】 以茎叶粗壮、不带须根、香气浓郁者为佳。

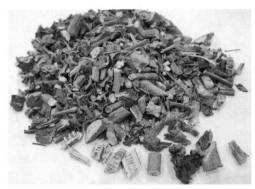

图 2-6-2 广藿香饮片

【功效】 芳香化浊，和中止呕，发表解暑。

荆 芥

【来源】 为唇形科植物荆芥 *Schizonepeta tenuifolia* Briq. 的干燥地上部分。夏、秋二季花开到顶、穗绿时采割，除去杂质，晒干。

【产地】 主产于河北、山西、甘肃、东北三省等地。

【性状鉴定】 茎呈方柱形，上部有分枝，长 50～80cm，直径 0.2～0.4cm，表面淡黄绿色或淡紫红色，被短柔毛，体轻，质脆，断面类白色。叶对生，多已脱落，叶片 3～5 羽状分裂，裂片细长。穗状轮伞花序顶生，长 2～9cm，直径约 0.7cm。花冠多脱落，宿萼钟状，先端 5 齿裂，淡棕色或黄绿色，被短柔毛，小坚果棕黑色。气芳香，味微涩而辛凉（图 2-6-3）。

【质量】　以色淡黄绿、穗长而密、香气浓郁者为佳。

【功效】　解表散风，透疹，消疮。

荆 芥 穗

【来源】　为唇形科植物荆芥 *Schizonepeta tenuifolia* Eriq.的干燥花穗。夏、秋二季花开到顶、穗绿时采摘，除去杂质，晒干。

【产地】　主产于河北、山西、甘肃、东北三省等地。

【性状鉴别】　穗状轮伞花序呈圆柱形，长 3～15cm，直径约 7mm。花冠多脱落，宿萼黄绿色，钟形，质脆易碎，内有棕黑色小坚果（图 2-6-4）。气芳香，味微涩而辛凉。

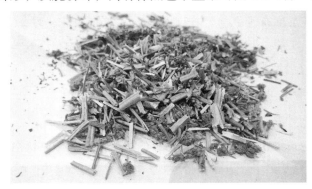

图 2-6-3　荆芥饮片

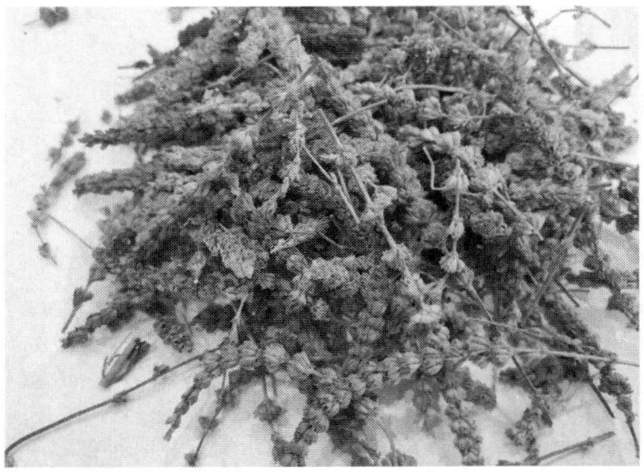

图 2-6-4　荆芥穗饮片

【质量】　以色淡黄绿、穗长而密、香气浓郁者为佳。

【功效】　解表散风，透疹，消疮。

车 前 草

【来源】　为车前科植物车前 *Plantago asiatica* L.或平车前 *Plantago depressa* Willd.的干燥全草。夏季采挖，除去泥沙，晒干。

【产地】　主产于江西、河南等地。

【性状鉴别】　（图 2-6-5）

1. **车前**　根丛生，须状。叶基生，具长柄，叶片皱缩，展平后呈卵状椭圆形或宽卵形，长 6～13cm，宽 2.5～8cm，表面灰绿色或污绿色，具明显弧形脉 5～7 条，先端钝或短尖，基部宽楔形，全缘或有不规则波状浅齿。穗状花序数条，花茎长。蒴果盖裂，萼宿存。气微香，味微苦。

2. **平车前**　主根直而长。叶片较狭，长椭圆形或椭圆状披针形，长 5～14cm，宽 2～3cm。

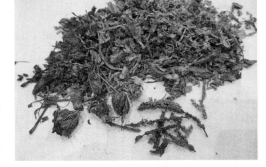

图 2-6-5　车前草饮片

【质量】　以身干、色绿者为佳。

【功效】　清热利尿通淋，祛痰，凉血，解毒。

薄 荷

【来源】　为唇形科植物薄荷 *Mentha haplocalyx* Briq. 的干燥地上部分。当夏、秋二季薄荷的茎叶茂盛或花开至三轮时，选晴天，分次采割，晒干或阴干。

【产地】　主产于江苏、浙江、安徽、四川等地。

【性状鉴别】　茎呈方柱形，有对生分枝，长 15～40cm，直径 0.2～0.4cm，表面紫棕色或淡绿色，棱角处具茸毛，节间长 2～5cm，质脆，断面白色，髓部中空（图 2-6-6）。叶

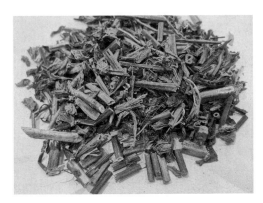

图 2-6-6　薄荷饮片

对生，有短柄，叶片皱缩卷曲，完整者展平后呈宽披针形、长椭圆形或卵形，长 2～7cm，宽 1～3cm，上表面深绿色，下表面灰绿色，稀被茸毛，有凹点状腺鳞。轮伞花序腋生，花萼钟状，先端 5 齿裂，花冠淡紫色。揉搓后有特殊清凉香气，味辛凉。

【质量】　以干燥条匀、叶密、香气浓郁者为佳。

【功效】　疏散风热，清利头目，利咽，透疹，疏肝行气。

链接

　　薄荷栽种后，一般一年采收两次，第一次在小暑，称"头刀"；第二次在霜降，称"二刀"。头刀分支较多，茎多紫褐色，茎枝粗长，含油量多，品质优；二刀枝较少，且短，多黄绿色，含油量少，质较次。薄荷采收时间与质量有很大关系。如在阴雨连绵或久雨初晴的 2～3 天间采收，其含油量可下降 75%，所以在中午 11 时至下午 4 时采收为宜。头刀离地面 2cm（留节 2～3 节）割下，立即摊开晾晒，至七八成干，捆成小把再晒至全干。有的地区晒至八九成干时，将叶摘下，切成 7～8cm 长小段，分别应用。

穿　心　莲

【来源】　为爵床科植物穿心莲 *Andrographis paniculata*（Burm.f.）Nees 的干燥地上部分。秋初茎叶茂盛时采割，晒干。

【产地】　主产于广东、广西、福建、云南等地。

【性状鉴别】　茎呈方柱形，多分枝，长 50～70cm，节稍膨大，质脆，易折断。单叶对生，叶柄短或近无柄，叶片皱缩、易碎，完整者展平后呈披针形或卵状披针形，长 3～12cm，宽 2～5cm，先端渐尖，基部楔形下延，全缘或波状，上表面绿色，下表面灰绿色，两面光滑。气微，味极苦（图 2-6-7）。

【质量】　以色绿、叶多者为佳。

【功效】　清热解毒，凉血，消肿。

青　蒿

【来源】　为菊科植物黄花蒿 *Artemisia annua* L.的干燥地上部分。秋季花盛开时采割，除去老茎，阴干。

【产地】　全国各地均有产。

【性状鉴别】　茎呈圆柱形，上部多分枝，长 30～80cm，直径 0.2～0.6cm，表面黄绿色或棕黄色，具纵棱线，质略硬，易折断，断面中部有髓（图 2-6-8）。叶互生，暗绿色或棕绿色，卷缩易碎，完整者展平后为三回羽状深裂，裂片和小裂片矩圆形或长椭圆形，两面被短毛。气香特异，味微苦。

【质量】　以色绿、叶密、香气浓郁者为佳。

【功效】　清虚热，除骨蒸，解暑热，截疟，退黄。

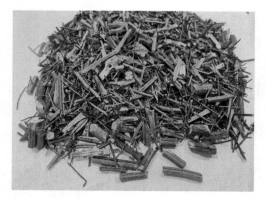

图 2-6-7　穿心莲饮片

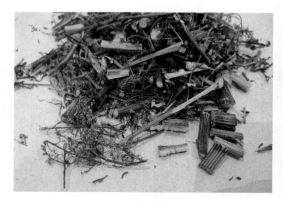

图 2-6-8　青蒿饮片

■ **链 接**

　　青蒿素主要存在于青蒿的花和叶中，对疟疾具有高效、速效、低毒的特点。20 世纪 60 年代，疟原虫对奎宁类药物已经产生了抗药性，严重影响到治疗效果。青蒿素及其衍生物能迅速消灭人体内疟原虫，对恶性疟疾有很好的治疗效果。屠呦呦受中国典籍《肘后备急方》启发，成功提取出的青蒿素，被誉为"拯救 2 亿人口"的发现。她是首位获得科学类诺贝尔奖的中国人。

石　　斛

　　【来源】　为兰科植物金钗石斛 *Dendrobium nobile* Lindl.、霍山石斛 *Dendrobium huoshanense* C. Z. Tang et S. J. Cheng、鼓槌石斛 *Dendrobium chrysotoxum* Lindl.或流苏石斛 *Dendrobium fimbriatum* Hook. 的栽培品及其同属植物近似种的新鲜或干燥茎。全年均可采收，鲜用者除去根和泥沙，干用者采收后，除去杂质，用开水略烫或烘软，再边搓边烘晒，至叶鞘搓净，干燥。

　　【产地】　主产于广西、云南、贵州、四川等地。

　　【性状鉴别】

　　1. **鲜石斛**　呈圆柱形或扁圆柱形，长约 30cm，直径 0.4～1.2cm。表面黄绿色，光滑或有纵纹，节明显，色较深，节上有膜质叶鞘。肉质多汁，易折断。气微，味微苦而回甜，嚼之有黏性。

　　2. **金钗石斛**　呈扁圆柱形，长 20～40cm，直径 0.4～0.6cm，节间长 2.5～3cm。表面金黄色或黄中带绿色，有深纵沟（图 2-6-9）。质硬而脆，断面较平坦而疏松。气微，味苦。

　　3. **鼓槌石斛**　呈粗纺锤形，中部直径 1～3cm，具 3～7 节。表面光滑，金黄色，有明显凸起的棱。质轻而松脆，断面海绵状。气微，味淡，嚼之有黏性。

　　4. **流苏石斛**　呈长圆柱形，长 20～150cm，直径 0.4～1.2cm，节明显，节间长 2～6cm。表面黄色至暗黄色，有深纵槽。质疏松，断面平坦或呈纤维性。味淡或微苦，嚼之有黏性。

　　【质量】　鲜石斛以青绿色、肥满多汁、嚼之有黏性者为佳。干石斛以色金黄、有光泽、质柔韧者为佳。

　　【功效】　益胃生津，滋阴清热。

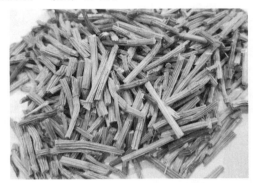

图 2-6-9　金钗石斛饮片

伸　筋　草

　　【来源】　为石松科植物石松 *Lycopodium japonicum* Thunb.的干燥全草。夏、秋二季茎叶茂盛时采收，除去杂质，晒干。

　　【产地】　主产于浙江、湖北、江苏、湖南等地。

　　【性状鉴别】　匍匐茎呈细圆柱形，略弯曲，长可达 2m，直径 1～3mm。其下有黄白色细根，直立茎作二叉状分枝。叶密生茎上，螺旋状排列，皱缩弯曲，线形或针形，长 3～5mm，黄绿色至淡黄棕色，无毛，先端芒状，全缘，易碎断（图 2-6-10）。质柔软，断面皮部浅黄色，木部类白色。气微，味淡。

　　【质量】　以茎长、色黄绿者为佳。

　　【功效】　祛风除湿，舒筋活络。

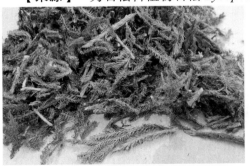

图 2-6-10　伸筋草饮片

木　　贼

　　【来源】　为木贼科植物木贼 *Equisetum hyemale* L.的干燥地上部分。夏、秋二季采割，除去杂质，晒干或阴干。

　　【产地】　主产于黑龙江、吉林、辽宁、四川等地。

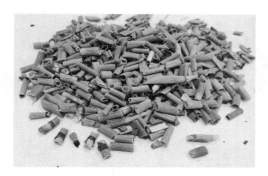

图 2-6-11　木贼饮片

【性状鉴别】　呈长管状，不分枝，长 40～60cm，直径 0.2～0.7cm。表面灰绿色或黄绿色，有 18～30 条纵棱，棱上有多数细小光亮的疣状突起，节明显，节间长 2.5～9cm，节上着生筒状鳞叶，叶鞘基部和鞘齿黑棕色，中部淡棕黄色。体轻，质脆，易折断，断面中空，周边有多数圆形的小空腔（图 2-6-11）。气微，味甘淡、微涩，嚼之有沙粒感。

【质量】　以茎粗长、色绿、质厚、不脱节者为佳。

【功效】　疏散风热，明目退翳。

紫 花 地 丁

【来源】　为堇菜科植物紫花地丁 *Viola yedoensis* Makino 的干燥全草。春、秋二季采收，除去杂质，晒干。

【产地】　主产于江苏、浙江、安徽、福建等地。

【性状鉴定】　多皱缩成团。主根长圆锥形，直径 1～3mm，淡黄棕色，有细纵皱纹。叶基生，灰绿色，展平后叶片呈披针形或卵状披针形，长 1.5～6cm，宽 1～2cm，先端钝，基部截形或稍心形，边缘具钝锯齿，两面有毛，叶柄细，长 2～6cm，上部具明显狭翅。花茎纤细，花瓣 5，紫堇色或淡棕色，花距细管状。蒴果椭圆形或 3 裂，种子多数，淡棕色（图 2-6-12）。气微，味微苦而稍黏。

【质量】　以身干、色绿、叶片完整、茎叶及蒴果皆生茸毛者为佳。

【功效】　清热解毒，凉血消肿。

半 枝 莲

【来源】　为唇形科植物半枝莲 *Scutellaria barbata* D.Don 的干燥全草。夏、秋二季茎叶茂盛时采挖，洗净，晒干。

【产地】　主产于河北、山东、陕西、河南等地。

【性状鉴别】　长 15～35cm，无毛或花轴上疏被毛。根纤细。茎丛生，较细，方柱形，表面暗紫色或棕绿色。叶对生，有短柄，叶片多皱缩，展平后呈三角状卵形或披针形，长 1.5～3cm，宽 0.5～1cm，先端钝，基部宽楔形，全缘或有少数不明显的钝齿，上表面暗绿色，下表面灰绿色（图 2-6-13）。花单生于茎枝上部叶腋，花萼裂片钝或较圆，花冠二唇形，棕黄色或浅蓝紫色，长约 1.2cm，被毛。果实扁球形，浅棕色。气微，味微苦。

【质量】　以色紫绿、带叶、味苦者为佳。

【功效】　清热解毒，化瘀利尿。

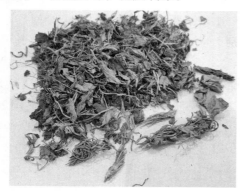

图 2-6-12　紫花地丁饮片

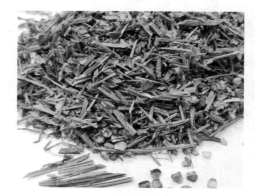

图 2-6-13　半枝莲饮片

益 母 草

【来源】　为唇形科植物益母草 *Leonurus japonicus* Houtt.的新鲜或干燥地上部分。鲜品春季幼苗期至初夏花前期采割，干品夏季茎叶茂盛、花未开或初开时采割，晒干，或切段晒干。

【产地】　全国各地均产。

【性状鉴别】　（图 2-6-14）

1. **鲜益母草**　幼苗期无茎，基生叶圆心形，5～9 浅裂，每裂片有 2～3 钝齿。花前期茎呈方柱形，上部多分枝，四面凹下成纵沟，长 30～60cm，直径 0.2～0.5cm，表面青绿色，质鲜嫩，断面中部有髓。叶交互对生，有柄，叶片青绿色，质鲜嫩，揉之有汁，下部茎生叶掌状 3 裂，上部叶羽状深裂或浅裂成 3 片，裂片全缘或具少数锯齿。气微，味微苦。

2. **干益母草**　茎表面灰绿色或黄绿色，体轻，质韧，断面中部有髓。叶片灰绿色，多皱缩、破碎，易脱落。轮伞花序腋生，小花淡紫色，花萼筒状，花冠二唇形。切段者长约 2cm。

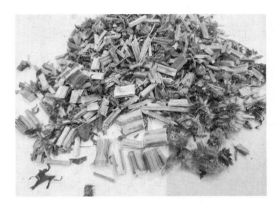

图 2-6-14　益母草饮片

【质量】　以质嫩、叶多、色灰绿者为佳；质老、枯黄、无叶者不可供药用。

【功效】　活血调经，利尿消肿，清热解毒。

泽　兰

【来源】　为唇形科植物毛叶地瓜儿苗 *Lycopus lucidus* Turcz. var. *hirtus* Regel 的干燥地上部分。夏、秋二季茎叶茂盛时采割，晒干。

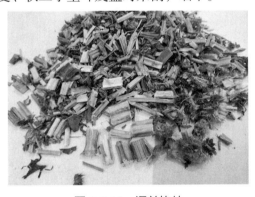

图 2-6-15　泽兰饮片

【产地】　全国大部分地区均产。

【性状鉴别】　茎呈方柱形，少分枝，四面均有浅纵沟，长 50～100cm，直径 0.2～0.6cm，表面黄绿色或带紫色，节处紫色明显，有白色茸毛，质脆，断面黄白色，髓部中空（图 2-6-15）。叶对生，有短柄或近无柄，叶片多皱缩，展平后呈披针形或长圆形，长 5～10cm，上表面黑绿色或暗绿色，下表面灰绿色，密具腺点，两面均有短毛，先端尖，基部渐狭，边缘有锯齿。轮伞花序腋生，花冠多脱落，苞片和花萼宿存，小包片披针形，有缘毛，花萼钟形，5 齿。气微，味淡。

【质量】　以质嫩、叶多、色绿者为佳。

【功效】　活血调经，祛瘀消痈，利水消肿。

香　薷

【来源】　为唇形科植物石香薷 *Mosla chinensis* Maxim.或江香薷 *Mosla chinensis* 'Jiangxiangru' 的干燥地上部分。前者习称"青香薷"，后者习称"江香薷"。夏季茎叶茂盛、花盛时择晴天采割，除去杂质，阴干。

【产地】　主产于广西、湖南、湖北、江西等地。

【性状鉴别】　（图 2-6-16）

1. **青香薷**　长 30～50cm，基部紫红色，上部黄绿色或淡黄色，全体密被白色茸毛。茎方柱形，基部类圆形，直径 1～2mm，节明显，节间长 4～7cm，质脆，易折断。叶对生，多皱缩或脱落，叶片展平后呈长卵形或披针形，

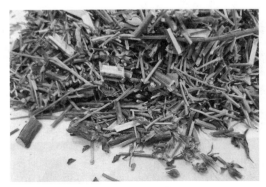

图 2-6-16　香薷饮片

暗绿色或黄绿色，边缘有 3～5 疏浅锯齿。穗状花序顶生及腋生，苞片圆卵形或圆倒卵形，脱落或残存，花萼宿存，钟状，淡紫红色或灰绿色，先端 5 裂，密被茸毛。小坚果 4，直径 0.7～1.1mm，近圆球形，具网纹。气清香而浓，味微辛而凉。

2. 江香薷　长 55～66cm。表面黄绿色，质较柔软。边缘有 5～9 疏浅锯齿。果实直径 0.9～1.4mm，表面具疏网纹。

【质量】　青香薷以茎基紫红、叶青绿色、香气辛烈者为佳。江香薷以枝嫩、穗多、香气浓郁者为佳。

【功效】　发汗解表，化湿和中。

肉 苁 蓉

【来源】　为列当科植物肉苁蓉 *Cistanche deserticola* Y.C.Ma 或管花肉苁蓉 *Cistanche tubulosa*（Schenk）Wight 的干燥带鳞叶的肉质茎。春季苗刚出土时或秋季冻土之前采挖，除去茎尖。切段，晒干。

【产地】　主产于内蒙古、新疆、甘肃等地。

【性状鉴别】　（图 2-6-17）

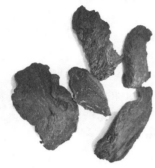

图 2-6-17　肉苁蓉饮片

1. 肉苁蓉　呈扁圆柱形，稍弯曲，长 3～15cm，直径 2～8cm。表面棕褐色或灰棕色，密被覆瓦状排列的肉质鳞叶，通常鳞叶先端已断。体重，质硬，微有柔性，不易折断，断面棕褐色，有淡棕色点状维管束，排列成波状环纹。气微，味甜、微苦。

2. 管花肉苁蓉　呈类纺锤形、扁纺锤形或扁柱形，稍弯曲，长 5～25cm，直径 2.5～9cm。表面棕褐色至黑褐色。断面颗粒状，灰棕色至灰褐色，散生点状维管束。

【质量】　以条粗壮、密被鳞片、色棕褐、质柔润者为佳。

【功效】　补肾阳，益精血，润肠通便。

茵 陈

【来源】　为菊科植物滨蒿 *Artemisia scoparia* Waldst. et Kit. 或茵陈蒿 *Artemisia capillaris* Thunb. 的干燥地上部分。春季幼苗高 6～10cm 时采收或秋季花蕾长成至花初开时采割，除去杂质和老茎，晒干。春季采收的习称"绵茵陈"，秋季采割的称"花茵陈"。

【产地】　主产于河北、山东、山西、陕西等地。

【性状鉴别】　（图 2-6-18）

1. 绵茵陈　多卷曲成团状，灰白色或灰绿色，全体密被白色茸毛，绵软如绒。茎细小，长 1.5～2.5cm，直径 0.1～0.2cm，除去表面白色茸毛后可见明显纵纹，质脆，易折断。叶具柄，展平后叶片呈一至三回羽状分裂，叶片长 1～3cm，宽约 1cm，小裂片卵形或稍呈倒披针形、条形，先端锐尖。气清香，味微苦。

2. 花茵陈　茎呈圆柱形，多分枝，长 30～100cm，直径 2～8mm，表面淡紫色或紫色，有纵条纹，被短柔毛，体轻，质脆，断面类白色。叶密集，或多脱落，下部叶二至三回羽状深裂，裂片条形或细条形，两面密被白色柔毛，茎生叶一至二回羽状全裂，基部抱茎，裂片细丝状。头状花序卵形，多数集成圆锥状，长 1.2～1.5mm，直径 1～1.2mm，有短梗，总苞片 3～4 层，卵形，苞片 3 裂，外层雌花 6～10 个，可多达 15 个，内层两性花 2～10 个。瘦果长圆形，黄棕色。气芳香，味微苦。

【质量】　以色灰白、质嫩、绵软、香气浓者为佳。

【功效】　清利湿热，利胆退黄。

淡 竹 叶

【来源】　为禾本科植物淡竹叶 *Lophatherum gracile* Brongn. 的干燥茎叶。夏季未抽花穗前采割，晒干。

【产地】　主产于浙江、江苏、湖南、湖北等地。

【性状鉴别】　长 25～75cm。茎呈圆柱形，有节，表面淡黄绿色，断面中空。叶鞘开裂。叶片披针形，有的皱缩卷曲，长 5～20cm，宽 1～3.5cm，表面浅绿色或黄绿色。叶脉平行，具横行小脉，形成长方形的网格状，下表面尤为明显。体轻，质柔韧。气微，味淡（图 2-6-19）。

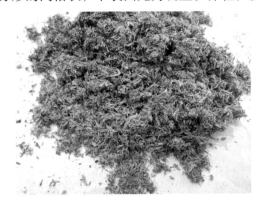

图 2-6-18　茵陈饮片

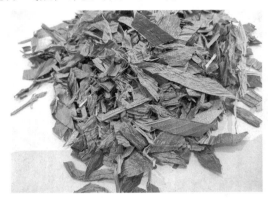

图 2-6-19　淡竹叶饮片

【质量】　以叶多、长大、质软、色青绿、不带根及花穗者为佳。

【功效】　清热泻火，除烦止渴，利尿通淋。

佩　兰

【来源】　为菊科植物佩兰 *Eupatorium fortunei* Turcz. 的干燥地上部分。夏、秋二季分两次采割，除去杂质，晒干。

【产地】　主产于江苏、山东、安徽、河南等地。

【性状鉴别】　茎呈圆柱形，长 30～100cm，直径 0.2～0.5cm，表面黄棕色或黄绿色，有的带紫色，有明显的节和纵棱线，质脆，断面髓部白色或中空（图 2-6-20）。叶对生，有柄，叶片多皱缩、破碎，绿褐色，完整叶片 3 裂或不分裂，分裂者中间裂片较大，展平后呈披针形或长圆状披针形，基部狭窄，边缘有锯齿，不分裂者展平后呈卵圆形、卵状披针形或椭圆形。气芳香，味微苦。

【质量】　以叶多、色绿、茎少、未开花、香气浓者为佳。

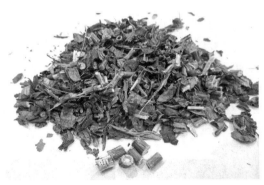

图 2-6-20　佩兰饮片

【功效】　芳香化湿，醒脾开胃，发表解暑。

豨　莶　草

【来源】　为菊科植物豨莶 *Siegesbeckia orientalis* L.、腺梗豨莶 *Siegesbeckia pubescens* Makino 或毛梗豨莶 *Siegesbeckia glabrescens* Makino 的干燥地上部分。夏、秋二季花开前和花期均可采割，除去杂质，晒干。

【产地】　主产于江苏、浙江、安徽、江西等地。

【性状鉴别】　茎略呈方柱形，多分枝，长 30～110cm，直径 0.3～1cm，表面灰绿色、黄棕色或紫棕色，有纵沟和细纵纹，被灰色柔毛，节明显，略膨大，质脆，易折断，断面黄白色或带绿色，髓部宽广，类白色，中空（图 2-6-21）。叶对生，叶片多皱缩、卷曲，展平后呈卵圆形，灰绿色，边缘有钝锯齿，两面皆有白色柔毛，主脉 3 出。有的可见黄色头状花序，总苞片匙形。气微，味微苦。

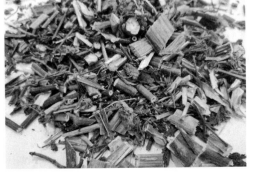

图 2-6-21　豨莶草饮片

【质量】 以叶多、枝嫩而粗、色绿、无杂质者为佳。

【功效】 祛风湿，利关节，解毒。

瞿　麦

【来源】 为石竹科植物瞿麦 *Dianthus superbus* L.或石竹 *Dianthus chinensis* L.的干燥地上部分。夏、秋二季花果期采割，除去杂质，干燥。

【产地】 主产于河北、四川、湖北、江西等地。

【性状鉴别】 （图 2-6-22）

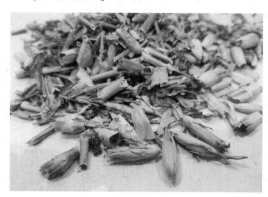

图 2-6-22　瞿麦饮片

1. **瞿麦** 茎圆柱形，上部有分枝，长 30～60cm，表面淡绿色或黄绿色，光滑无毛，节明显，略膨大，断面中空。叶对生，多皱缩，展平叶片呈条形至条状披针形。枝端具花及果实，花萼筒状，长 2.7～3.7cm，苞片 4～6，宽卵形，长约为萼筒的 1/4，花瓣棕紫色或棕黄色，卷曲，先端深裂成丝状。蒴果长筒形，与宿萼等长。种子细小，多数。气微，味淡。

2. **石竹** 萼筒长 1.4～1.8cm，苞片长约为萼筒的 1/2，花瓣先端浅齿裂。

【质量】 以色黄绿、穗及叶多、未开花者为佳。

【功效】 利尿通淋，活血通经。

半 边 莲

【来源】 为桔梗科植物半边莲 *Lobelia chinensis* Lour.的干燥全草。夏季采收，除去泥沙，洗净，晒干。

【产地】 主产于安徽、浙江、江苏、湖北等地。

【性状鉴别】 常缠结成团。根茎极短，直径 1～2mm，表面淡棕黄色，平滑或有细纵纹。根细小，黄色，侧生纤细须根。茎细长，有分枝，灰绿色，节明显，有的可见附生的细根。叶互生，无柄，叶片多皱缩，绿褐色，展平后叶片呈狭披针形，长 1～2.5cm，宽 0.2～0.5cm，边缘具疏而浅的齿或全缘。花梗细长，花小，单生于叶腋，花冠基部筒状，上部 5 裂，偏向一边，浅紫红色，花冠筒内有白色茸毛（图 2-6-23）。气微特异，味微甘而辛。

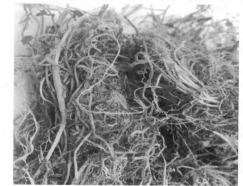

图 2-6-23　半边莲药材

【质量】 以色灰绿、无杂质者为佳。

【功效】 清热解毒，利尿消肿。

锁 阳

【来源】 为锁阳科植物锁阳 *Cynomorium songaricum* Rupr.的干燥肉质茎。春季采挖，除去花序，切段，晒干。

【产地】 主产于内蒙古、甘肃、青海、新疆等地。

【性状鉴别】 呈扁圆柱形，微弯曲，长 5～15cm，直径 1.5～5cm。表面棕色或棕褐色，粗糙，具明显纵沟和不规则凹陷，有的残存三角形的黑棕色鳞片。体重，质硬，难折断，断面浅棕色或棕褐色，有黄色三角状维管束（图 2-6-24）。气微，味甘而涩。

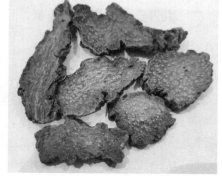

图 2-6-24　锁阳饮片

【质量】 以条粗壮、体重、质坚者为佳。

【功效】 补肾阳，益精血，润肠通便。

蒲 公 英

【来源】　为菊科植物蒲公英 *Taraxacum mongolicum* Hand.-Mazz.、碱地蒲公英 *Taraxacum borealisinense* Kitam.或同属数种植物的干燥全草。春至秋季花初开时采挖，除去杂质，洗净，晒干。

【产地】　主产于山西、河北、山东、黑龙江等地。

【性状鉴别】　呈皱缩卷曲的团块。根呈圆锥状，多弯曲，长 3～7cm，表面棕褐色，抽皱，根头部有棕褐色或黄白色的茸毛，有的已脱落。叶基生，多皱缩破碎，完整叶片呈倒披针形，绿褐色或暗灰绿色，先端尖或钝，边缘浅裂或羽状分裂，基部渐狭，下延呈柄状，下表面主脉明显。花茎 1 至数条，每条顶生头状花序，总苞片多层，内面一层较长，花冠黄褐色或淡黄白色（图 2-6-25）。有的可见多数具白色冠毛的长椭圆形瘦果。气微，味微苦。

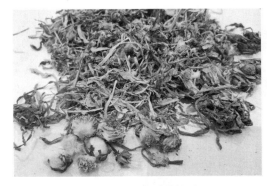

图 2-6-25　蒲公英饮片

【质量】　以叶多、色绿、根完整者为佳。

【功效】　清热解毒，消肿散结，利尿通淋。

马 齿 苋

【来源】　为马齿苋科植物马齿苋 *Portulaca oleracea* L.的干燥地上部分。夏、秋二季采收，除去残根和杂质，洗净，略蒸或烫后晒干。

【产地】　全国各地均有产。

【性状鉴别】　多皱缩卷曲，常结成团。茎圆柱形，长可达 30cm，直径 0.1～0.2cm，表面黄褐色，有明显纵沟纹。叶对生或互生，易破碎，完整叶片倒卵形，长 1～2.5cm，宽 0.5～1.5cm，绿褐色，先端钝平或微缺，全缘（图 2-6-26）。花小，3～5 朵生于枝端，花瓣 5，黄色。蒴果圆锥形，长约 5mm，内含多数细小种子。气微，味微酸。

【质量】　以株小、质嫩、叶多、青绿、无杂质者为佳。

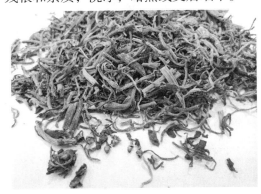

图 2-6-26　马齿苋饮片

【功效】　清热解毒，凉血止血，止痢。

小 蓟

【来源】　为菊科植物刺儿菜 *Cirsium setosum*（Willd.）MB.的干燥地上部分。夏、秋二季花开时采割，除去杂质，晒干。

【产地】　全国各地均有产。

【性状鉴别】　茎呈圆柱形，有的上部分枝，长 5～30cm，直径 0.2～0.5cm，表面灰绿色或带紫色，具纵棱及白色柔毛，质脆，易折断，断面中空。叶互生，无柄或有短柄，叶片皱缩或破碎，完整者展平后呈长椭圆形或长圆状披针形，长 3～12cm，宽 0.5～3cm，全缘或微齿裂至羽状深裂，齿尖具针刺，上表面绿褐色，下表面灰绿色，两面均具白色柔毛。头状花序单个或数个顶生，总苞钟状，苞片 5～8 层，黄绿色，花紫红色（图 2-6-27）。气微，味微苦。

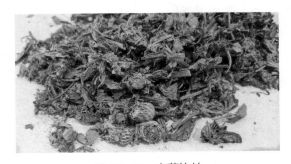

图 2-6-27　小蓟饮片

【质量】　以叶多、色绿者为佳。

【功效】　凉血止血，散瘀解毒消痈。

紫 苏 梗

【来源】　为唇形科植物紫苏 *Perilla frutescens*（L.）Britt.的干燥茎。秋季果实成熟后采割，除去杂质，晒干，或趁鲜切片，晒干。

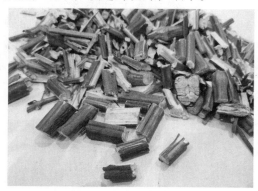

图 2-6-28　紫苏梗饮片

【产地】　主产于河北、河南、山东、山西等地。

【性状鉴别】　呈方柱形，四棱钝圆，长短不一，直径 0.5～1.5cm。表面紫棕色或暗紫色，四面有纵沟和细纵纹，节部稍膨大，有对生的枝痕和叶痕。体轻，质硬，断面裂片状。切片厚 2～5mm，常呈斜长方形，木部黄白色，射线细密，呈放射状，髓部白色，疏松或脱落（图 2-6-28）。气微香，味淡。

【质量】　以梗粗、质坚实、外色棕紫或青绿、内色淡白、无杂质者为佳。

【功效】　理气宽中，止痛，安胎。

垂 盆 草

【来源】　为景天科植物垂盆草 *Sedum sarmentosum* Bunge 的干燥全草。夏、秋二季采收，除去杂质，干燥。

【产地】　主产于吉林、河北、陕西、四川等地。

【性状鉴别】　茎纤细，长可达 20cm 以上，部分节上可见纤细的不定根。3 叶轮生，叶片倒披针形至矩圆形，绿色，肉质，长 1.5～2.8cm，宽 0.3～0.7cm，先端近急尖，基部急狭，有距（图 2-6-29）。气微，味微苦。

【质量】　以身干、色绿、无杂质者为佳。

【功效】　利湿退黄，清热解毒。

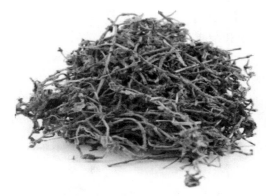

图 2-6-29　垂盆草饮片

萹 蓄

【来源】　为蓼科植物萹蓄 *Polygonum aviculare* L.的干燥地上部分。夏季叶茂盛时采收，除去根和杂质，晒干。

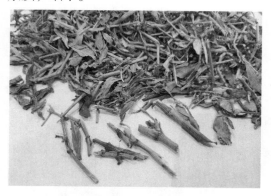

图 2-6-30　萹蓄饮片

【产地】　全国各地均有产。

【性状鉴别】　茎呈圆柱形而略扁，有分枝，长 15～40cm，直径 0.2～0.3cm。表面灰绿色或棕红色，有细密微突起的纵纹，节部稍膨大，有浅棕色膜质的托叶鞘，节间长约 3cm，质硬，易折断，断面髓部白色。叶互生，近无柄或具短柄，叶片多脱落或皱缩、破碎，完整者展平后呈披针形，全缘，两面均呈棕绿色或灰绿色（图 2-6-30）。气微，味微苦。

【质量】　以质嫩、叶多、色灰绿者为佳。

【功效】　利尿通淋，杀虫，止痒。

鱼 腥 草

【来源】　为三白草科植物蕺菜 *Houttuynia cordata* Thunb.的新鲜全草或干燥地上部分。鲜品全年均可采割，干品夏季茎叶茂盛花穗多时采割，除去杂质，晒干。

【产地】　主产于浙江、江苏、安徽、四川等地。

【性状鉴别】　（图 2-6-31）

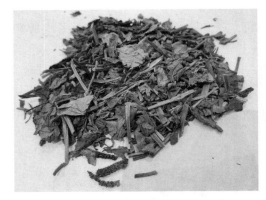

图 2-6-31　鱼腥草饮片

1. **鲜鱼腥草**　茎呈圆柱形，长 20～45cm，直径 0.25～0.45cm，上部绿色或紫红色，下部白色，节明显，下部节上生有须根，无毛或被疏毛。叶互生，叶片心形，长 3～10cm，宽 3～11cm，先端渐尖，全缘，上表面绿色，密生腺点，下表面常紫红色，叶柄细长，基部与托叶合生成鞘状。穗状花序顶生。具鱼腥气，味涩。

2. **干鱼腥草**　茎呈扁圆柱形，扭曲，表面黄棕色，具纵棱数条，质脆，易折断。叶片卷折皱缩，展平后呈心形，上表面暗黄绿色至暗棕色，下表面灰绿色或灰棕色。穗状花序黄棕色。

【质量】　以茎叶完整、色灰绿、有花穗、鱼腥气浓者为佳。

【功效】　清热解毒，消痈排脓，利尿通淋。

仙　鹤　草

【来源】　为蔷薇科植物龙芽草 *Agrimonia pilosa* Ledeb. 的干燥地上部分。夏、秋二季茎叶茂盛时采割，除去杂质，干燥。

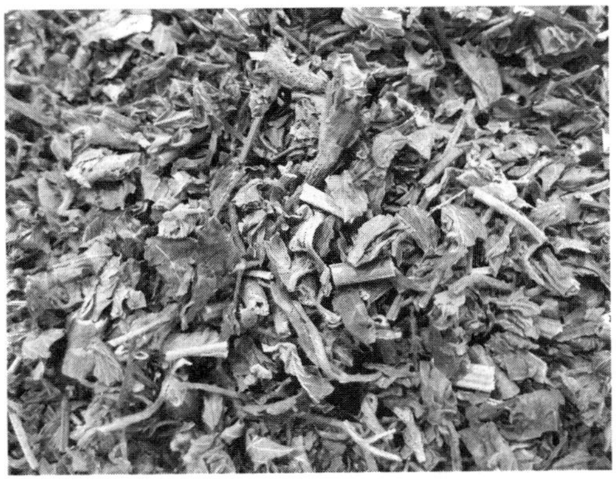

【产地】　主产于浙江、江苏、湖北等地。

【性状鉴别】　长 50～100cm，全体被白色柔毛。茎下部圆柱形，直径 4～6mm，红棕色，上部方柱形，四面略凹陷，绿褐色，有纵沟和棱线，有节，体轻，质硬，易折断，断面中空。单数羽状复叶互生，暗绿色，皱缩卷曲，质脆，易碎，叶片有大小 2 种，相间生于叶轴上，顶端小叶较大，完整小叶片展平后呈卵形或长椭圆形，先端尖，基部楔形，边缘有锯齿，托叶 2，抱茎，斜卵形（图 2-6-32）。总状花序细长，花萼下部呈筒状，萼筒上部有钩刺，先端 5 裂，花瓣黄色。气微，味微苦。

图 2-6-32　仙鹤草饮片

【质量】　以质嫩、叶多而完整、色青绿者为佳。

【功效】　收敛止血，截疟，止痢，解毒，补虚。

金　钱　草

【来源】　为报春花科植物过路黄 *Lysimachia christinae* Hance 的干燥全草。夏、秋二季采收，除去杂质，晒干。

【产地】　主产于四川、陕西、河南、湖北等地。

【性状鉴别】　常缠结成团，无毛或被疏柔毛。茎扭曲，表面棕色或暗棕红色，有纵纹，下部茎节上有时具须根，断面实心（图 2-6-33）。叶对生，多皱缩，展平后呈宽卵形或心形，长 1～4cm，宽 1～5cm，基部微凹，全缘，上表面灰绿色或棕褐色，下表面色较浅，主脉明显突起，用水浸后，对光透视可见黑色或褐色条纹，叶柄长 1～4cm。有的带花，花黄色，单生叶腋，具长梗。蒴果球形。气微，味淡。

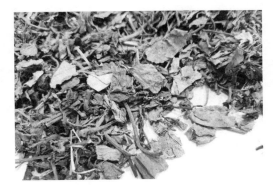

图 2-6-33　金钱草饮片

【质量】　以茎叶完整、色黄棕、须根少者为佳。

【功效】 利湿退黄，利尿通淋，解毒消肿。

广 金 钱 草

【来源】 为豆科植物广金钱草 *Desmodium styracifolium*（Osb.）Merr.的干燥地上部分。夏、秋二季采割，除去杂质，晒干。

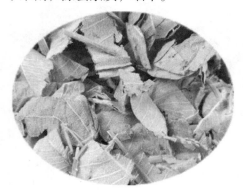

图 2-6-34 广金钱草饮片

【产地】 主产于广东、广西、福建等地。

【性状鉴别】 茎呈圆柱形，长可达 1m，密被黄色伸展的短柔毛，质稍脆，断面中部有髓（图 2-6-34）。叶互生，小叶 1 或 3，圆形或矩圆形，直径 2～4cm，先端微凹，基部心形或钝圆，全缘，上表面黄绿色或灰绿色，无毛，下表面具灰白色紧贴的绒毛，侧脉羽状，叶柄长 1～2cm，托叶 1 对，披针形，长约 0.8cm。气微香，味微甘。利湿退黄，利尿通淋。

【质量】 以叶多、色绿者为佳。

【功效】 清热除湿，利尿通淋。

墨 旱 莲

【来源】 为菊科植物鳢肠 *Eclipta prostrata* L.的干燥地上部分。花开时采割，晒干。

【产地】 主产于江苏、浙江、安徽、江西等地。

【性状鉴定】 全体被白色茸毛。茎呈圆柱形，有纵棱，直径 2～5mm，表面绿褐色或墨绿色。叶对生，近无柄，叶片皱缩卷曲或破碎，完整者展平后呈长披针形，全缘或具浅齿，墨绿色（图 2-6-35）。头状花序直径 2～6mm。瘦果椭圆形而扁，长 2～3mm，棕色或浅褐色。气微，味微咸。

【质量】 以叶多、色绿、无杂质者为佳。

【功效】 滋补肝肾，凉血止血。

马 鞭 草

【来源】 为马鞭草科植物马鞭草 *Verbena officinalis* L.的干燥地上部分。6～8月花开时采割，除去杂质，晒干。

【产地】 主产于湖北、江苏、广西、贵州等地。

【性状鉴别】 茎呈方柱形，多分枝，四面有纵沟，长 0.5～1m，表面绿褐色，粗糙，质硬而脆，断面有髓或中空（图 2-6-36）。叶对生，皱缩，多破碎，绿褐色，完整者展平后叶片 3 深裂，边缘有锯齿。穗状花序细长，有小花多数。气微，味苦。

【质量】 以色青绿、带花穗、无根及杂质者为佳。

【功效】 活血散瘀，解毒，利水，退黄，截疟。

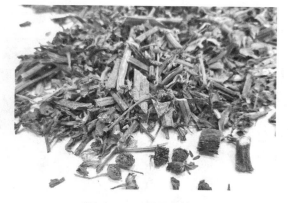

图 2-6-35 墨旱莲饮片

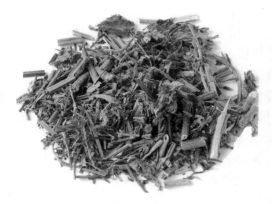

图 2-6-36 马鞭草饮片

地 锦 草

【来源】　为大戟科植物地锦 *Euphorbia humifusa* Willd.或斑地锦 *Euphorbia maculata* L.的干燥全草。夏、秋二季采收，除去杂质，晒干。

【产地】　主产于山东、江苏、安徽、浙江等地。

【性状鉴别】　（图 2-6-37）

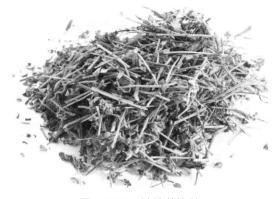

图 2-6-37　地锦草饮片

1. **地锦**　常皱缩卷曲，根细小。茎细，呈叉状分枝，表面带紫红色，光滑无毛或疏生白色细柔毛，质脆，易折断，断面黄白色，中空。单叶对生，具淡红色短柄或几无柄，叶片多皱缩或已脱落，展平后呈长椭圆形，长 5～10mm，宽 4～6mm，绿色或带紫红色，通常无毛或疏生细柔毛，先端钝圆，基部偏斜，边缘具小锯齿或呈微波状。杯状聚伞花序腋生，细小。蒴果三棱状球形，表面光滑。种子细小，卵形，褐色。气微，味微涩。

2. **斑地锦**　叶上表面具红斑。蒴果被稀疏白色短柔毛。

【质量】　以全草干燥色鲜、叶色绿、茎色绿褐或带紫红色具花果者为佳。

【功效】　清热解毒，凉血止血，利湿退黄。

自 测 题

A 型题

1. 以干燥全草入药的是（　　）
　　A. 地锦草　　　　　　　　B. 麻黄
　　C. 木贼　　　　　　　　　D. 广金钱草

2. 广藿香来源于唇形科植物广藿香的（　　）
　　A. 根　　　　　　　　　　B. 根茎
　　C. 干燥地上部分　　　　　D. 叶

3. 益母草的来源为（　　）
　　A. 报春花科　　　　　　　B. 唇形科
　　C. 水蕨科　　　　　　　　D. 海金沙科

4. 根头部有棕褐色或黄白色的茸毛的药材是（　　）
　　A. 蒲公英　　　　　　　　B. 紫花地丁
　　C. 荆芥　　　　　　　　　D. 瞿麦

5. 茎呈方柱形，多分枝。单叶对生，叶柄短或近无柄，叶片上表面绿色，下表面灰绿色，两面光滑。气微，味极苦，该药材是（　　）
　　A. 半枝莲　　　　　　　　B. 马齿苋
　　C. 穿心莲　　　　　　　　D. 石斛

6. 下列进口的药材是（　　）
　　A. 番泻叶　　　　　　　　B. 洋金花
　　C. 菊花　　　　　　　　　D. 艾叶

7. 断面棕褐色，有淡棕色点状维管束，排列成波状环纹。该中药是（　　）
　　A. 半边莲　　　　　　　　B. 锁阳
　　C. 木贼　　　　　　　　　D. 肉苁蓉

8. 揉搓后有特殊清凉香气，味辛凉，该中药是（　　）
　　A. 青蒿　　　　　　　　　B. 茵陈

　　C. 香薷　　　　　　　　　D. 薄荷

9. 体重，质硬，难折断，断面浅棕色或棕褐色，有黄色三角状维管束。气微，味甘而涩。该中药是（　　）
　　A. 小蓟　　　　　　　　　B. 锁阳
　　C. 马鞭草　　　　　　　　D. 石斛

10. 荆芥穗的来源为（　　）
　　A. 菊科　　　　　　　　　B. 桔梗科
　　C. 爵床科　　　　　　　　D. 唇形科

X 型题

1. 麻黄的原植物有（　　）
　　A. 草麻黄　　　　　　　　B. 中麻黄
　　C. 小麻黄　　　　　　　　D. 木贼麻黄

2. 下列均来源于唇形科的是（　　）
　　A. 菊花　　　　　　　　　B. 薄荷
　　C. 半枝莲　　　　　　　　D. 香薷

3. 青蒿的性状特征有（　　）
　　A. 茎呈圆柱形，表面黄绿色或棕黄色
　　B. 茎表面具纵棱线，质略硬，易折断，断面中部有髓
　　C. 叶互生，暗绿色或棕绿色，两面被短毛
　　D. 气香特异，味微苦

4. 下列药材来源于菊科的有（　　）
　　A. 小蓟　　　　　　　　　B. 墨旱莲
　　C. 半边莲　　　　　　　　D. 豨莶草

5. 佩兰的功效有（　　）
　　A. 芳香化湿　　　　　　　B. 醒脾开胃
　　C. 发表解暑　　　　　　　D. 凉血利咽

项目七　其他类中药的性状鉴定

一、其他类中药性状鉴定要点

（一）藻类、菌类、地衣类

藻类、菌类和地衣类均为低等植物，它们在形态上无根、茎、叶的分化，是单细胞或多细胞的叶状体或菌丝体。在结构上一般无组织的分化，无维管束和胚胎。

1. **藻类**　多水生；含多种色素；能进行光合作用，营养方式为自养型。与药用关系密切的主要是褐藻门、红藻门和绿藻门。

（1）褐藻：藻体呈褐色，进化较高级，多数在海水中生活，如海藻、昆布。

（2）红藻：藻体红色至紫色，多数海生，如紫菜、海人草。

（3）绿藻：藻体蓝绿色，多数生活在淡水，极少数海生，如石莼、孔石莼。

2. **菌类**　一般不含叶绿素，不能进行光合作用，营养方式是异养型。与药用关系密切的菌类是真菌门。在真菌门中，当环境不良或繁殖时，菌丝相互密结，菌丝体变态成菌丝组织体，常见的有菌核、子座、子实体等。其中，菌丝：组成真菌菌体的每条细丝、分枝或不分枝有隔或无隔。菌丝体：组成真菌菌体所有菌丝的总称。菌核是菌丝紧密交织而成的坚硬的休眠体，以渡过不良环境，待条件适宜时，可以萌发为菌丝体或产生子实体，如茯苓、猪苓、雷丸、马勃等。子实体是高等真菌生殖时期形成的具有一定形态和结构，能够产生孢子的菌丝体，如灵芝、冬虫夏草。子座是能够纳容子实体的菌丝褥座。子座形成后，常在其内产生子实体。

3. **地衣类**　为藻类（蓝藻及绿藻）和真菌（子囊菌）高度共生的复合体，具独特的生物学活性，如松萝、长松罗等。

（二）树脂类

树脂类中药是一类多来源于植物体的天然产物，一般认为是由植物体内的挥发油成分如萜类，经过复杂的化学变化如氧化、聚合、缩合等作用所形成的。

1. **树脂的来源和采收**　树脂通常是植物体的分泌物，具有活血化瘀、消肿止痛、抗菌消炎、芳香开窍等功效。多存在于植物的根、根茎、茎、果实等器官的树脂道、分泌细胞、细胞间隙中。例如，松科植物的松香；金缕梅科植物的苏合香；橄榄科植物的乳香、没药；伞形科植物的阿魏；棕榈科植物的血竭等。

树脂在采收时，一般将含树脂的植物器官用刀切割后引流或经直接加工处理而得。切割时多自下而上做等距离切口，在切口下端收集树脂。

2. **树脂的化学组成、性质及分类**　树脂是由树脂酸、树脂醇、树脂酯、树脂烃等成分组成的混合物。多凝聚为团块或颗粒状，常具脂样光泽；常呈泪滴状、颗粒状、不规则块状；依其组成不同，常将树脂分为：

（1）单树脂类：一般不含或极少含挥发油及树胶的树脂。又分为：

1）酸树脂：主成分为树脂酸，如松香。

2）酯树脂：主成分为树脂酯，如枫香脂、血竭。

3）混合树脂：无明显主成分，如洋乳香。

（2）胶树脂类：主成分为树脂和树胶，如藤黄。

（3）油胶树脂胶：树脂中含有较多的挥发油者，如乳香、没药、阿魏。

（4）油树脂类：主成分为树脂和挥发油，如松油脂、加拿大松油脂。

（5）香树脂类：油树脂中含有多量的游离芳香酸，如苏合香、安息香。

（三）其他类

本类中药包括：①蕨类植物的孢子，如海金沙。②虫瘿，如五倍子。③某些植物器官的加工品，如儿茶、青黛、天然冰片。④某些植物的叶汁浓缩品，如芦荟。⑤化学合成品，如机制冰片。⑥植物的树脂化石，如琥珀。本类中药的鉴定方法依品种而异。

二、其他类中药性状鉴定

茯　苓

【来源】　为多孔菌科真菌茯苓 *Poria cocos*（Schw.）Wolf 的干燥菌核。多于 7～9 月采挖，挖出后除去泥沙，堆置"发汗"后，摊开晾至表面干燥，再"发汗"，反复数次至现皱纹、内部水分大部散失后，阴干，称为"茯苓个"；或将鲜茯苓按不同部位切制，阴干，分别称为"茯苓块"和"茯苓片"。

【产地】　主产湖北、安徽、云南、贵州等地。

【性状鉴别】　（图 2-7-1）

1. **茯苓个**　呈类球形、椭圆形、扁圆形或不规则团块，大小不一。外皮薄而粗糙，棕褐色至黑褐色，有明显的皱缩纹理。体重，质坚实，断面颗粒性，有的具裂隙，外层淡棕色，内部白色，少数淡红色，有的中间抱有松根。气微，味淡，嚼之粘牙。

2. **茯苓块**　为去皮后切制的茯苓，呈立方块状或方块状厚片，大小不一。白色、淡红色或淡棕色。

3. **茯苓片**　为去皮后切制的茯苓，呈不规则厚片，厚薄不一。白色、淡红色或淡棕色。

4. **茯神**　呈方块状，附有切断的一块松根（茯神木），质坚实，色白。

【质量】　以体重坚实、外色棕褐、皮纹细、无裂隙、断面白色细腻、粘牙力强者为佳。

【功效】　利水渗湿，健脾，宁心。

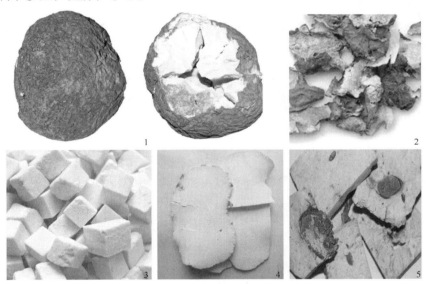

图 2-7-1　茯苓
1. 茯苓个；2. 茯苓皮；3. 茯苓块；4. 茯苓片；5. 茯神

茯　苓　皮

【来源】　为多孔菌科真菌茯苓 *Poria cocos*（Schw.）Wolf 菌核的干燥外皮。多于 7～9 月采挖，加工"茯苓片"、"茯苓块"时，收集削下的外皮，阴干。

【产地】　主产于湖北、安徽、云南、贵州等地。

【性状鉴别】　本品呈长条形或不规则块片，大小不一。外表面棕褐色至黑褐色，有疣状突起，内面淡棕色并常带有白色或淡红色的皮下部分（图 2-7-2）。质较松软，略具弹性。气微、味淡，嚼之粘牙。

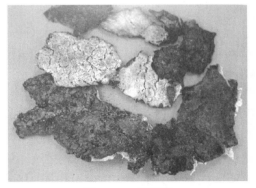

图 2-7-2　茯苓皮

【质量】 以外色棕褐、内面淡棕色、质较松软,嚼之粘牙者为佳。

【功效】 利水消肿。

猪 苓

【来源】 为多孔菌科真菌猪苓 *Polyporus umbellatus*(Pers.)Fries 的干燥菌核。春、秋二季采挖,除去泥沙,干燥。

【产地】 主产于陕西和云南。陕西产者最出名,目前已有人工栽培。

【性状鉴别】 本品呈条形、类圆形或扁块状,有的有分枝,长 5~25cm,直径 2~6cm。表面黑色、灰黑色或棕黑色,皱缩或有瘤状突起(图 2-7-3)。体轻,质硬,断面类白色或黄白色,略呈颗粒状(图 2-7-4)。气微,味淡。

【质量】 以个大、身干、体重、质坚、断面色白、无黑心空洞者为佳。

【功效】 利水渗湿。

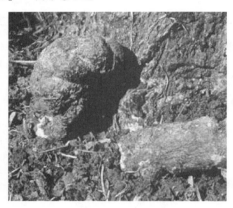

图 2-7-3 猪苓

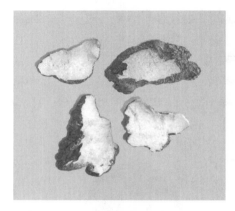

图 2-7-4 猪苓片

雷 丸

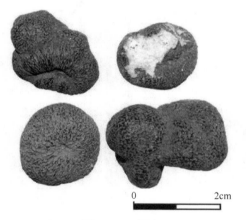

图 2-7-5 雷丸

【来源】 为白磨科真菌雷丸 *Omphalia lapidescens* Schroet. 的干燥菌核。秋季采挖,洗净,晒干。

【产地】 主产于四川、云南、广西、陕西等地。

【性状鉴别】 为类球形或不规则团块,直径 1~3cm。表面黑褐色或棕褐色,有略隆起的不规则网状细纹。质坚实,不易破裂,断面不平坦,白色或浅灰黄色,常有黄白色大理石样纹理(图 2-7-5)。气微,味微苦,嚼之有颗粒感,微带黏性,久嚼无渣。

【质量】 以个大、质坚、断面色白者为佳。

【功效】 杀虫消积。

灵 芝

【来源】 为多孔菌科真菌赤芝 *Ganoderma lucidum*(Leyss. ex Fr.)Karst.或紫芝 *Ganoderma sinense* Zhao, Xu et Zhang 的干燥子实体。全年采收,除去杂质,剪除附有朽木、泥沙或培养基质的下端菌柄,阴干或在 40~50℃烘干。

【产地】 赤芝主产于华东、西南及河北、山西等地;紫芝主产于浙江、江西、湖南、广西等地。

【性状鉴别】

1. **赤芝** 外形呈伞状,菌盖肾形、半圆形或近圆形,直径 10~18cm,厚 1~2cm。皮壳坚硬,黄褐色至红褐色,有光泽,具环状棱纹和辐射状皱纹,边缘薄而平截,常稍内卷。菌肉白色至淡棕色。菌柄圆柱形,侧生,少偏生,长 7~15cm,直径 1~3.5cm,红褐色至紫褐色,光亮。孢子细小,黄褐色。气微香，味苦涩（图 2-7-6）。

2. **紫芝**　皮壳紫黑色，有漆样光泽。菌肉锈褐色。菌柄长 17～23cm（图 2-7-7）。

3. **栽培品**　子实体较粗壮、肥厚，直径 12～22cm，厚 1.5～4cm。皮壳外常被有大量粉尘样的黄褐色孢子（图 2-7-8）。

【质量】　以个大、完整、菌盖厚、色紫红、有漆样光泽者为佳。

【功效】　补气安神，止咳平喘。

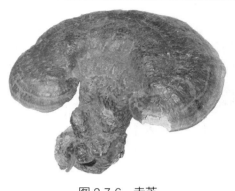

图 2-7-6　赤芝

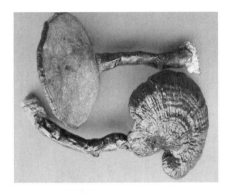

图 2-7-7　紫芝

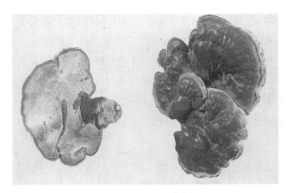

图 2-7-8　栽培品

云　芝

【来源】　为多孔菌科真菌彩绒革盖菌 *Coriolus versicolor*（L.ex Fr.）Quel 的干燥子实体。全年均可采收，除去杂质，晒干。

【性状鉴别】　本品菌盖单个呈扇形、半圆形或贝壳形，常数个叠生成覆瓦状或莲座状；直径 1～10cm，厚 1～4mm。表面密生灰、褐、蓝、紫黑等颜色的绒毛（菌丝），构成多色的狭窄同心性环带，边缘薄；腹面灰褐色、黄棕色或淡黄色，无菌管处呈白色，菌管密集，管口近圆形至多角形，部分管口开裂成齿（图 2-7-9）。革质，不易折断，断面菌肉类白色，厚约 1mm；菌管单层，长 0.5～2mm，多为浅棕色，管口近圆形至多角形，每 1mm 有 3～5 个。气微，味淡。

【功效】　健脾利湿，清热解毒。

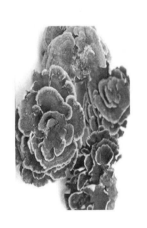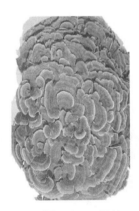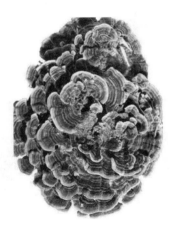

图 2-7-9　云芝

海　藻

【来源】　为马尾藻科植物海蒿子 *Sargassum pallidum*（Turn.）C.Ag.或羊栖菜 *Sargassum fusiforme*（Harv.）Setch.的干燥藻体（图 2-7-10）。前者习称"大叶海藻"，后者习称"小叶海藻"。夏、秋二季采捞，除去杂质，洗净，晒干。

【产地】　前者主产于山东、辽宁沿海；后者主产于浙江、福建、广东、广西沿海。

【性状鉴别】

1. **大叶海藻**　皱缩卷曲，黑褐色，有的被白霜，长 30～60cm。主干呈圆柱状，具圆锥形突起，主枝自主干两侧生出，侧枝自主枝叶腋生出，具短小的刺状突起。初生叶披针形或倒卵形，长 5～7cm，宽约 1cm，全缘或具粗锯齿；次生叶条形或披针形，叶腋间有着生条状叶的小枝。气囊黑褐色，球形或卵圆形，有的有柄，顶端钝圆，有的具细短尖（图 2-7-11）。质脆，潮润时柔软；水浸后膨胀，肉质，黏滑。气腥，味微咸。

2. **小叶海藻**　较小，长 15～40cm。分枝互生，无刺状突起。叶条形或细匙形，先端稍膨大，中空。气囊腋生，纺锤形或球形，囊柄较长。质较硬。

【质量】　以条长、色黑、身干、无杂质者为佳。

【功效】　消痰软坚散结，利水消肿。

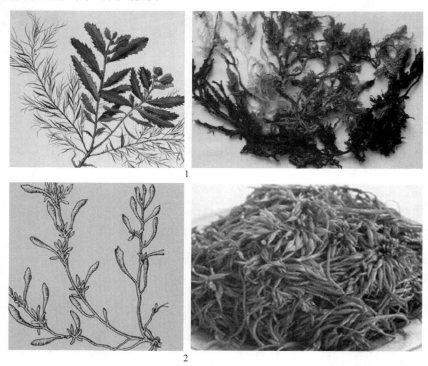

图 2-7-10　海藻
1. 海蒿子；2. 羊栖菜

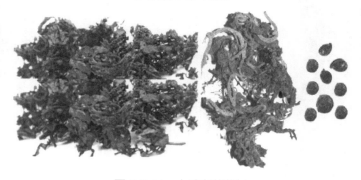

图 2-7-11　大叶海藻药材

乳 香

【来源】 为橄榄科植物乳香树 *Boswellia carterii* Birdw.及同属植物 *Boswellia bhaw-dajiana* Birdw.树皮渗出的树脂。分为索马里乳香和埃塞俄比亚乳香，每种乳香又分为乳香珠和原乳香。

【产地】 主产于索马里、埃塞俄比亚及阿拉伯半岛南部的国家，我国广西有引种。

【性状鉴别】 本品呈长卵形滴乳状、类圆形颗粒或粘合成大小不等的不规则块状物。大者长达2cm（乳香珠）或5cm（原乳香）。表面黄白色，半透明，被有黄白色粉末，久存则颜色加深（图2-7-12、图2-7-13）。质脆，遇热软化。破碎面有玻璃样或蜡样光泽。具特异香气，味微苦。

【质量】 以颗粒状、半透明、色黄白、有光泽、气芳香、无杂质者为佳。

【功效】 活血定痛，消肿生肌。

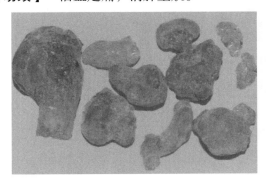

图 2-7-12 乳香珠

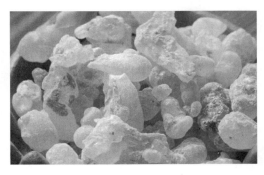

图 2-7-13 原乳香

没 药

【来源】 为橄榄科植物地丁树 *Commiphora myrrha* Engl.或哈地丁树 *Commiphora molmol* Engl.的干燥树脂。分为天然没药和胶质没药。

【产地】 主产于索马里、埃塞俄比亚及阿拉伯半岛南部的国家。

【性状鉴别】

1. **天然没药** 呈不规则颗粒性团块，大小不等，大者直径长达6cm以上。表面黄棕色或红棕色，近半透明部分呈棕黑色，被有黄色粉尘。质坚脆，破碎面不整齐，无光泽。有特异香气，味苦而微辛（图2-7-14）。

2. **胶质没药** 呈不规则块状和颗粒，多黏结成大小不等的团块，大者直径长达6cm以上，表面棕黄色至棕褐色，不透明，质坚实或疏松，有特异香气，味苦而有黏性（图2-7-15）。

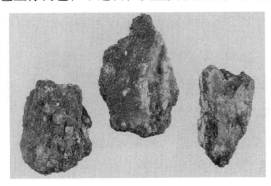

图 2-7-14 天然没药

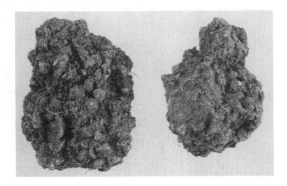

图 2-7-15 胶质没药

【质量】 以块大、色红棕透明、微粘手、香气浓者为佳。

【功效】 散瘀定痛，消肿生肌。

血 竭

【来源】 为棕榈科植物麒麟竭 *Daemonorops draco* Bl.果实渗出的树脂经加工制成。

【产地】 主产于印度尼西亚、印度、马来西亚等地。

【性状鉴别】 本品略呈类圆四方形或方砖形，表面暗红，有光泽，附有因摩擦而成的红粉。质硬而脆，破碎面红色，研粉为砖红色。气微，味淡。在水中不溶，在热水中软化。用火点燃，冒烟呛鼻，有苯甲酸样香气（图2-7-16、图2-7-17）。

【质量】 表面暗红色、粉末鲜红色、燃烧呛鼻、无松香气、无杂质者为佳。

【功效】 活血定痛，化瘀止血，生肌敛疮。

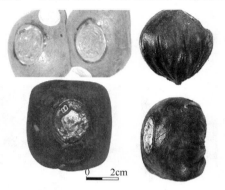

图2-7-16 血竭药材

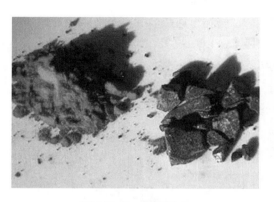

图2-7-17 血竭粉末

链接

牌号血竭：底部印有商标牌号，将血竭按质量优劣分成麒麟牌、手牌、皇冠牌、五星牌、AA牌、三A牌、鸡牌、金鱼牌、金星牌、太阳牌等规格者。

国产血竭

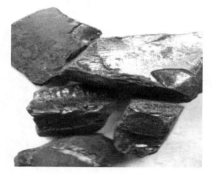

图2-7-18 国产血竭

【来源】 为百合科植物海南龙血树的含脂木质部提取的树脂。

【产地】 云南、广西、海南。越南、柬埔寨等国亦产。

【性状鉴别】 呈不规则块状，精制品呈片状；表面紫褐色，具光泽；断面平滑，有玻璃样光泽；气微，味微涩，嚼之有粘牙感（图2-7-18）。

血竭伪品

【来源】 由松香、红色染料、石粉和泥土等混合制成。

【性状鉴别】 形似血竭；表面暗红色，略具光泽，用刀刮之起白色粉痕；质坚硬而重；研成粉末不呈血红色；味淡；有松香气，火烧之气更浓，置白纸上用火烘烤，油迹会扩散或有不溶物（图2-7-19）。

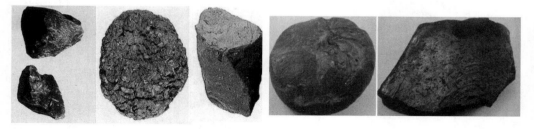

图2-7-19 各种掺伪血竭

青 黛

【来源】 为爵床科植物马蓝 Baphicacanthus cusia(Nees)Bremek.、蓼科植物蓼蓝 Polygonum tinctorium Ait.或十字花科植物菘蓝 Isatis indigotica Fort.的叶或茎叶经加工制得的干燥粉末、团块或颗粒。

【产地】 主产于福建、河北、云南、江苏等地。

【性状鉴别】　为深蓝色的粉末，体轻，易飞扬；或呈不规则多孔性的团块、颗粒，用手搓捻即成细末（图 2-7-20）。微有草腥气，味淡。入水，浮于水面上，振摇后，水层不得显深蓝色；微火灼烧，有紫红色烟雾发生。

【质量】　以色蓝、体轻能浮于水面上、火烧紫红色烟雾发生时间长者为佳。

【功效】　清热解毒，凉血消斑，泻火定惊。

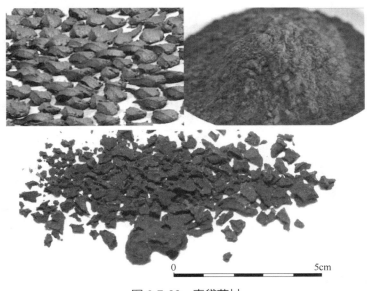

图 2-7-20　青黛药材

儿　茶

【来源】　为豆科植物儿茶 *Acacia catechu*（L.f.）Willd.的去皮枝、干的干燥煎膏。冬季采收枝、干，除去外皮，砍成大块，加水煎煮，浓缩，干燥。

【产地】　主产于云南西双版纳。

【性状鉴别】　本品呈方形或不规则块状，大小不一。表面棕褐色或黑褐色，光滑而稍有光泽（图 2-7-21）。质硬，易碎，断面不整齐，具光泽，有细孔，遇潮有黏性。气微，味涩、苦，略回甜。

【质量】　以黑色带棕、不糊不碎、口尝收涩强者为佳。

【功效】　活血止痛，止血生肌，收湿敛疮，清肺化痰。

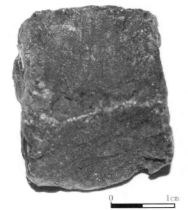

图 2-7-21　儿茶药材

五　倍　子

【来源】　为漆树科植物盐肤木 *Rhus chinensis* Mill.、青麸杨 *Rhus potaninii* Maxim.或红麸杨 *Rhus punjabensis* Stew. var. *sinica*（Diels）Rehd. et Wils.叶上的虫瘿，主要由五倍子蚜 *Melaphis chinensis*（Bell）Baker 寄生而形成。秋季采摘，置沸水中略煮或蒸至表面呈灰色，杀死蚜虫，取出，干燥。按外形不同，分为"肚倍"和"角倍"。

【产地】　主产于四川、贵州、云南等地。

【性状鉴别】　（图 2-7-22、图 2-7-23）

1. 肚倍　呈长圆形或纺锤形囊状，长 2.5～9cm，直径 1.5～4cm。表面灰褐色或灰棕色，微有柔毛。质硬而脆，易破碎，断面角质样，有光泽，壁厚 0.2～0.3cm，内壁平滑，有黑褐色死蚜虫及灰色粉状排泄物。气特异，味涩。

2. 角倍　呈菱形，具不规则的钝角状分枝，柔毛较明显，壁较薄。

【质量】　以个大、完整、壁厚、色灰褐者为佳。

【功效】　敛肺降火，涩肠止泻，敛汗，止血，收湿敛疮。

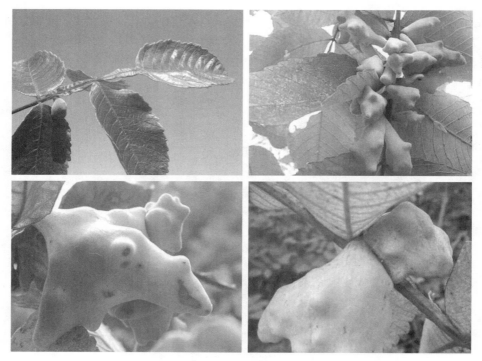

图 2-7-22　五倍子的形成

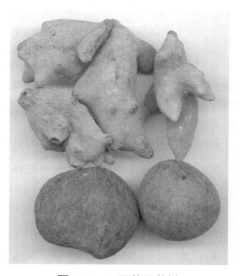

图 2-7-23　五倍子药材

▣ 链接

　　五倍子的产生：必须兼有寄主盐肤木类植物，五倍子蚜虫和过冬寄主提灯藓类植物等三要素，而且此种藓类植物须终年湿润，以利蚜虫过冬。

　　产地与采收加工：秋季五倍子由青转成黄褐色时采摘。置沸水中略煮或蒸至表面呈灰色，杀死蚜虫。取出干燥。

海 金 沙

　　【来源】　为海金沙科植物海金沙 *Lygodium japonicum*（Thunb.）Sw.的干燥成熟孢子。秋季孢子未脱落时采割藤叶，晒干，搓揉或打下孢子，除去藤叶。

　　【产地】　主产于湖北、湖南、广东等地。

　　【性状鉴别】　本品呈粉末状，棕黄色或浅棕黄色。体轻，手捻有光滑感，置手中易由指缝滑落。

气微，味淡。撒于水中则浮于水面，加热始逐渐下沉。置火中易燃烧，发生轻微爆鸣声且有闪光，无灰渣残留（图 2-7-24）。

【质量】 以身干、色黄棕、体轻、手捻光滑、杂质少者为佳。

【功效】 清利湿热，通淋止痛。

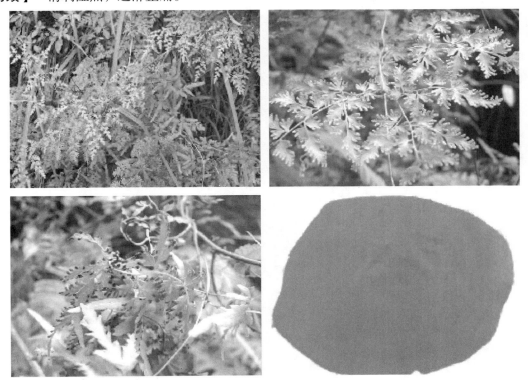

图 2-7-24 海金沙原植物、药材

附 松花粉

【来源】 为松科植物马尾松 *Pinus massoniana* Lamb.、油松 *Pinus tabulieformis* Carr.或同属数种植物的干燥花粉。春季花刚开时，采摘花穗，晒干，收集花粉，除去杂质。

【产地】 东北、华北、西北等地。

【性状鉴别】 淡黄色的细粉。体轻，易飞扬，手捻有滑润感（图 2-7-25、图 2-7-26）。气微，味淡。置于水中不沉，加热亦不沉。置火中燃烧，无闪光和爆鸣声，燃烧后有烟雾和焦臭味，残留黑色残渣。

【质量】 以色鲜黄、细腻、无杂质、流动性强者为佳。

【功效】 收敛止血，燥湿敛疮。

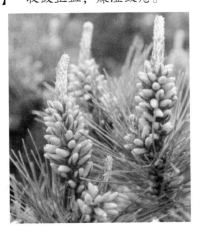

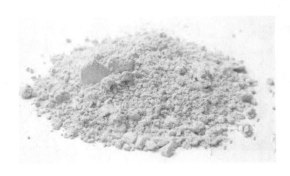

图 2-7-25 松花粉原植物　　　　　　图 2-7-26 松花粉药材

芦　荟

【来源】　为百合科植物库拉索芦荟 *Aloe barbadensis* Miller、好望角芦荟 *Aloe ferox* Miller 或其他同属近缘植物叶的汁液浓缩干燥物（图2-7-27）。前者习称"老芦荟"，后者习称"新芦荟"。

【产地】　前者主产于非洲北部、南美洲及北美洲的西印度群岛；后者主产于非洲南部。我国南方有引种。

【性状鉴别】　（图2-7-28、图2-7-29）

1. **库拉索芦荟**　呈不规则块状，常破裂为多角形，大小不一。表面呈暗红褐色或深褐色，无光泽。体轻，质硬，不易破碎，断面粗糙或显麻纹。富吸湿性。有特殊臭气，味极苦。

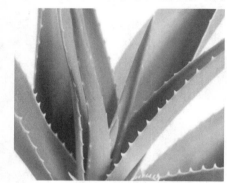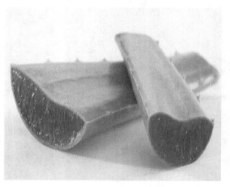

图 2-7-27　芦荟原植物

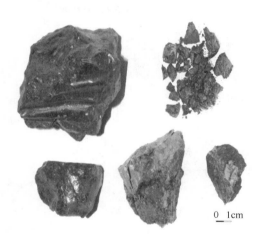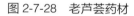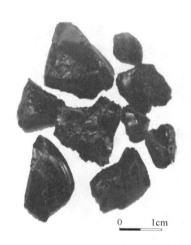

图 2-7-28　老芦荟药材　　　　　　　　　图 2-7-29　新芦荟药材

2. **好望角芦荟**　表面呈暗褐色，略显绿色，有光泽。体轻，质松，易碎，断面玻璃样而有层纹。

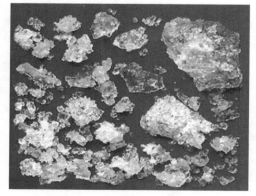

图 2-7-30　冰片（合成龙脑）药材

【质量】　以质脆、有光泽、气味浓者为佳。

【功效】　泻下通便，清肝泻火，杀虫疗疮。

冰片（合成龙脑）

【来源】　为樟脑、松节油等用化学方法合成的加工制成的消旋龙脑结晶。又称"机制冰片"。

【性状鉴别】　无色透明或白色半透明的片状松脆结晶；气清香，味辛、凉；具挥发性，点燃发生浓烟，并有带光的火焰。易溶于乙醇、三氯甲烷或乙醚，在水中几乎不溶（图2-7-30）。

【质量】　以片大、菲薄、色洁白、质松脆、气味浓厚者为佳。

【功效】 开窍醒神，清热止痛。

附 天然冰片

【来源】 为樟科植物樟 *Cinnamomum camphora*（L.）Presl 的新鲜枝（图 2-7-31）、叶经提取加工制成的右旋龙脑结晶。

【性状鉴别】 白色结晶性粉末或片状结晶（图 2-7-32）。气清香，味辛、凉。具挥发性，点燃时有浓烟，火焰呈黄色。本品在乙醇、三氯甲烷或乙醚中易溶，在水中几乎不溶。

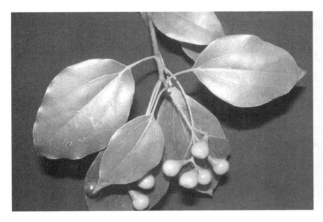
图 2-7-31 天然冰片原植物

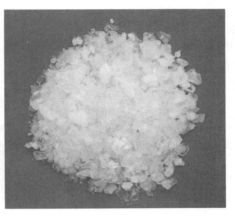
图 2-7-32 天然冰片

艾 片

【来源】 为菊科植物艾纳香 *Blumea balsamifera*（L.）DC.的叶中提取的左旋龙脑结晶。

【性状鉴别】 白色半透明片状、块状或颗粒状结晶，质稍硬而脆，手捻不易碎（图 2-7-33）。具清香气，味辛、凉，具挥发性，点燃时有黑烟，火焰呈黄色，无残迹遗留。

梅 片

【来源】 为龙脑香科植物龙脑香 *Dryobalanops aromatica* Gaertn.f. 的树干提取的右旋龙脑结晶，习称"龙脑冰片"。

【性状鉴别】 呈半透明块状、片状或颗粒状结晶，直径 1～7mm，厚约 1mm；类白色至淡灰棕色；质松脆，手捻易成白粉并挥散；气清香，味清凉，嚼之慢慢熔化；燃烧时无黑烟或微有黑烟（图 2-7-34）。

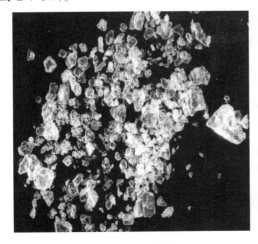
图 2-7-33 艾片

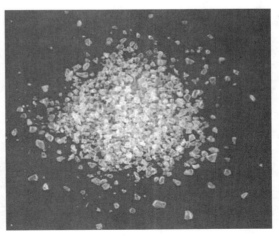
图 2-7-34 梅片

昆　布

【来源】　为海带科植物海带 *Laminaria japonica* Aresch.或翅藻科植物昆布 *Ecklonia kurome* Okam. 的干燥叶状体。夏、秋二季采捞，晒干。

【产地】　前者主产于山东、辽宁沿海；后者主产于福建、浙江沿海。

【性状鉴别】

1. 海带　卷曲折叠成团状，或缠结成把。全体呈黑褐色或绿褐色，表面附有白霜。用水浸软则膨胀成扁平长带状，长 50～150cm，宽 10～40cm，中部较厚，边缘较薄而呈波状（图 2-7-35）。类革质，残存柄部扁圆柱状。气腥，味咸。

2. 昆布　卷曲皱缩成不规则团状。全体呈黑色，较薄。用水浸软则膨胀呈扁平的叶状，长宽为 16～26cm，厚约 1.6mm；两侧呈羽状深裂，裂片呈长舌状，边缘有小齿或全缘（图 2-7-36）。质柔滑。

【功效】　消痰软坚散结，利水消肿。

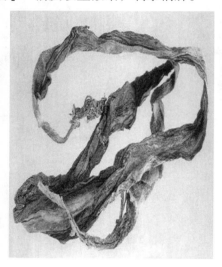

图 2-7-35　海带

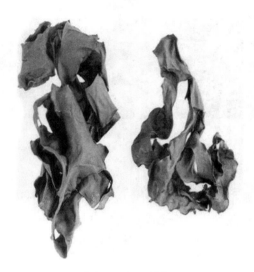

图 2-7-36　昆布

马　勃

【来源】　为灰包科真菌脱皮马勃 *Lasiosphaera fenzlii* Reich.、大马勃 *Calvatia gigantea*（Batsch ex Pers.）Lloyd 或紫色马勃 *Calvatia lilacina*（Mont.et Berk.）Lloyd 的干燥子实体。夏、秋二季子实体成熟时及时采收，除去泥沙，干燥。

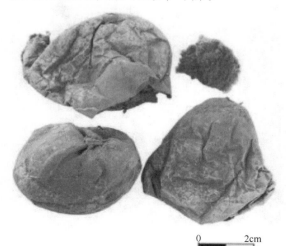

图 2-7-37　马勃（大马勃）药材

【产地】　全国大多数地区均产。

【性状鉴别】

1. 脱皮马勃　呈扁球形或类球形，无不孕基部，直径 15～20cm。包被灰棕色至黄褐色，纸质，常破碎呈块片状，或已全部脱落，孢体灰褐色或浅褐色，紧密，有弹性，用手撕之，内有灰褐色棉絮状的丝状物。触之则孢子呈尘土样飞扬，手捻有细腻感。臭似尘土，无味。

2. 大马勃　不孕基部小或无。残留的包被由黄棕色的膜状外包被和较厚的灰黄色的内包被所组成，光滑，质硬而脆，成块脱落。孢体浅青褐色，手捻有润滑感（图 2-7-37）。

3. 紫色马勃　呈陀螺形，或已压扁呈扁圆形，直径 5～12cm，不孕基部发达。包被薄，两层，紫褐色，粗皱，有圆形凹陷，外翻，上部常裂成小块或已部分脱落。孢体紫色。

【质量】 以个大而饱满、质轻、按之如棉絮、弹之有灰尘飞出、气浓呛鼻者为佳。

【功效】 清肺利咽，止血。

冬 虫 夏 草

【来源】 为麦角菌科真菌冬虫夏草菌 *Cordyceps sinensis*（BerK.）Sacc.寄生在蝙蝠蛾科昆虫幼虫上的子座和幼虫尸体的干燥复合体。夏初子座出土、孢子未发散时挖取，晒至六七成干，除去似纤维状的附着物及杂质，晒干或低温干燥。

【产地】 主产于四川、青海、西藏、云南等地。

【性状鉴别】 本品由虫体与从虫头部长出的真菌子座相连而成（图 2-7-38）。虫体似蚕，长 3～5cm，直径 0.3～0.8cm；表面深黄色至黄棕色，有环纹 20～30 个，近头部的环纹较细；头部红棕色；足 8 对，中部 4 对较明显；质脆，易折断，断面略平坦，淡黄白色。可见有黑褐色"V"形的线纹或裂隙（图 2-7-39）。子座细长圆柱形，长 4～7cm，直径约 0.3cm；表面深棕色至棕褐色，有细纵皱纹，上部稍膨大；质柔韧，断面类白色。气微腥，味微苦。

【质量】 以完整、虫体肥大、外表黄亮、断面色白、子座短者为佳（图 2-7-40）。

【功效】 补肾益肺，止血化痰。

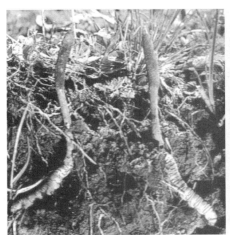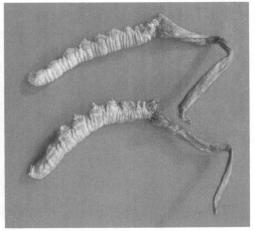

图 2-7-38 冬虫夏草药材

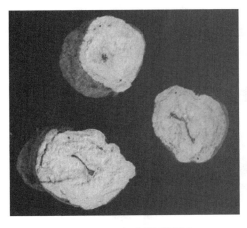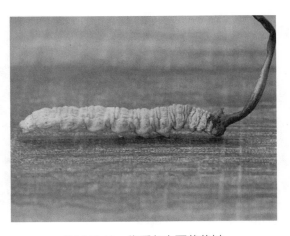

图 2-7-39 冬虫夏草断面　　　　图 2-7-40 优质冬虫夏草药材

🍴 **链接** 冬虫夏草的生长史

　　蝙蝠蛾幼虫在土中生活,其间若感染冬虫夏草菌孢子,孢子在幼虫体内生长直至其死亡,并形成菌核;第二年夏季,从虫体头部长出似草的子实体(子座),虫体和子座的复合体称为"冬虫夏草"。

案 例

　　2007 年 7 月,湖南桃江某村的一村民近几天胃比较难受,恶心,想吐,头也有点晕。经医生检查,一切正常!这就怪了,该村民思前想后,最终,把怀疑的目光放到了滋补品虫草上,十天前他在本家的松树林下做农活,从地表挖到了几十根似虫似草的东西,村里老者说是虫草,与鸡鸭炖食大补。因自己身体虚弱,几天前炖食了两次后便出现了上述症状。

问题与思考:该村民服用的是正宗的冬虫夏草吗? 如何鉴别?

解析:正宗的虫草(冬虫夏草)生于青藏高原海拔 3500~5000m 高寒草甸上,湖南桃江不可能生长。经鉴定该村民食用的为亚香棒虫草,为麦角菌科真菌亚香棒虫草寄生在鳞翅目昆虫的子座及幼虫尸体的复合体。鉴别要点:①表面粗糙具多数突起的疣点。②中部 4 对足突出不明显。③子座从虫体头部中央长出,子实体短圆柱形,顶端无不孕顶端。④显微鉴别:子座横切面示子囊壳埋生于子座内,烧瓶形或鞋底形。跟虫草很像,实际上是伪品,人服用后,有呕吐、头晕等症状,不可作冬虫夏草代用。

　　除亚香棒虫草外,其伪品尚有唇形科植物地蚕的块茎:呈纺锤形,两头略尖;豆粉和淀粉混合加工而成的伪造品:呆板而不自然,质硬而重,取本品加碘试液,显蓝紫色。

🍴 **链接** 冬虫夏草常见的混淆品

　　1. 蛹草(北虫草) 蛹草菌寄生于夜蛾科幼虫,虫体为蛹;习称北虫草。主产于东北。与冬虫夏草的主要区别为虫体呈椭圆形的蛹,子座橙黄色,顶端钝圆,柄细长圆柱形(图 2-7-41)。

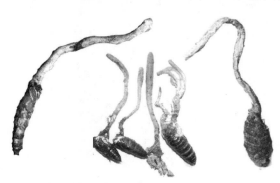

　　2. 亚香棒虫草 亚香棒虫草菌寄生于蝙蝠蛾科昆虫幼虫上的子实体及幼虫尸体的复合体。形状与冬虫夏草相似,可见稍明显环纹;表面黄棕色或黄白色,头部棕褐色,有的为双子座,子座无不孕端;质脆,易折断;断面略平坦,黄白色,中央有稍明显灰棕色"一"字纹(图 2-7-42);气微腥,味微苦。

　　3. 凉山虫草 形状与冬虫夏草相似,虫体表面棕褐色,有众多环纹,外被棕色绒毛,足 9~10 对,不甚明显;子座具明显纵皱纹,上部不膨大(图 2-7-43);质脆,易折断;味淡。

图 2-7-41　蛹草(北虫草)

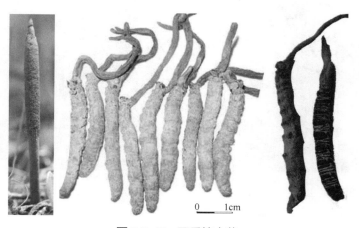

图 2-7-42　亚香棒虫草

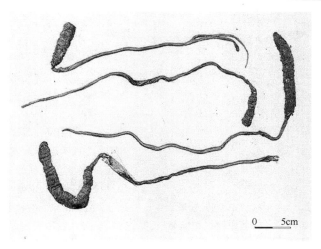

图 2-7-43 凉山虫草

> **链接** 冬虫夏草常见的伪品
>
> 1. **地蚕** 唇形科植物地蚕 *Stachys geobombycis* C. Y. Wu 的块茎加工品。呈纺锤形或长梭形，两端渐尖，略弯曲，形似虫体。表面淡黄色至棕褐色，环纹 3～15 条，节上有点状芽痕和须根痕，稍有纵皱纹，断面白色，可见棕色形成层环纹，无子座（图 2-7-44）。
>
> 2. **机制虫草** 用面粉、玉米粉、石膏等经加工压模而成。其外表显黄白色，虫体环纹明显，断面淡白色，体重，粘牙；遇碘液显蓝色（图 2-7-45）。

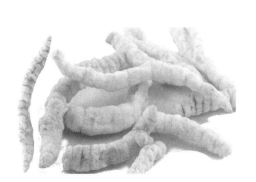

图 2-7-44 地蚕

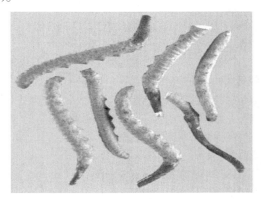

图 2-7-45 机制虫草

自 测 题

A 型题

1. 容纳子实体的菌丝褥座是（　　）
   A. 菌丝体
   B. 菌核
   C. 子实体
   D. 子座

2. 菌丝紧密纠缠在一起，组成的坚硬的团块状物（休眠体）是（　　）
   A. 菌丝体
   B. 菌核
   C. 子实体
   D. 子座

3. 下列哪一项不是猪苓的性状特征（　　）
   A. 呈不规则条形、类圆形或扁块状

B. 表面黑色或棕黑色，瘤状突起
   C. 体重质坚实，入水下沉
   D. 气微，味淡

4. 由虫体与从虫体头部长出的真菌子座相连而成，虫体似蚕；表面深黄色至黄棕色，有 20～30 条环纹的药材是（　　）
   A. 茯苓
   B. 猪苓
   C. 冬虫夏草
   D. 灵芝

5. 灵芝的入药部位是（　　）
   A. 菌丝体
   B. 菌核

C. 子实体　　　　　　　　　　D. 子座

6. 茯苓、猪苓的入药部位是（　　　）
　　A. 菌丝体　　　　　　　　　B. 菌核
　　C. 子实体　　　　　　　　　D. 子座

7. 以下药材加工方法为"发汗"的是（　　　）
　　A. 茯苓　　　　　　　　　　B. 猪苓
　　C. 冬虫夏草　　　　　　　　D. 灵芝

8. 茯苓中间或一侧有类圆形松根木的称为（　　　）
　　A. 茯苓个　　　　　　　　　B. 茯神
　　C. 茯苓块　　　　　　　　　D. 茯苓片

9. 表面灰黑色或棕褐色，皱缩或有瘤状突起。体轻质硬，能浮于水面；断面类白色或黄白色，略呈颗粒状的菌类药材是（　　　）
　　A. 茯苓　　　　　　　　　　B. 猪苓
　　C. 冬虫夏草　　　　　　　　D. 灵芝

10. 长卵形乳滴状或类圆形颗粒状，表面黄白色，半透明，被有黄白色粉末，质脆，遇热软化；破碎面有玻璃样或蜡样光泽的树脂类药材是（　　　）
　　A. 乳香　　　　　　　　　　B. 没药
　　C. 安息香　　　　　　　　　D. 血竭

11. 表面红棕色或黄棕色，被粉尘；质坚脆，破碎面颗粒状，带棕色油样光泽。气香而特异，口嚼粘牙的树脂类药材是（　　　）
　　A. 乳香　　　　　　　　　　B. 没药
　　C. 安息香　　　　　　　　　D. 血竭

12. 血竭的来源是（　　　）
　　A. 麒麟竭的果实渗出的树脂
　　B. 麒麟竭的茎叶加工的树脂
　　C. 剑叶龙血树的含脂木质部提取而得的树脂
　　D. 剑叶龙血树的果实渗出的树脂

13. 国产血竭的来源是（　　　）
　　A. 麒麟竭的果实渗出的树脂
　　B. 麒麟竭的茎叶加工的树脂
　　C. 剑叶龙血树的含脂木质部提取而得的树脂
　　D. 剑叶龙血树的果实渗出的树脂

14. 海金沙的入药部位是（　　　）
　　A. 孢子　　　　　　　　　　B. 虫瘿
　　C. 叶汁浓缩品　　　　　　　D. 树脂化石

15. 五倍子的入药部位是（　　　）
　　A. 孢子　　　　　　　　　　B. 虫瘿
　　C. 叶汁浓缩品　　　　　　　D. 树脂化石

16. 芦荟的入药部位是（　　　）
　　A. 孢子　　　　　　　　　　B. 虫瘿
　　C. 叶汁浓缩品　　　　　　　D. 树脂化石

17. 药材呈细小颗粒状（粉末状），棕黄色；体轻，手捻有光滑感，置手中易由指缝滑落；入水浮于水面，加热或振摇后逐渐下沉的是（　　　）
　　A. 海金沙　　　　　　　　　B. 蒲黄
　　C. 天竺黄　　　　　　　　　D. 松花粉

18. 具清利湿热，通淋止痛功效的药材是（　　　）
　　A. 海金沙　　　　　　　　　B. 蒲黄
　　C. 天竺黄　　　　　　　　　D. 松花粉

19. 撒在火上，发出爆鸣声且有闪光药材的是（　　　）
　　A. 海金沙　　　　　　　　　B. 冰片
　　C. 天竺黄　　　　　　　　　D. 石膏

20. 五倍子的药用部位是（　　　）
　　A. 果实中渗出的红色树脂
　　B. 蕨类植物的成熟孢子
　　C. 植物体叶上的虫瘿
　　D. 叶或茎叶加工的粉末或团块

21. 药材呈深蓝色粉末或多孔团块；体轻，易飞扬；微有草腥气，味淡；入水，浮于水面上，火烧有紫红色烟雾的是（　　　）
　　A. 青黛　　　　　　　　　　B. 蒲黄
　　C. 天竺黄　　　　　　　　　D. 松花粉

22. 五倍子的加工方法是（　　　）
　　A. 洗　　　　　　　　　　　B. 沸水中略煮或蒸
　　C. 发汗　　　　　　　　　　D. 浸漂

23. 药材呈囊状，表面灰褐色或灰棕色，微有柔毛；质硬而脆，易破碎，断面角质样，有光泽，内壁平滑，有黑褐色死蚜虫及灰色粉状排泄物的是（　　　）
　　A. 五倍子　　　　　　　　　B. 蒲黄
　　C. 青黛　　　　　　　　　　D. 冰片

X 型题

1. 冬虫夏草子座头部横切面可见（　　　）
　　A. 周围由 1 列子囊壳组成，子囊壳下半部埋生于子座内
　　B. 子囊壳内有多数线形子囊
　　C. 每个子囊内有 2～8 个线形的子囊孢子
　　D. 子座中央充满菌丝

2. 灵芝的性状特征为（　　　）
　　A. 外形呈伞状，菌盖肾形、半圆形或近圆形
　　B. 皮壳坚硬，黄褐色或红褐色，有光泽
　　C. 皮壳具环状棱纹和辐射状皱纹
　　D. 菌肉白色至浅棕色

3. 茯苓经产地采制后的商品规格有（　　　）
　　A. 茯苓个　　　　　　　　　B. 茯苓皮
　　C. 茯苓块　　　　　　　　　D. 茯苓片

4. 茯苓个的性状特征为（　　　）
　　A. 类球形、椭圆形、扁圆形或不规则团块
　　B. 外皮薄而粗糙，棕褐色至黑褐色
　　C. 表面有细密而深陷的环状横纹
　　D. 气微，味淡，嚼之粘牙

5. 猪苓粉末水装片镜检，可见（　　　）
　　A. 多糖团块的菌丝团　　　　B. 淀粉粒
　　C. 菌丝姜状，分枝末端钝圆　　D. 草酸钙八面体结晶

6. 来源于多孔菌科的中药是（　　　）
　　A. 茯苓　　　　　　　　　　B. 猪苓
　　C. 冬虫夏草　　　　　　　　D. 灵芝

7. 属于冬虫夏草的特征是（　　　）
   A. 由虫体与从虫体头部长出的真菌子座相连而成
   B. 虫体似蚕；表面深黄色至黄棕色，有 20～30 条环纹
   C. 断面有黑褐色"V"字形的线纹或裂隙
   D. 子座略显颗粒性，顶端有短小的不育部分

8. 以菌核入药的是（　　　）
   A. 茯苓
   B. 猪苓
   C. 冬虫夏草
   D. 雷丸

9. 血竭置白纸上用火烘烤会出现（　　　）
   A. 熔化
   B. 有扩散的油迹
   C. 对光照视呈鲜艳的血红色
   D. 以火燃烧则发生呛鼻烟气

10. 乳香的性状特征是（　　　）
    A. 长卵形乳滴状
    B. 表面黄白色，半透明，被有黄白色粉末
    C. 质脆，遇热软化
    D. 与少量水共研，成白色或黄白色乳状液

11. 没药的性状特征是（　　　）
    A. 呈不规则颗粒状或黏结成团块
    B. 表面红棕色或黄棕色，被粉尘
    C. 质坚脆，破碎面颗粒状
    D. 散瘀定痛，消肿生肌

12. 青黛的主要成分是（　　　）
    A. 靛蓝
    B. 靛玉红
    C. 脂肪油
    D. 黄酮类

项目八　动物类中药的性状鉴定

一、动物类中药性状鉴定要点

动物类中药是指以动物的全体或某一部分为药用部位的药材，包括动物的全体如土鳖虫、蜈蚣等；除去内脏的干燥全体，如地龙、哈蚧等；动物体的某一部分，包括角、茸、骨骼、皮甲、贝壳、内脏器官，如鹿茸、龟甲、石决明、哈蟆油等；生理产物，如麝香、蟾酥、蝉蜕等；病理产物，如牛黄、马宝等；排泄物，如蚕砂等；加工品，如阿胶、鹿角胶等。

动物类中药材的性状鉴别，一般应注意形态、大小、颜色、表面特征、质地、断面、气味、水试和火试的现象等。其中，完整的动物体（主要为昆虫、蛇类及鱼类等），应侧重以其形态特征进行动物分类学鉴定，以确定其品种；蛇类要注意鳞片的特征；角类应注意其类型，如是角质角还是骨质角，洞角还是实角，有无骨环等；动物骨骼类则应注意其剖面的特点；分泌物类应注意气味、颜色等；贝壳类应注意形状、大小、外表面的纹理、颜色等。动物类药材常根据类别的不同制成不同的饮片，有碎块、片块、粉末，蛇类药材常切成小段，角类药材常镑丝或磨粉，鹿茸常切成横片或斜片。经过炮制后，动物类药材的颜色、气味会发生变化。对其饮片鉴别时，应根据药材的来源不同进行。横切片应注意切面和周边的形态，碎块和小段应注意表面特征和气味。

二、动物类中药性状鉴定

石 决 明

【来源】　为鲍科动物杂色鲍 *Haliotis diversicolor* Reeve、皱纹盘鲍 *Haliotisdiscus hannai* Ino、羊鲍 *Haliotis ovina* Gmelin、澳洲鲍 *Haliotis ruber*（Leach）、耳鲍 *Haliotis asinina* Linnaeus 或白鲍 *Haliotis laevigata*（Donovan）的贝壳。夏、秋二季捕捉，去肉，洗净，干燥。

【产地】　主产于广东、山东、福建等地。

【性状鉴别】

1. **杂色鲍**　呈长卵圆形，内面观略呈耳形，长 7～9cm，宽 5～6cm，高约 2cm。表面暗红色，有多数不规则的螺肋和细密生长线，螺旋部小，体螺部大，从螺旋部顶处开始向右排列有 20 余个疣状突起，末端 6～9 个开孔，孔口与壳面平。内面光滑，具珍珠样彩色光泽。壳较厚，质坚硬，不易破碎。气微，味微咸。

2. **皱纹盘鲍**　呈长椭圆形，长 8～12cm，宽 6～8cm，高 2～3cm。表面灰棕色，有多数粗糙而不规则的皱纹，生长线明显，常有苔藓类或石灰虫等附着物，末端 4～5 个开孔，孔口突出壳面，壳较薄（图 2-8-1）。

3. **羊鲍**　近圆形，长 4～8cm，宽 2.5～6cm，高 0.8～2cm。壳顶位于近中部而高于壳面，螺旋部

与体螺部各占 1/2，从螺旋部边缘有 2 行整齐的突起，尤以上部较为明显，末端 4～5 个开孔，呈管状（图 2-8-2）。

4. **澳洲鲍**　呈扁平卵圆形，长 13～17cm，宽 11～14cm，高 3.5～6cm。表面砖红色，螺旋部约为壳面的 1/2，螺肋和生长线呈波状隆起，疣状突起 30 余个，末端 7～9 个开孔，孔口突出壳面（图 2-8-3、图 2-8-4）。

5. **耳鲍**　狭长，略扭曲，呈耳状，长 5～8cm，宽 2.5～3.5cm，高约 1cm。表面光滑，具翠绿色、紫色及褐色等多种颜色形成的斑纹，螺旋部小，体螺部大，末端 5～7 个开孔，孔口与壳平，多为椭圆形，壳薄，质较脆（图 2-8-5）。

6. **白鲍**　呈卵圆形，长 11～14cm，宽 8.5～11cm，高 3～6.5cm。表面砖红色，光滑，壳顶高于壳面，生长线颇为明显，螺旋部约为壳面的 1/3，疣状突起 30 余个，末端 9 个开孔，孔口与壳平（图 2-8-6）。

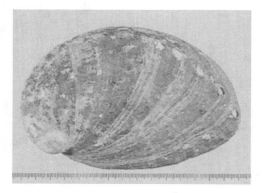

图 2-8-1　皱纹盘鲍

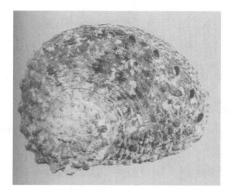

图 2-8-2　羊鲍

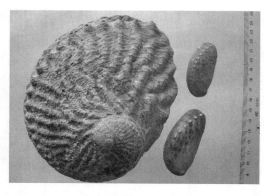

图 2-8-3　澳洲鲍、耳鲍

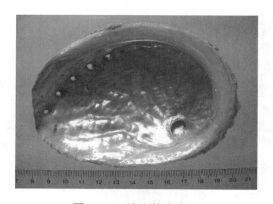

图 2-8-4　澳洲鲍内表面

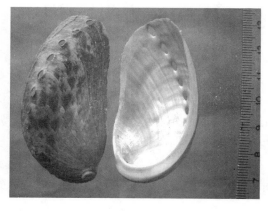

图 2-8-5　耳鲍

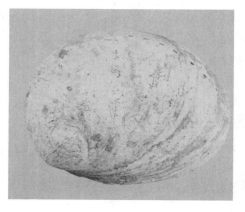

图 2-8-6　白鲍

【质量】 以壳厚、内面具珍珠样光彩者为佳。

【功效】 平肝潜阳，清肝明目。

珍 珠

【来源】 为珍珠贝科动物马氏珍珠贝 *Pteria martensii*（Dunker）、蚌科动物三角帆蚌 *Hyriopsis cumingii*（Lea）或褶纹冠蚌 *Cristaria plicata*（Leach）等双壳类动物受刺激形成的珍珠。自动物体内取出，洗净，干燥。

【产地】 主产于广东、广西、海南等地。

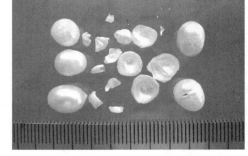

图 2-8-7 珍珠及断面

【性状鉴别】 呈类球形、长圆形、卵圆形或棒形，直径 1.5～8mm。表面类白色、浅粉红色、浅黄绿色或浅蓝色，半透明，光滑或微有凹凸，具特有的彩色光泽。质坚硬，破碎面显层纹（图 2-8-7）。气微，味淡。

【质量】 以粒大个圆、色白光亮，破开有层纹、无硬核者为佳。

【功效】 安神定惊，明目消翳，解毒生肌，润肤祛斑。

珍 珠 母

【来源】 为蚌科动物三角帆蚌 *Hyriopsis cumingii*（Lea）、褶纹冠蚌 *Cristaria plicata*（Leach）或珍珠贝科动物马氏珍珠贝 *Pteria martensii*（Dunker）的贝壳。去肉，洗净，干燥。

【产地】 主产于江苏、浙江、广西、广东等地。

【性状鉴别】 （图 2-8-8）

1. **三角帆蚌** 略呈不等边四角形。壳面生长轮呈同心环状排列。后背缘向上突起，形成大的三角形帆状后翼。壳内面外套痕明显；前闭壳肌痕呈卵圆形，后闭壳肌痕略呈三角形。左右壳均具两枚拟主齿，左壳具两枚长条形侧齿，右壳具一枚长条形侧齿；具光泽。质坚硬。气微腥，味淡。

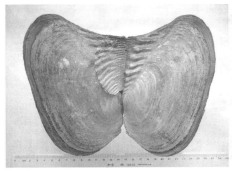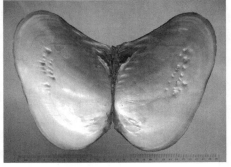

图 2-8-8 珍珠母外表面、内表面

2. **褶纹冠蚌** 呈不等边三角形。后背缘向上伸展成大形的冠。壳内面外套痕略明显；前闭壳肌痕大呈楔形，后闭壳肌痕呈不规则卵圆形，在后侧齿下方有与壳面相应的纵肋和凹沟。左、右壳均具一枚短而略粗后侧齿和一枚细弱的前侧齿，均无拟主齿。

3. **马氏珍珠贝** 呈斜四方形，后耳大，前耳小，背缘平直，腹缘圆，生长线极细密，成片状。闭壳肌痕大，长圆形。具一凸起的长形主齿。

【质量】 以色白、珍珠层厚、内面有光泽者为佳。

【功效】 平肝潜阳，安神定惊，明目退翳。

全 蝎

【来源】 为钳蝎科动物东亚钳蝎 *Buthus martensii* Karsch 的干燥体。春末至秋初捕捉，除去泥沙，置沸水或沸盐水中，煮至全身僵硬，捞出，置通风处，阴干。

【产地】　主产于河南、山东，湖北、安徽等地。

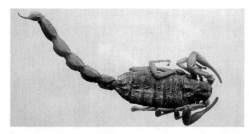

图 2-8-9　全蝎背面

【性状鉴别】　头胸部与前腹部呈扁平长椭圆形，后腹部呈尾状，皱缩弯曲，完整者体长约 6cm。头胸部呈绿褐色，前面有 1 对短小的螯肢和 1 对较长大的钳状脚须，形似蟹螯，背面覆有梯形背甲，腹面有足 4 对，均为 7 节，末端各具 2 爪钩；前腹部由 7 节组成，第 7 节色深，背甲上有 5 条隆脊线。背面绿褐色，后腹部棕黄色，6 节，节上均有纵沟，末节有锐钩状毒刺，毒刺下方无距（图 2-8-9～图 2-8-11）。气微腥，味咸。

【质量】　以身干、完整、色黄褐、盐霜少者为佳。

【功效】　息风镇痉，通络止痛，攻毒散结。

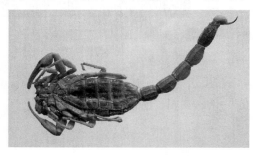

图 2-8-10　全蝎腹面

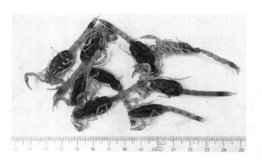

图 2-8-11　全蝎

土　鳖　虫

【来源】　为鳖蠊科昆虫地鳖 *Eupolyphaga sinensis* Walker 或冀地鳖 *Steleophaga plancyi*（Boleny）的雌虫干燥体。捕捉后，置沸水中烫死，晒干或烘干。

【产地】　主产于江苏、浙江、湖北、河北等地。

【性状鉴别】

1. 地鳖　呈扁平卵形，长 1.3～3cm，宽 1.2～2.4cm。前端较窄，后端较宽，背部紫褐色，具光泽，无翅。前胸背板较发达，盖住头部；腹背板 9 节，呈覆瓦状排列。腹面红棕色，头部较小，有丝状触角 1 对，常脱落，胸部有足 3 对，具细毛和刺。腹部有横环节（图 2-8-12）。质松脆，易碎。气腥臭，味微咸。

2. 冀地鳖　长 2.2～3.7cm，宽 1.4～2.5cm。背部黑棕色，通常在边缘带有淡黄褐色斑块及黑色小点（图 2-8-13）。

【质量】　以完整、色红褐、体内无泥土者为佳。

【功效】　破血逐瘀，续筋接骨。

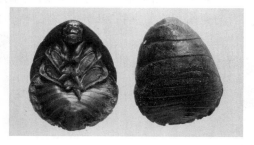

图 2-8-12　地鳖

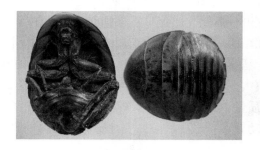

图 2-8-13　冀地鳖

蛤　蚧

【来源】　为壁虎科动物蛤蚧 *Gekko gecko* Linnaeus 的干燥体。全年均可捕捉，除去内脏，拭净，用竹片撑开，使全体扁平顺直，低温干燥。

【产地】　主产于广西、广东、云南等地。

【性状鉴别】　呈扁片状，头颈部及躯干部长 9～18cm，头颈部约占三分之一，腹背部宽 6～11cm，尾长 6～12cm。头略呈扁三角状，两眼多凹陷成窟窿，口内有细齿，生于颚的边缘，无异型大齿。吻部半圆形，吻鳞不切鼻孔，与鼻鳞相连，上鼻鳞左右各 1 片，上唇鳞 12～14 对，下唇鳞（包括颏鳞）21 片。腹背部呈椭圆形，腹薄。背部呈灰黑色或银灰色，有黄白色、灰绿色或橙红色斑点散在或密集成不显著的斑纹，脊椎骨和两侧肋骨突起。四足均具 5 趾；趾间仅具蹼迹，足趾底有吸盘。尾细而坚实，微现骨节，与背部颜色相同，有 6～7 个明显的银灰色环带，有的再生尾较原生尾短，且银灰色环带不明显。全身密被圆形或多角形微有光泽的细鳞（图 2-8-14～图 2-8-17）。气腥，味微咸。

【质量】　以体大、尾全、不破碎者为佳。

【功效】　补肺益肾，纳气定喘，助阳益精。

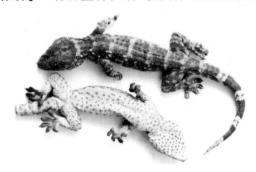

图 2-8-14　蛤蚧动物

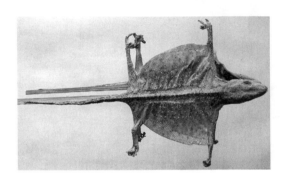

图 2-8-15　蛤蚧

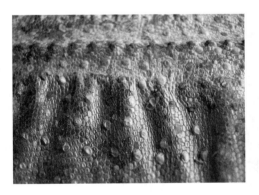

图 2-8-16　蛤蚧背部

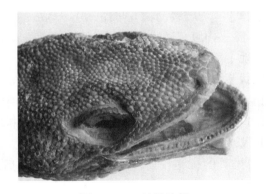

图 2-8-17　蛤蚧头部

金钱白花蛇

【来源】　为眼镜蛇科动物银环蛇 *Bungarus multicinctus* Blyth 的幼蛇干燥体。夏、秋二季捕捉，剖开腹部，除去内脏，擦净血迹，用乙醇浸泡处理后，盘成圆形，用竹签固定，干燥。

【产地】　主产于广东、广西、浙江、江西等地。

【性状鉴别】　呈圆盘状，盘径 3～6cm，蛇体直径 0.2～0.4cm。头盘在中间，尾细，常纳口内，口腔内上颌骨前端有毒沟牙 1 对，鼻间鳞 2 片，无颊鳞，上下唇鳞通常各为 7 片。背部黑色或灰黑色，有白色环纹 45～58 个，黑白相间，白环纹在背部宽 1～2 行鳞片，向腹面渐增宽，黑环纹宽 3～5 行鳞片，背正中明显突起一条脊棱，脊鳞扩大呈六角形，背鳞细密，通身 15 行，尾下鳞单行（图 2-8-18～图 2-8-21）。气微腥，味微咸。

【质量】　以头尾齐全，内色黄白、盘径小者为佳。

【功效】　祛风，通络，止痉。

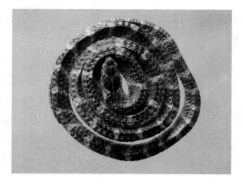

图 2-8-18　金钱白花蛇

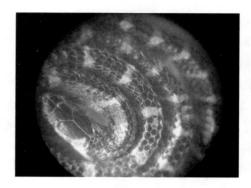

图 2-8-19　金钱白花蛇头、背部放大

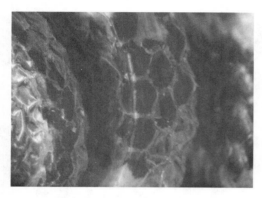

图 2-8-20　脊鳞六角形

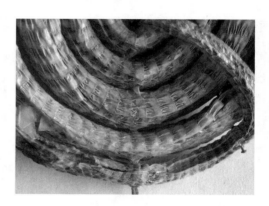

图 2-8-21　尾下鳞单行

蕲　蛇

【来源】　为蝰科动物五步蛇 *Agkisrrodon acutus*（Guenther）的干燥体。多于夏、秋二季捕捉，剖开蛇腹，除去内脏，洗净，用竹片撑开腹部，盘成圆盘状，干燥后拆除竹片。

【产地】　主产于浙江、江西、福建等地。

【性状鉴别】　卷呈圆盘状，盘径 17～34cm，体长可达 2m。头在中间稍向上，呈三角形而扁平，吻端向上，习称"翘鼻头"。上腭有管状毒牙，中空尖锐。背部两侧各有黑褐色与浅棕色组成的"V"形斑纹 17～25 个，其"V"形的两上端在背中线上相接，习称"方胜纹"，有的左右不相接，呈交错排列。腹部撑开或不撑开，灰白色，鳞片较大，有黑色类圆形的斑点，习称"连珠斑"；腹内壁黄白色，脊椎骨的棘突较高，呈刀片状上突，前后椎体下突基本同形，多为弯刀状，向后倾斜，尖端明显超过椎体后隆面。尾部骤细，末端有三角形深灰色的角质鳞片 1 枚。气腥，味微咸（图 2-8-22、图 2-8-23）。

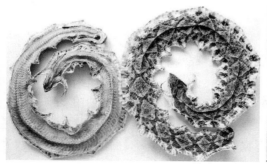

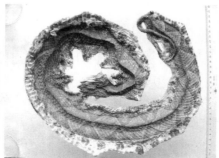

图 2-8-22　蕲蛇

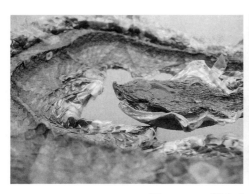
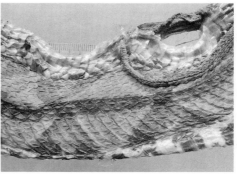

图 2-8-23　翘鼻头、方胜纹、连珠斑

【质量】　以条大、头尾齐全，花纹斑块明显为佳。

【功效】　祛风，通络，止痉。

乌　梢　蛇

【来源】　为游蛇科动物乌梢蛇 *Zaocys dhumnades*（Cantor）的干燥体。多于夏、秋二季捕捉，剖开腹部或先剥去蛇皮留头尾，除去内脏，盘成圆盘状，干燥。

【产地】　主产于浙江、江苏、安徽、湖北等地。

【性状鉴别】　呈圆盘状，盘径约 16cm。表面黑褐色或绿黑色，密被菱形鳞片；背鳞行数成双，背中央 2～4 行鳞片强烈起棱，形成两条纵贯全体的黑线。头盘在中间，扁圆形，眼大而下凹陷，有光泽。上唇鳞 8 枚，第 4、5 枚入眶，颊鳞 1 枚，眼前下鳞 1 枚，较小，眼后鳞 2 枚。脊部高耸成屋脊状。腹部剖开边缘向内卷曲，脊肌肉厚，黄白色或淡棕色，可见排列整齐的肋骨。尾部渐细而长，尾下鳞双行（图 2-8-24～图 2-8-28）。剥皮者仅留头尾之皮鳞，中段较光滑。气腥，味淡。

【质量】　以皮黑褐、肉黄被色、脊部有棱者为佳。

【功效】　祛风，通络，止痉。

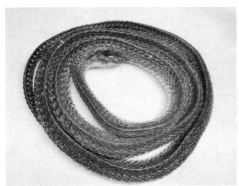
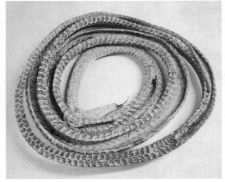

图 2-8-24　乌梢蛇（背、腹）

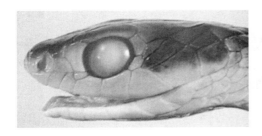
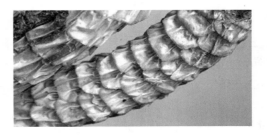

图 2-8-25　头侧面鳞片　　　　　　　　图 2-8-26　尾下鳞双行

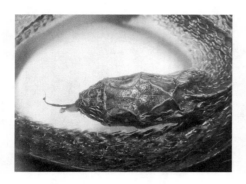

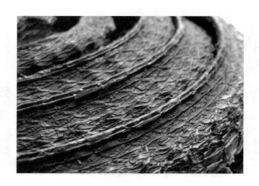

图 2-8-27　头部顶面观　　　　　　　　　图 2-8-28　背鳞

鹿茸（梅花鹿茸）

【来源】　为鹿科动物梅花鹿 *Cervus nippon* Temminck 的雄鹿未骨化密生茸毛的幼角。习称"花鹿茸"。夏、秋二季锯取鹿茸，经加工后，阴干或烘干。

【产地】　主产于吉林、辽宁、黑龙江等地。

【性状鉴别】　（图 2-8-29～图 2-8-33）

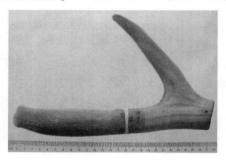

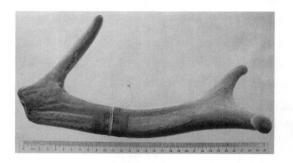

图 2-8-29　花二杠　　　　　　　　　　图 2-8-30　花三岔

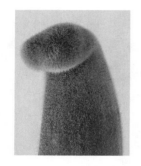

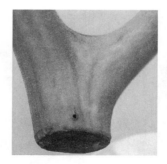

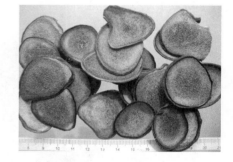

图 2-8-31　花茸大挺顶端　　　图 2-8-32　花茸基部　　　图 2-8-33　花鹿茸片

1. **二杠**　呈圆柱状分枝，具一个分枝者，主枝习称"大挺"，长 17～20cm，锯口直径 4～5cm，离锯口约 1cm 处分出侧枝，习称"门庄"，长 9～15cm，直径较大挺略细。外皮红棕色或棕色，多光润，表面密生红黄色或棕黄色细茸毛，上端较密，下端较疏；分岔间具 1 条灰黑色筋脉，皮茸紧贴。锯口黄白色，外围无骨质，中部密布细孔。

2. **三岔**　具二个分枝，大挺长 23～33cm，直径较二杠细，略呈弓形，微扁，枝端略尖，下部多有纵棱筋及突起疙瘩；皮红黄色，茸毛较稀而粗。体轻。气微腥，味微咸。

3. **二茬茸**　与头茬茸相似，但挺长而不圆或下粗上细，下部有纵棱筋。皮灰黄色，茸毛较粗糙，锯口外围多已骨化。体较重。无腥气。

【质量】　以粗壮挺圆、质嫩、有油润光泽者为佳。

【功效】　壮肾阳，益精血，强筋骨，调冲任，托疮毒。

鹿茸（马鹿茸）

【来源】 为鹿科动物马鹿 *Cervus elaphus* Linnaeus 的雄鹿未骨化密生茸毛的幼角。习称"马鹿茸"。夏、秋二季锯取鹿茸，经加工后，阴干或烘干。侧枝一个者习称"单门"，二个者习称"莲花"，三个者习称"三岔"，四个者习称"四岔"或更多。

【产地】 主产于黑龙江、吉林、内蒙古等地者，习称"东马鹿茸"；主产于新疆、青海、甘肃、四川等地者，习称"西马鹿茸"。

【性状鉴别】 （图 2-8-34）

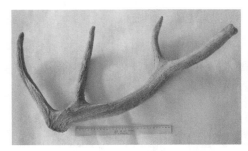

1. **东马鹿茸** "单门"大挺长 25～27cm，直径约 3cm。外皮灰黑色，茸毛灰褐色或灰黄色，锯口面外皮较厚，灰黑色，中部密布细孔，质嫩；"莲花"大挺长可达 33cm，下部有棱筋，锯口面蜂窝状小孔稍大；"三岔"皮色深，质较老；"四岔"茸毛粗而稀，大挺下部具棱筋及疙瘩，分枝顶端多无毛，习称"捻头"。

图 2-8-34 马鹿茸

2. **西马鹿茸** 大挺多不圆，顶端圆扁不一，长 30～100cm。表面有棱，多抽缩干瘪，分枝较长且弯曲，茸毛粗长，灰色或黑灰色。锯口色较深，常见骨质。气腥臭，味咸。

【质量】 以饱满、下部无棱线和骨豆者为佳。

【功效】 壮肾阳，益精血，强筋骨，调冲任，托疮毒。

鹿 角

【来源】 为鹿科动物马鹿 *Cervus elaphus* Linnaeus 或梅花鹿 *Cervus nippon* Temminck 已骨化的角或锯茸后翌年春季脱落的角基，分别习称"马鹿角"、"梅花鹿角"、"鹿角脱盘"。多于春季拾取，除去泥沙，风干。

【产地】 主产于吉林、辽宁、黑龙江、内蒙古、新疆、青海、甘肃、四川等地。

【性状鉴别】

1. **马鹿角** 呈分枝状，通常分成 4～6 枝，全长 50～120cm。主枝弯曲，直径 3～6cm。基部盘状，上具不规则瘤状突起，习称"珍珠盘"，周边常有稀疏细小的孔洞。侧枝多向一面伸展，第一枝与珍珠盘相距较近，与主干几成直角或钝角伸出，第二枝靠近第一枝伸出，习称"坐地分枝"；第二枝与第三枝相距较远。表面灰褐色或灰黄色，有光泽，角尖平滑，中、下部常具疣状突起，习称"骨钉"，并具长短不等的断续纵棱，习称"苦瓜棱"。质坚硬，断面外圈骨质，灰白色或微带淡褐色，中部多呈灰褐色或青灰色，具蜂窝状孔（图 2-8-35、图 2-8-36）。气微，味微咸。

2. **梅花鹿角** 通常分成 3～4 枝，全长 30～60cm，直径 2.5～5cm。侧枝多向两旁伸展，第一枝与珍珠盘相距较近，第二枝与第一枝相距较远，主枝末端分成两小枝。表面黄棕色或灰棕色，枝端灰白色。枝端以下具明显骨钉，纵向排成"苦瓜棱"，顶部灰白色或灰黄色，有光泽（图 2-8-37、图 2-8-38）。

3. **鹿角脱盘** 呈盔状或扁盔状，直径 3～6cm（珍珠盘直径 4.5～6.5cm），高 1.5～4cm。表面灰褐色或灰黄色，有光泽。底面平，蜂窝状，多呈黄白色或黄棕色。珍珠盘周边常有稀疏细小的孔洞。上面略平或呈不规则的半球形。质坚硬，断面外圈骨质，灰白色或类白色（图 2-8-39）。

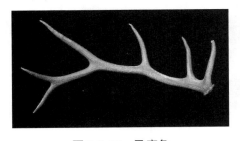

图 2-8-35 马鹿角

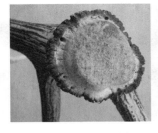

图 2-8-36 马鹿角基部

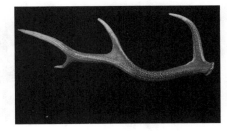

图 2-8-37 花鹿角

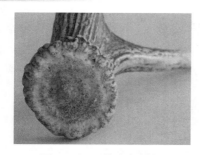

图 2-8-38　花鹿角基部

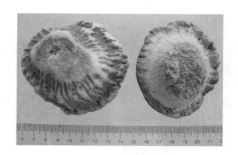

图 2-8-39　鹿角脱盘

【质量】　以粗壮、坚实、有光泽者为佳。

【功效】　温肾阳，强筋骨，行血消肿。

鹿　角　霜

【来源】　为鹿角去胶质的角块。春、秋二季生产，将骨化角熬去胶质，取出角块，干燥。

【产地】　主产于吉林、辽宁、黑龙江、内蒙古、新疆、青海、甘肃、四川等地。

【性状鉴别】　呈长圆柱形或不规则的块状，大小不一。表面灰白色，显粉性，常具纵棱，偶见灰色或灰棕色斑点。体轻，质酥，断面外层较致密，白色或灰白色，内层有蜂窝状小孔，灰褐色或灰黄色，有吸湿性（图 2-8-40）。气微，味淡，嚼之有粘牙感。

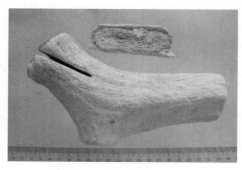

图 2-8-40　鹿角霜

【质量】　以块状、色灰白、质酥松者为佳。

【功效】　温肾助阳，收敛止血。

羚　羊　角

【来源】　为牛科动物赛加羚羊 *Saiga tatarica* Linnaeus 的角。猎取后锯取其角，晒干。

【产地】　主产于俄罗斯。

【性状鉴别】　（图 2-8-41～图 2-8-43）

呈长圆锥形，略呈弓形弯曲，长 15～33cm；类白色或黄白色，基部稍呈青灰色。嫩枝对光透视有"血丝"或紫黑色斑纹，光润如玉，无裂纹，老枝则有细纵裂纹。除尖端部分外，有 10～16 个隆起环脊，间距约 2cm，用手握之，四指正好嵌入凹处。角的基部横截面圆形，直径 3～4cm，内有坚硬质重的角柱，习称"骨塞"，骨塞长约占全角的 1/2 或 1/3，表面有突起的纵棱与其外面角鞘内的凹沟紧密嵌合，从横断面观，其结合部呈锯齿状。除去"骨塞"后，角的下半段成空洞，全角呈半透明，对光透视，上半段中央有一条隐约可辨的细孔道直通角尖，习称"通天眼"。质坚硬。气微，味淡。

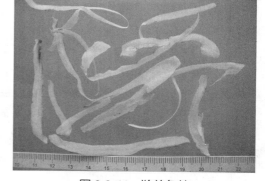

图 2-8-41　羚羊角丝

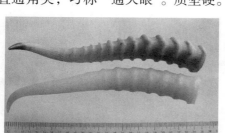

图 2-8-42　真羚羊角（上）、假羚羊角（下）

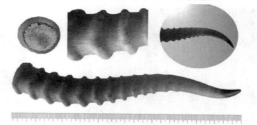

图 2-8-43　通天眼及各部分特征

【质量】 以质嫩、色白、光润、无裂纹者为佳。

【功效】 平肝息风，清肝明目，散血解毒。

地 龙

【来源】 为钜蚓科动物参环毛蚓 *Pheretima aspergillum*（E. Perrier）、通俗环毛蚓 *Pheretima vulgaris* Chen、威廉环毛蚓 *Pheretima guillelmi*（Michaelsen）或栉盲环毛蚓 *Pheretima pectinifera* Michaelsen 的干燥体。前一种习称"广地龙"，后三种习称"沪地龙"。广地龙春季至秋季捕捉，沪地龙夏季捕捉，及时剖开腹部，除去内脏及泥沙，洗净，晒干或低温干燥。

【产地】 主产于广东、广西、浙江等地。

【性状鉴别】 （图 2-8-44）

1. **广地龙** 呈长条状薄片，弯曲，边缘略卷，长 15～20cm，宽 1～2cm。全体具环节，背部棕褐色至紫灰色，腹部浅黄棕色；第 14～16 环节为生殖带，习称"白颈"，较光亮。体前端稍尖，尾端钝圆，刚毛圈粗糙而硬，色稍浅。雄生殖孔在第 18 环节腹侧刚毛圈一小孔突上，外缘有数环绕的浅皮褶，内侧刚毛圈隆起，前面两边有横排（一排或二排）小乳突，每边 10～20 个不等。受精囊孔 2 对，位于 7/8 至 8/9 环节间一椭圆形突起上，约占节周 5/11。体轻，略呈革质，不易折断。气腥，味微咸。

2. **沪地龙** 长 8～15cm，宽 0.5～1.5cm。全体具环节，背部棕褐色至黄褐色，腹部浅黄棕色；第 14～16 环节为生殖带，较光亮。第 18 环节有一对雄生殖孔。通俗环毛蚓的雄交配腔能全部翻出，呈花菜状或阴茎状；威廉环毛蚓的雄交配腔孔呈纵向裂缝状；栉盲环毛蚓的雄生殖孔内侧有 1 或多个小乳突。受精囊孔 3 对，在 6/7 至 8/9 环节间。

【质量】 以条大、肉厚、洁净者为佳。

【功效】 清热定惊，通络，平喘，利尿。

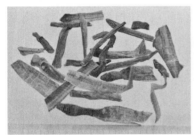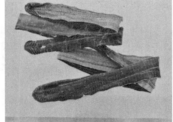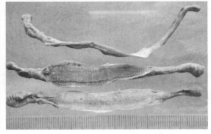

图 2-8-44 地龙

水 蛭

【来源】 为水蛭科动物蚂蟥 *Whitmania pigra* Whitman、水蛭 *Hirudo nipponica* Whitman 或柳叶蚂蟥 *Whitmania acranulata* Whitman 的干燥体。夏、秋二季捕捉，用沸水烫死，晒干或低温干燥。

【产地】 全国大部分地区均产。

【性状鉴别】 （图 2-8-45、图 2-8-46）

1. **蚂蟥** 呈扁平纺锤形，有多数环节，长 4～10cm，宽 0.5～2cm。背部黑褐色或黑棕色，稍隆起，用水浸后，可见黑色斑点排成 5 条纵纹；腹面平坦，棕黄色。两侧棕黄色，前端略尖，后端钝圆，两端各具 1 吸盘。前吸盘不显著，后吸盘较大。质脆，易折断，断面胶质状。气微腥。

2. **水蛭** 扁长圆柱形，体多弯曲扭转，长 2～5cm，宽 0.2～0.3cm。

3. **柳叶蚂蟥** 狭长而扁，长 5～12cm，宽 0.1～0.5cm。

【质量】 以条整齐、色黑褐者为佳。

【功效】 破血通经，逐瘀消癥。

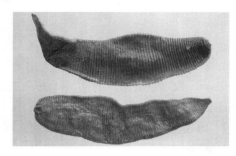

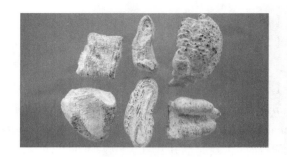

图 2-8-45 蚂蟥背面及腹面

图 2-8-46 烫水蛭

牡 蛎

【来源】 为牡蛎科动物长牡蛎 *Ostrea gigas* Thunberg、大连湾牡蛎 *Ostrea talienwhanensis* Crosse 或近江牡蛎 *Ostrea rivularis* Gould 的贝壳。全年均可采收，去肉，洗净，晒干。

【产地】 主产于广东、福建、浙江、江苏等地。

【性状鉴别】 （图 2-8-47～图 2-8-49）

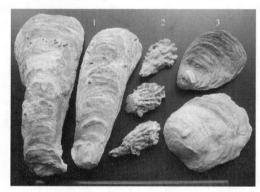

图 2-8-47 牡蛎外表面
1. 长牡蛎；2. 大连湾牡蛎；3. 近江牡蛎

1. 长牡蛎 呈长片状，背腹缘几平行，长 10～50cm，高 4～15cm。右壳较小，鳞片坚厚，层状或层纹状排列。壳外面平坦或具数个凹陷，淡紫色、灰白色或黄褐色；内面瓷白色，壳顶二侧无小齿。左壳凹陷深，鳞片较右壳粗大，壳顶附着面小。质硬，断面层状，洁白。气微，味微咸。

2. 大连湾牡蛎 呈类三角形，背腹缘呈八字形。右壳外面淡黄色，具疏松的同心鳞片，鳞片起伏成波浪状，内面白色。左壳同心鳞片坚厚，自壳顶部放射肋数个，明显，内面凹下呈盒状，铰合面小。

3. 近江牡蛎 呈圆形、卵圆形或三角形等。右壳外面稍不平，有灰、紫、棕、黄等色，环生同心鳞片，幼体者鳞片薄而脆，多年生长后鳞片层层相叠，内面白色，边缘有的淡紫色。

【质量】 以个大、整齐、内面光洁、色白者为佳。

【功效】 重镇安神，潜阳补阴，软坚散结。

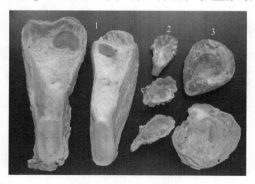

图 2-8-48 牡蛎内表面
1. 长牡蛎；2. 大连湾牡蛎；3. 近江牡蛎

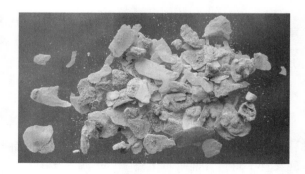

图 2-8-49 牡蛎饮片

瓦 楞 子

【来源】 为蚶科动物毛蚶 *Arca subcrenata* Lischke、泥蚶 *Arca granosa* Linnaeus 或魁蚶 *Arca inflate* Reeve 的贝壳。秋、冬至次年春捕捞，洗净，置沸水中略煮，去肉，干燥。

【产地】 主产于山东、浙江、福建、广东等地。

【性状鉴别】

1. **毛蚶**　略呈三角形或扇形，长 4～5cm，高 3～4cm。壳外面隆起，有棕褐色茸毛或已脱落；壳顶突出，向内卷曲；自壳顶至腹面有延伸的放射肋 30～34 条。壳内面平滑，白色，壳缘有与壳外面直楞相对应的凹陷，铰合部具小齿 1 列（图 2-8-50）。质坚。气微，味淡。

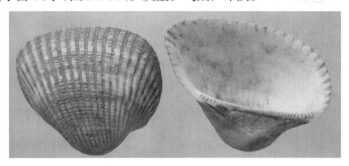

图 2-8-50　瓦楞子（毛蚶）

2. **泥蚶**　长 2.5～4cm，高 2～3cm。壳外面无棕褐色茸毛，放射肋 18～21 条，肋上有颗粒状突起（图 2-8-51）。

3. **魁蚶**　长 7～9cm，高 6～8cm。壳外面放射肋 42～48 条（图 2-8-52）。

【质量】　以放射肋线明显、无残肉者为佳。

【功效】　消痰化瘀，软坚散结，制酸止痛。

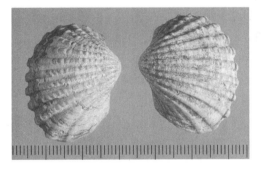

图 2-8-51　瓦楞子（泥蚶）

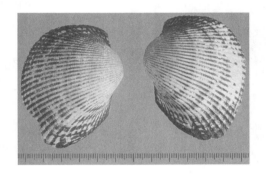

图 2-8-52　瓦楞子（魁蚶）

蛤　壳

【来源】　为帘蛤科动物文蛤 *Meretrix meretrix* Linnaeus 或青蛤 *Cyclina sinensis* Gmelin 的贝壳。夏、秋二季捕捞，去肉，洗净，晒干。

【产地】　主产于江苏、浙江、广东、山东等地。

【性状鉴别】　（图 2-8-53～图 2-8-55）

1. **文蛤**　扇形或类圆形，背缘略呈三角形，腹缘呈圆弧形，长 3～10cm，高 2～8cm。壳顶突出，位于背面，稍靠前方。壳外面光滑，黄褐色，同心生长纹清晰，通常在背部有锯齿状或波纹状褐色花纹。壳内面白色，边缘无齿纹，前后壳缘有时略带紫色，铰合部较宽，右壳有主齿 3 个和前侧齿 2 个；左壳有主齿 3 个和前侧齿 1 个。质坚硬，断面有层纹。气微，味淡。

2. **青蛤**　类圆形，壳顶突出，位于背侧近中部。壳外面淡黄色或棕红色，同心生长纹凸出壳面略呈环肋状。壳内面白色或淡红色，边缘常带紫色并有整齐的小齿纹，铰合部左右两壳均具主齿 3 个，无侧齿。

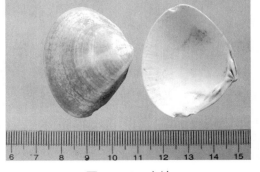

图 2-8-53　文蛤

【质量】　以光滑、断面有层纹者为佳。

【功效】　清热化痰，软坚散结，制酸止痛；外用收湿敛疮。

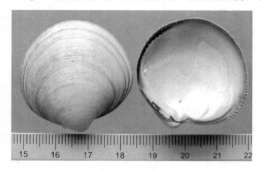

图 2-8-54　青蛤

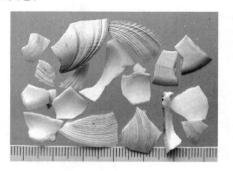

图 2-8-55　蛤壳饮片

僵　蚕

【来源】　为蚕蛾科昆虫家蚕 *Bombyx mori* Linnaeus 4～5 龄的幼虫感染（或人工接种）白僵菌 *Beauveria bassiana*（Bals.）Vuillant 而致死的干燥体。多于春、秋季生产，将感染白僵菌病死的蚕干燥。

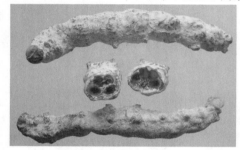

图 2-8-56　僵蚕

【产地】　主产于江苏、浙江、四川等地。

【性状鉴别】　略呈圆柱形，多弯曲皱缩。长 2～5cm，直径 0.5～0.7cm。表面灰黄色，被有白色粉霜状的气生菌丝和分生孢子。头部较圆，足 8 对，体节明显，尾部略呈二分歧状。质硬而脆，易折断，断面平坦，外层白色，中间有亮棕色或亮黑色的丝腺环 4 个（图 2-8-56）。气微腥，味微咸。

【质量】　以肥壮、质硬、色白、断面明亮者为佳。

【功效】　息风止痉，祛风止痛，化痰散结。

龟　甲

【来源】　为龟科动物乌龟 *Chinemys reevesii*（Gray）的背甲及腹甲。全年均可捕捉，以秋、冬二季为多，捕捉后杀死，或用沸水烫死，剥取背甲及腹甲，除去残肉，晒干。

【产地】　主产于湖北、湖南、江苏、浙江等地。

【性状鉴别】　背甲及腹甲由甲桥相连，背甲稍长于腹甲，与腹甲常分离。背甲呈长椭圆形拱状，长 7.5～22cm，宽 6～18cm；外表面棕褐色或黑褐色，脊棱 3 条；颈盾 1 块，前窄后宽；椎盾 5 块，第 1 椎盾长大于宽或近相等，第 2～4 椎盾宽大于长；肋盾两侧对称，各 4 块；缘盾每侧 11 块；臀盾 2 块。腹甲呈板片状，近长方椭圆形，长 6.4～21cm，宽 5.5～17cm；外表面淡黄棕色至棕黑色，盾片 12 块，每块常具紫褐色放射状纹理，腹盾、胸盾和股盾中缝均长，喉盾、肛盾次之，肱盾中缝最短；内表面黄白色至灰白色，有的略带血迹或残肉，除净后可见骨板 9 块，呈锯齿状嵌接；前端钝圆或平截，后端具三角形缺刻，两侧残存呈翼状向斜上方弯曲的甲桥（图 2-8-57～图 2-8-60）。质坚硬。气微腥，味微咸。

【质量】　以块大、无残肉、有油性者为佳。

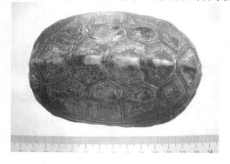

图 2-8-57　龟甲-背甲

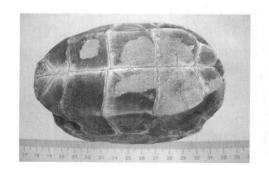

图 2-8-58　龟甲-腹甲

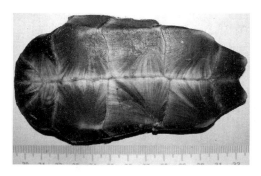

图 2-8-59　龟甲-腹甲新鲜

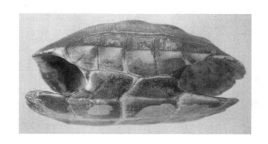

图 2-8-60　龟甲侧面

【功效】　滋阴潜阳，益肾强骨，养血补心，固经止崩。

鳖　甲

【来源】　为鳖科动物鳖 *Trionyx sinensis* Wiegmann 的背甲。全年均可捕捉，以秋、冬二季为多，捕捉后杀死，置沸水中烫至背甲上的硬皮能剥落时，取出，剥取背甲，除去残肉，晒干。

【产地】　主产于湖北、湖南、安徽、江苏等地。

【性状鉴别】　呈椭圆形或卵圆形，背面隆起，长 10～15cm，宽 9～14cm。外表面黑褐色或墨绿色，略有光泽，具细网状皱纹和灰黄色或灰白色斑点，中间有一条纵棱，两侧各有左右对称的横凹纹 8 条，外皮脱落后，可见锯齿状嵌接缝。内表面类白色，中部有突起的脊椎骨，颈骨向内卷曲，两侧各有肋骨 8 条，伸出边缘（图 2-8-61、图 2-8-62）。质坚硬。气微腥，味淡。

【质量】　以个大，无残肉、有油性者为佳。

【功效】　滋阴潜阳，退热除蒸，软坚散结。

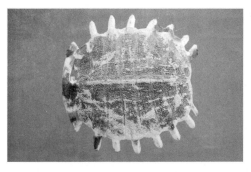

图 2-8-61　鳖甲外表面

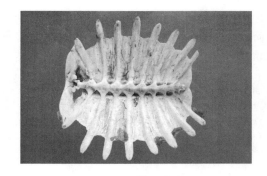

图 2-8-62　鳖甲内表面

海　螵　蛸

【来源】　为乌贼科动物无针乌贼 *Sepiella maindronide* Rochebrune 或金乌贼 *Sepia esculenta* Hoyle 的干燥内壳。收集乌贼鱼的骨状内壳，洗净，干燥。

【产地】　主产于浙江、江苏、广东、福建等地。

【性状鉴别】

1. 无针乌贼　呈扁长椭圆形，中间厚，边缘薄，长 9～14cm，宽 2.5～3.5cm，厚约 1.3cm。背面有磁白色脊状隆起，两侧略显微红色，有不甚明显的细小疣点；腹面白色，自尾端到中部有细密波状横层纹；角质缘半透明，尾部较宽平，无骨针。体轻，质松，易折断，断面粉质，显疏松层纹（图 2-8-63）。气微腥，味微咸。

2. 金乌贼　长 13～23cm，宽约 6.5cm。背面疣点明显，略呈层状排列；腹面的细密波状横层纹占全体大部分，中间有纵向浅槽；尾部角质缘渐宽，向腹面翘起，末端有 1 骨针，多已断落（图 2-8-64）。

【质量】　以色白、洁净、不破碎者为佳。

【功效】　收敛止血，涩精止带，制酸止痛，收湿敛疮。

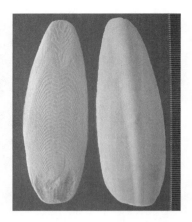

图 2-8-63　无针乌贼背、腹面

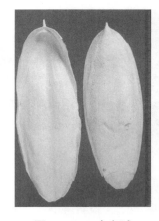

图 2-8-64　金乌贼

蜈　蚣

【来源】　为蜈蚣科动物少棘巨蜈蚣 *Scolopendra subspinipes mutilans* L. Koch 的干燥体。春、夏二季捕捉，用竹片插入头尾，绷直，干燥。

【产地】　主产于浙江、湖北、湖南、江苏等地。

【性状鉴别】　呈扁平长条形，长 9～15cm，宽 0.5～1cm。由头部和躯干部组成，全体共 22 个环节。头部暗红色或红褐色，略有光泽，有头板覆盖，头板近圆形，前端稍突出，两侧贴有颚肢一对，前端两侧有触角一对。躯干部第一背板与头板同色，其余 20 个背板为棕绿色或墨绿色，具光泽，自第四背板至第二十背板上常有两条纵沟线；腹部淡黄色或棕黄色，皱缩；自第二节起，每节两侧有步足一对；步足黄色或红褐色，偶有黄白色，呈弯钩形，最末一对步足尾状，故又称尾足，易脱落（图 2-8-65、图 2-8-66）。质脆，断面有裂隙。气微腥，有特殊刺鼻的臭气，味辛、微咸。

【质量】　以条长、头红，头足全、腹干净者为佳。

【功效】　息风镇痉，通络止痛，攻毒散结。

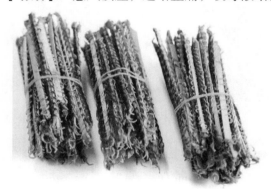

图 2-8-65　蜈蚣

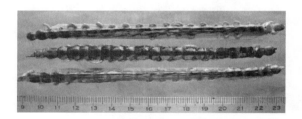

图 2-8-66　蜈蚣放大

桑　螵　蛸

【来源】　为螳螂科昆虫大刀螂 *Tenodera sinensis* Saussure、小刀螂 *Statilia maculata*（Thunberg）或巨斧螳螂 *Hierodula patellifera*（Serville）的干燥卵鞘。以上三种分别习称"团螵蛸"、"长螵蛸"及"黑螵蛸"。深秋至次春采收，除去杂质，蒸至虫卵死后，干燥。

【产地】　全国大部分地区均产。

【性状鉴别】　（图 2-8-67～图 2-8-70）

1. 团螵蛸　略呈圆柱形或半圆形，由多层膜状薄片叠成，长 2.5～4cm，宽 2～3cm。表面浅黄褐色，上面带状隆起不明显，底面平坦或有凹沟。体轻，质松而韧，横断面可见外层为海绵状，内层为许多放射状排列的小室，室内各有一细小椭圆形卵，深棕色，有光泽。气微腥，味淡或微咸。

2. **长螵蛸**　略呈长条形，一端较细，长 2.5～5cm，宽 1～1.5cm。表面灰黄色，上面带状隆起明显，带的两侧各有一条暗棕色浅沟和斜向纹理。质硬而脆。

3. **黑螵蛸**　略呈平行四边形，长 2～4cm，宽 1.5～2cm。表面灰褐色，上面带状隆起明显，两侧有斜向纹理，近尾端微向上翘。质硬而韧。

【质量】　以完整、色黄褐、卵未孵化者为佳。

【功效】　固精缩尿，补肾助阳。

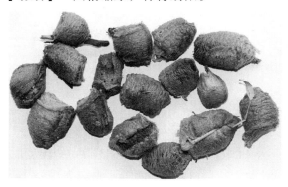

图 2-8-67　团螵蛸

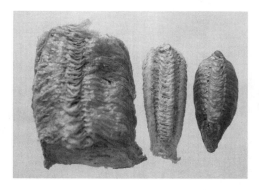

图 2-8-68　桑螵蛸（团螵蛸、长螵蛸、黑螵蛸）

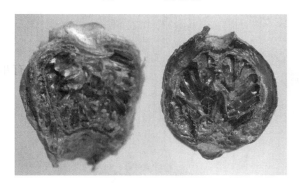

图 2-8-69　桑螵蛸横断面

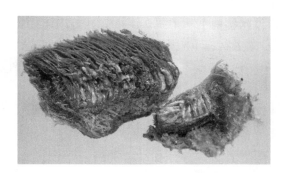

图 2-8-70　桑螵蛸纵剖面

水 牛 角

【来源】　为牛科动物水牛 *Bubalus bubalis* Linnaeus 的角。取角后，水煮，除去角塞，干燥。

【产地】　南方大部分地区均产。

【性状鉴别】　（图 2-8-71）

呈稍扁平而弯曲的锥形，长短不一。表面棕黑色或灰黑色，一侧有数条横向的沟槽，另一侧有密集的横向凹陷条纹。上部渐尖，有纵纹，基部略呈三角形，中空。角质，坚硬。气微腥，味淡。

【质量】　以色灰褐、气腥者为佳。

【功效】　清热凉血，解毒，定惊。

蝉 蜕

【来源】　为蝉科昆虫黑蚱 *Cryptotympana pustulata* Fabricius 的若虫羽化时脱落的皮壳。夏、秋二季收集，除去泥沙，晒干。

【产地】　主产于山东、河北、河南、江苏等地。

【性状鉴别】　（图 2-8-72）

略呈椭圆形而弯曲，长约 3.5cm，宽约 2cm。表面黄棕色，半透明，有光泽。头部有丝状触角 1对，多已断落，复眼突出。额部先端突出，口吻发达，上唇宽短，下唇伸长成管状。胸部背面呈十字形裂开，裂口向内卷曲，脊背两旁具小翅 2 对；腹面有足 3 对，被黄棕色细毛。腹部钝圆，共 9 节。体轻，中空，易碎。气微，味淡。

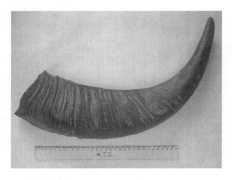

图 2-8-71　水牛角侧面观

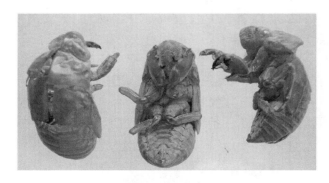

图 2-8-72　蝉蜕

【质量】　以体轻、完整、色黄亮者为佳。

【功效】　疏散风热，利咽，透疹，明目退翳，解痉。

蜂　房

【来源】　为胡蜂科昆虫果马蜂 *Polistes olivaceous*（DeGeer）、日本长脚胡蜂 *Polistes japonicus* Saussure 或异腹胡蜂 *Parapolybia varia* Fabricius 的巢。秋、冬二季采收，晒干，或略蒸，除去死蜂死蛹，晒干。

【产地】　全国大部分地区均产。

【性状鉴别】　（图 2-8-73、图 2-8-74）

呈圆盘状或不规则的扁块状，有的似莲房状，大小不一。表面灰白色或灰褐色。腹面有多数整齐的六角形房孔，孔径 3～4mm 或 6～8mm；背面有 1 个或数个黑色短柄。体轻，质韧，略有弹性。气微，味辛淡。

【质量】　以色灰白、体轻、稍有弹性者为佳。

【功效】　攻毒杀虫，祛风止痛。

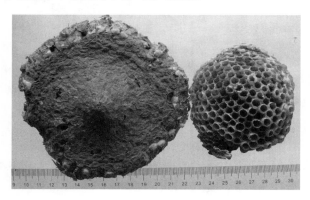

图 2-8-73　蜂房

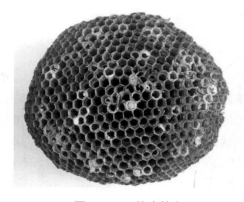

图 2-8-74　蜂房放大

鸡　内　金

【来源】　为雉科动物家鸡 *Gallus gallus domesticus* Brisson 的干燥沙囊内壁。杀鸡后，取出鸡肫，立即剥下内壁，洗净，干燥。

【产地】　全国大部分地区均产。

【性状鉴别】　（图 2-8-75、图 2-8-76）

不规则卷片，厚约 2mm。表面黄色、黄绿色或黄褐色，薄而半透明，具明显的条状皱纹。质脆，易碎，断面角质样，有光泽。气微腥，味微苦。

【质量】　以色黄、完整不破碎者为佳。

【功效】　健胃消食，涩精止遗，通淋化石。

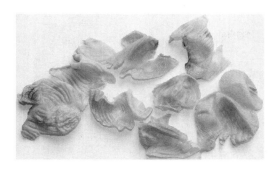

图 2-8-75 鸡内金

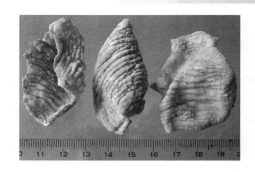

图 2-8-76 烫鸡内金

阿 胶

【来源】 为马科动物驴 *Equus asinus* L.的干燥皮或鲜皮经煎煮、浓缩制成的固体胶。制法：将驴皮漂泡去毛，切块洗净，分次水煎，滤过，合并滤液，浓缩（可分别加入适量的黄酒、冰糖及豆油）至稠膏状，冷凝，切块，晾干，即得。

【产地】 主产于山东、浙江、山西等地。

【性状鉴别】 （图 2-8-77、图 2-8-78）

呈长方形块、方形块或丁状。棕色至黑褐色，有光泽。质硬而脆，断面光亮，碎片对光照视呈棕色半透明状。气微，味微甘。

【质量】 以乌黑、断面光亮、质脆、味甘者为佳。

【功效】 补血滋阴，润燥，止血。

链 接

1. 药典规定：阿胶须测水分（不得过 15.0%）、总灰分（不得过 1.0%）、重金属（不得过百万分之三十）、砷盐（不得过百万分之三）、水不溶物（不得过 2.0%）、挥发性碱性物质（不得过 0.10g）、总氮（N）量（不得少于 13.0%）等项指标，故仅凭性状不能确定阿胶质量。

2. 中药市场上有以其他胶类冒充阿胶者，性状与阿胶相似，须按药典做理化鉴定区别真伪。

3. 阿胶珠是阿胶炮制品。制法：取阿胶，烘软，切成丁，用蛤粉烫至呈圆球状，质地疏脆，内无溏心，味甜（图 2-8-79）。

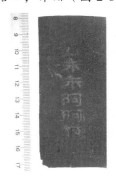

图 2-8-77 阿胶

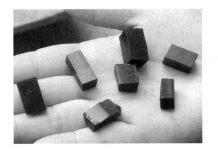

图 2-8-78 阿胶丁

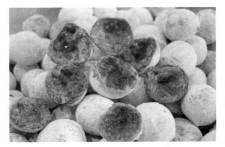

图 2-8-79 阿胶珠

纹理、颜色为鉴别点。动物类药材的颜色、气味会在炮制后发生变化，鉴别要注意。

自 测 题

A 型题

1. 以下动物药属于鲍科的是（　　　）

　A. 牡蛎　　　　　　　　B. 珍珠

C. 海螵蛸　　　　　　　　D. 石决明

2. 全蝎的药用部位是（　　　）

　A. 贝壳

B. 耳后腺及皮肤腺的干燥分泌物

C. 干燥整体

D. 除去内脏的干燥体

3. 头胸部与前腹部呈扁平长椭圆形，后腹部呈尾状，末节有锐钩状毒刺的药材是（   ）

A. 蜈蚣　　　　　　　　　　B. 海马

C. 全蝎　　　　　　　　　　D. 土鳖虫

4. 质硬而脆，断面平坦，中间有 4 个亮棕色或亮黑色腺环的药材是（   ）

A. 僵蚕　　　　　　　　　　B. 地龙

C. 全蝎　　　　　　　　　　D. 蟾酥

5. 呈扁平卵形，先端较狭，后端较宽，背部紫褐色，有光泽，无翅的药材是（   ）

A. 蜈蚣　　　　　　　　　　B. 海马

C. 全蝎　　　　　　　　　　D. 土鳖虫

6. 土鳖虫的药用部位是（   ）

A. 干燥卵鞘　　　　　　　　B. 干燥胆结石

C. 干燥内壳　　　　　　　　D. 雌虫干燥体

7. 具有"翘鼻头"、"方胜纹"和"连珠斑"性状特征的药材是（   ）

A. 海马　　　　　　　　　　B. 蛤蚧

C. 蕲蛇　　　　　　　　　　D. 乌梢蛇

8. 原动物属于壁虎科的药材是（   ）

A. 地龙　　　　　　　　　　B. 蛤蚧

C. 全蝎　　　　　　　　　　D. 石决明

9. 呈扁片状，全身密被细鳞，背部有黄白色或灰绿色斑点，足趾底面具有吸盘的药材是（   ）

A. 金钱白花蛇　　　　　　　B. 蛤蚧

C. 蕲蛇　　　　　　　　　　D. 牛黄

10. 背部黑色或灰黑色，有白色环纹 45～58 个，背鳞扩大呈六角形的药材是（   ）

A. 金钱白花蛇　　　　　　　B. 蛤蚧

C. 蕲蛇　　　　　　　　　　D. 牛黄

X 型题

1. 药用部位为动物干燥病理产物的药材有（   ）

A. 牛黄　　　　　　　　　　B. 珍珠

C. 僵蚕　　　　　　　　　　D. 蝉蜕

2. 羚羊角药材的形状特征有（   ）

A. 呈长圆锥形，略呈弓形弯曲

B. 类白色或黄白色，全角呈半透明，对光透视有"通天眼"

C. 全角有 10～16 个隆起的环脊，用手握之，四指正好嵌入凹处

D. 角基部内有"骨塞"

3. 以下属于僵蚕性状特征的是（   ）

A. 呈圆柱形、多弯曲皱缩

B. 表面被白色粉霜状的气生菌丝和分生孢子

C. 足 8 对，体节明显

D. 质硬而脆，断面平坦

4. 金钱白花蛇的药材性状特征主要有（   ）

A. 成圆盘状，盘径 3～6cm，蛇体直径 0.2～0.4cm

B. 背部有黑白相间的环纹，白色环纹 45～48 个

C. 脊棱明显突起，脊鳞扩大呈六角形

D. 背鳞细密，通身 15 行，尾下鳞单行

5. 鹿角药材下列描述正确的是（   ）

A. 为鹿科动物

B. 来源马鹿或梅花鹿已骨化的角

C. 来源鹿角脱盘

D. 马鹿角呈分枝状

项目九　矿物类中药的性状鉴定

一、矿物药类中药性状鉴定要点

矿物类药材是指可供药用的天然矿物及其加工品、人造矿物或动物及其骨骼的化石。天然矿物有单质和化合物，前者如硫黄；化合物类最多，如朱砂、花蕊石、赭石等；矿物的加工品，如芒硝、轻粉等；动物及其骨骼化石如龙骨、石燕等。

矿物类药材绝大部分属于晶质矿物，具有一定的化学组成、内部结构、形态和物理性质。但每种矿物的成分、结构、形态和性质都不同，因此，矿物类药材的鉴别，通常采用形态和化学的鉴定方法。

矿物类药材的性状鉴别应注意形状、颜色、条痕、透明度、光泽、硬度等。其中形状、颜色、条痕、硬度等较为重要。常见的形状有块状、柱状、片状、层状、钟乳状、结核状、圆柱形、类球形、方块形、粉末状等。颜色一般以新鲜断面为准，应注意本色、外色与假色的区别。矿物的条痕色比矿物表面的颜色更稳定，一般反映矿物的本色，因而更具有鉴定意义。但应注意，有的条痕色与矿物表面的颜色相同，如朱砂；有的条痕色与矿物表面的颜色不同，如自然铜。一般情况下，大多数透明或浅色半透明矿物，其条痕色都很浅，甚至为白色；而不透明或深色半透明矿物的条痕色常具有各种深色或彩色，故对于后者来说，条痕色尤其具有鉴定意义。此外，还应注意透明度、光泽、硬度、密度、

解理、断口、气味、磁性、吸湿性、触感等特点。

矿物类药材的饮片一般为打碎的小块，如石膏、滑石等；有的需水飞成细粉或极细粉，如雄黄、朱砂。鉴别一般应注意表面、颜色、气味等。

二、常用矿物药类中药性状鉴定

自　然　铜

【来源】　为硫化物类矿物黄铁矿族黄铁矿，主含二硫化铁（FeS_2）。采挖后，除去杂石。

【产地】　主产于四川、云南、广东、湖南等地。

【性状鉴别】　晶形多为立方体，集合体呈致密块状。表面亮淡黄色，有金属光泽；有的黄棕色或棕褐色，无金属光泽。具条纹，条痕绿黑色或棕红色。体重，质坚硬或稍脆，易砸碎，断面黄白色，有金属光泽；或断面棕褐色，可见银白色亮星（图2-9-1、图2-9-2）。

【质量】　以色黄而光亮、断面有金属光泽者为佳。

【功效】　散瘀止痛，续筋接骨。

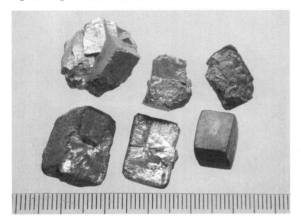

图2-9-1　自然铜

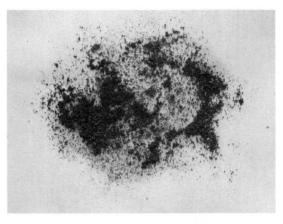

图2-9-2　自然铜粉末

滑　石

【来源】　为硅酸盐类矿物滑石族滑石，主含含水硅酸镁[$Mg_3(Si_4O_{10})(OH)_2$]。采挖后，除去泥沙和杂石。

【产地】　主产于山东、辽宁、广西、江苏等地。

【性状鉴别】　多为块状集合体。呈不规则的块状。白色、黄白色或淡蓝灰色，有蜡样光泽（图2-9-3）。质软，细腻，手摸有滑润感，无吸湿性，置水中不崩散。气微，味淡。

【质量】　以整洁、色白、滑润、无杂石者为佳。

【功效】　利尿通淋，清热解暑；外用祛湿敛疮。

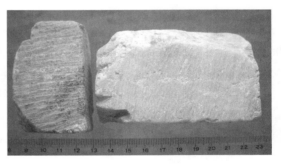

图2-9-3　滑石

滑　石　粉

【来源】　为滑石经精选净制、粉碎、干燥制成。

【产地】　主产于山东、辽宁、广西、江苏等地。

【性状鉴别】　为白色或类白色、微细、无砂性的粉末，手摸有滑腻感。气微，味淡。本品在水、稀盐酸或稀氢氧化钠溶液中均不溶解。

【质量】　以粉细、色白、无杂质者为佳。

【功效】　利尿通淋，清热解暑；外用祛湿敛疮。

石　膏

【来源】　为硫酸盐类矿物硬石膏族石膏，主含含水硫酸钙（$CaSO_4 \cdot 2H_2O$），采挖后，除去杂石及泥沙。

【产地】　主产于湖北、安徽、山东等地。

【性状鉴别】　为纤维状的集合体，呈长块状、板块状或不规则块状。白色、灰白色或淡黄色，有的半透明（图2-9-4）。体重，质软，纵断面具绢丝样光泽。气微，味淡。

【质量】　以块大、色白、纵面纤维状、有光泽、质松、无杂石者为佳。

【功效】　清热泻火，除烦止渴。

煅　石　膏

【来源】　为石膏的炮制品。

【产地】　主产于湖北、安徽、山东等地。

【性状鉴别】　（图2-9-4、图2-9-5）

为白色的粉末或酥松块状物，表面透出微红色的光泽，不透明。体较轻，质软，易碎，捏之成粉。气微，味淡。

【功效】　收湿，生肌，敛疮，止血。

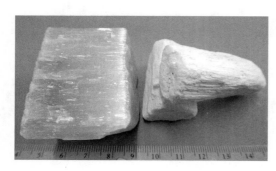

图 2-9-4　生石膏、煅石膏

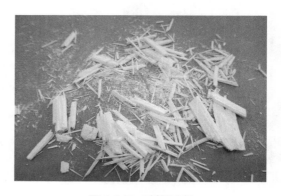

图 2-9-5　碎煅石膏

磁　石

【来源】　为氯化物类矿物尖晶石族磁铁矿，主含四氧化三铁（Fe_3O_4）。采挖后，除去杂石。

【产地】　主产于河北、山东、辽宁、江苏等地。

【性状鉴别】　块状集合体，呈不规则块状，或略带方形，多具棱角。灰黑色或棕褐色，条痕黑色，具金属光泽。体重，质坚硬，断面不整齐（图2-9-6、图2-9-7）。具磁性。有土腥气，味淡。

【质量】　以色灰黑、有光泽、吸铁能力强者为佳。

【功效】　镇惊安神，平肝潜阳，聪耳明目，纳气平喘。

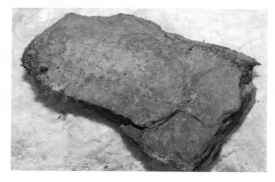

图 2-9-6　磁石

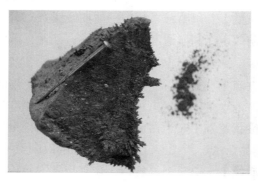

图 2-9-7　磁石及其粉末

赭　石

【来源】　为氧化物类矿物刚玉族赤铁矿，主含三氧化二铁（Fe_2O_3）。采挖后，除去杂石。

【产地】　主产于山西、河北、广东等地。

【性状鉴别】　鲕状、豆状、肾状集合体，多呈不规则的扁平块状。暗棕红色或灰黑色，条痕樱桃红色或红棕色，有的有金属光泽。一面多有圆形的突起，习称"钉头"；另一面与突起相对应处有同样大小的凹窝（图 2-9-8、图 2-9-10）。体重，质硬，砸碎后断面显层叠状。气微，味淡。

【质量】　以色棕红、有钉头、断面层叠状者为佳。

【功效】　平肝潜阳、重镇降逆、凉血止血。

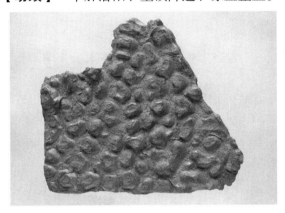
图 2-9-8　赭石（钉头）

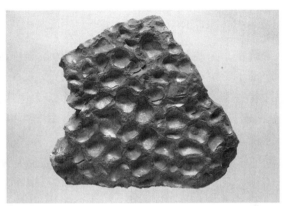
图 2-9-9　赭石（凹窝）

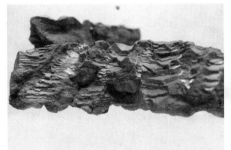
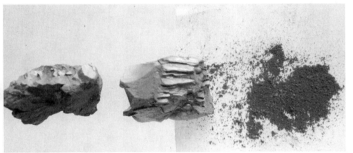
图 2-9-10　赭石断面及赭石粉末

芒　硝

【来源】　为硫酸盐类矿物芒硝族芒硝，经加工精制而成的结晶体。主含含水硫酸钠（$Na_2SO_4 \cdot 10H_2O$）。

【产地】　全国大部分地区均产。

【性状鉴别】　棱柱状、长方体或不规则块状及粒状。无色透明或类白色半透明（图 2-9-11）。质脆，易碎，断面呈玻璃样光泽。气微，味咸。

【质量】　以类白色、透明、呈结晶块状者为佳。

【功效】　泻下通便，润燥软坚，清火消肿。

玄　明　粉

【来源】　为芒硝经风化干燥制得。主含硫酸钠（Na_2SO_4）。

【产地】　全国大部分地区均产。

【性状鉴别】　为白色粉末（图 2-9-12）。气微，味咸。有引湿性。

【质量】　以粉细、色白、干燥者为佳。

【功效】　泻下通便，润燥软坚，清火消肿。

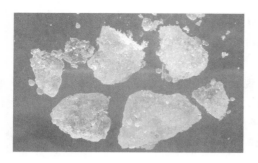

图 2-9-11　芒硝

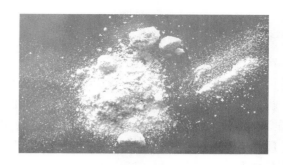

图 2-9-12　玄明粉

白　矾

【来源】　为硫酸盐类矿物明矾石经加工提炼制成，主含含水硫酸铝钾[$KAl(SO_4)_2 \cdot 12H_2O$]。

【产地】　主产于甘肃、山西、湖北、安徽等地。

【性状鉴别】　呈不规则的块状或粒状。无色或淡黄白色，透明或半透明。表面略平滑或凹凸不平，具细密纵棱，有玻璃样光泽（图 2-9-13、图 2-9-14）。质硬而脆。气微，味酸、微甘而极涩。

【质量】　以块大、无色透明者为佳。

【功效】　外用解毒杀虫，燥湿止痒；内服止血止泻、祛除风痰。

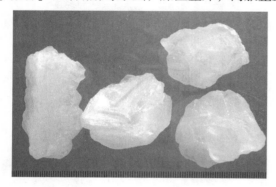

图 2-9-13　白矾

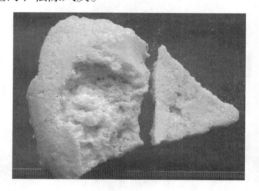

图 2-9-14　枯矾（煅白矾）

朱　砂

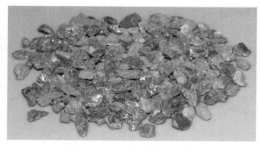

图 2-9-15　朱砂（天然）

【来源】　为硫化物类矿物辰砂族辰砂，主含硫化汞（HgS）。采挖后，选取纯净者，用磁铁吸净含铁的杂质，再用水淘去杂石和泥沙。

【产地】　主产于湖南、贵州、四川、广西等地。

【性状鉴别】　粒状或块状集合体，呈颗粒状或块片状。鲜红色或暗红色，条痕红色至褐红色，具光泽（图 2-9-15～图 2-9-17）。体重，质脆，片状者易破碎，粉末状者有闪烁的光泽。气微，味淡。

【质量】　以色鲜红、有光泽、半透明、无杂质为佳。

【功效】　清心镇惊，安神，明目，解毒。

赤　石　脂

【来源】　为硅酸盐类矿物多水高岭石族多水高岭石，主含四水硅酸铝[$Al_4(Si_4O_{10})(OH)_8 \cdot 4H_2O$]。采挖后，除去杂石。

【产地】　主产于山西、河南、江苏、陕西等地。

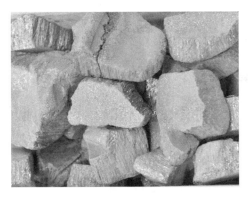

图 2-9-16　朱砂（合成）

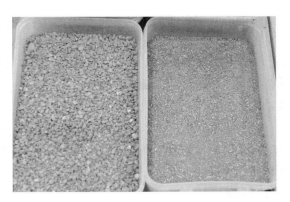

图 2-9-17　天然朱砂与人工合成朱砂

【性状鉴别】　块状集合体，呈不规则的块状。粉红色、红色至紫红色，或有红白相间的花纹。质软，易碎，断面有的具蜡样光泽（图 2-9-18、图 2-9-19）。吸水性强。具黏土气，味淡，嚼之无沙粒感。

【质量】　以色红、光滑细腻、吸水性强者为佳。

【功效】　涩肠，止血，生肌敛疮。

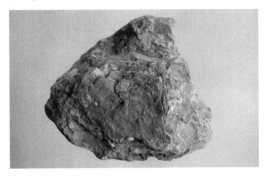

图 2-9-18　赤石脂

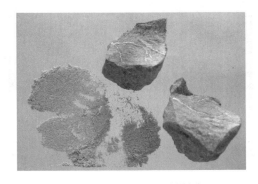

图 2-9-19　赤石脂及其粉末

青 礞 石

【来源】　为变质岩类黑云母片岩或绿泥石化云母碳酸盐片岩。采挖后，除去杂石和泥沙。

【产地】　主产于江苏、湖南、湖北、四川等地。

【性状鉴别】　（图 2-9-20、图 2-9-21）

1. 黑云母片岩　为鳞片状或片状集合体。呈不规则扁块状或长斜块状，无明显棱角。褐黑色或绿黑色，具玻璃样光泽。质软，易碎，断面呈较明显的层片状。碎粉主要为绿黑色鳞片（黑云母），有似星点样的闪光。气微，味淡。

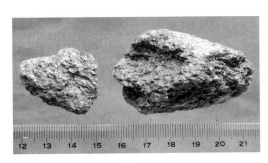

图 2-9-20　青礞石

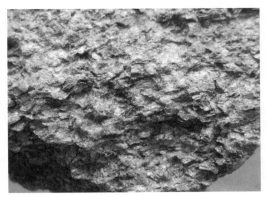

图 2-9-21　青礞石表面放大

2. 绿泥石化云母碳酸盐片岩　为鳞片状或粒状集合体。呈灰色或绿灰色,夹有银色或淡黄色鳞片,具光泽。质松,易碎,粉末为灰绿色鳞片(绿泥石化云母片)和颗粒(主要为碳酸盐),片状者具星点样闪光。遇稀盐酸产生气泡,加热后泡沸激烈。气微,味淡。

【质量】　以色黑绿、断面有星点者为佳。

【功效】　坠痰下气,平肝镇惊。

硫　黄

【来源】　为自然元素类矿物硫族自然硫,采挖后,加热熔化,除去杂质;或用含硫矿物经加工制得。

【产地】　主产于山西、河南、山东、湖南等地。

【性状鉴别】　呈不规则块状。黄色或略呈绿黄色。表面不平坦,呈脂肪光泽,常有多数小孔。用手握紧置于耳旁,可闻轻微的爆裂声。体轻,质松,易碎,断面常呈针状结晶形(图2-9-22、图2-9-23)。有特异的臭气,味淡。

【质量】　以色黄、光亮、质松脆者为佳。

【功效】　外用解毒杀虫疗疮;内服补火助阳通便。

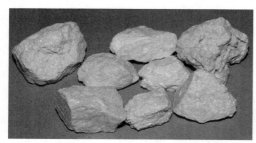　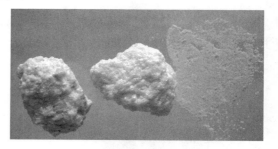

图2-9-22　天然硫黄　　　　　　　　图2-9-23　硫黄及其粉末

自测题

A 型题

1. 赭石的条痕呈(　　)
   A. 黄色　　　　　　　　　　B. 樱红色
   C. 浅橘红色　　　　　　　　D. 绿黑色

2. 色棕红或铁青,表面有"钉头",断面显层叠状的是(　　)
   A. 赭石　　　　　　　　　　B. 朱砂
   C. 炉甘石　　　　　　　　　D. 自然铜

3. 自然铜的主要成分是(　　)
   A. 含水硫化钙　　　　　　　B. 二硫化铁
   C. 硫化汞　　　　　　　　　D. 三氧化二砷

4. 下列矿物药中常含结晶水的是(　　)
   A. 石膏　　　　　　　　　　B. 雄黄
   C. 朱砂　　　　　　　　　　D. 自然铜

5. 属于矿物类药材,为白色粉末,味咸的是(　　)
   A. 玄明粉　　　　　　　　　B. 滑石粉
   C. 白矾　　　　　　　　　　D. 熟石膏

6. 芒硝的主要成分是(　　)
   A. 含水硫酸铝钾[$KAl(SO_4)_2 \cdot 12H_2O$]
   B. 含水硫酸钠($Na_2SO_4 \cdot 10H_2O$)
   C. 碳酸锌($ZnCO_3$)
   D. 含水硅酸镁[$Mg_3(Si_4O_{10})(OH)_2$]

7. 呈不规则块状。黄色或略呈绿黄色。表面不平坦,呈脂肪光泽,常有多数小孔。用手握紧置于耳旁,可闻轻微的爆裂声。体轻,质松,易碎,断面常呈针状结晶形。有特异的臭气,味淡的是(　　)
   A. 硫黄　　　　　　　　　　B. 炉甘石
   C. 磁石　　　　　　　　　　D. 白矾

8. 能吸附铁屑的药材是(　　)
   A. 赭石　　　　　　　　　　B. 龙骨
   C. 磁石　　　　　　　　　　D. 白矾

9. 下列无色、透明的药材是(　　)
   A. 炉甘石　　　　　　　　　B. 芒硝
   C. 朱砂　　　　　　　　　　D. 自然铜

10. 下列矿物药中主含单质成分的是(　　)
   A. 雄黄　　　　　　　　　　B. 自然铜
   C. 朱砂　　　　　　　　　　D. 硫黄

X 型题

1. 为硫化物类矿物的药材有(　　)
   A. 朱砂　　　　　　　　　　B. 自然铜
   C. 赭石　　　　　　　　　　D. 硫黄

2. 炉甘石为块状集合体,呈不规则的块状物,其特征为(　　)

A. 灰白色或淡红色

B. 表面粉性，无光泽，凹凸不平

C. 无臭，味微涩

D. 体轻，易碎

3. 青礞石的来源有（　　）

A. 变质岩类黑云母片岩

B. 绿泥石化云母碳酸盐片岩

C. 变质岩类蛭石片岩

D. 水黑云母片岩

4. 有关自然铜的正确说法有（　　）

A. 晶形多为立方体，集合体呈致密块状

B. 表面亮淡黄色，有金属光泽

C. 条痕绿黑色或棕红色

D. 可见银白色亮星

5. 关于石膏，正确的说法有（　　）

A. 纵断面具绢丝样光泽

B. 硫酸盐类矿物

C. 硅酸盐类矿物

D. 含结晶水

（傅　红　姚学文　李顺源　丑　安　傅巧真）

模块三

中药显微鉴定

项目一　中药显微鉴定操作规程

一、中药显微鉴定制片技术

（一）中药材组织制片

1. 徒手制片法　即徒手切片法，此法最常用，操作简便、迅速，制成的切片可保持其细胞内含物的固有形态，便于进行各种显微化学反应观察。切片时，一手持刀片，另一手拇指和示指夹持样品，中指托着样品的底部，使样品略高出示、拇二指指尖；肘关节应固定，使样品的切面保持水平，刀口向内并使刀刃自前向后切削，即可切得薄片。操作时，样品的切面和刀刃须经常加水或稀乙醇保持湿润，防止切片粘在刀片上。切好的切片用毛笔蘸水轻轻从刀片上推入盛有水或稀乙醇的培养皿中，或将刀片在盛有水或稀乙醇的培养皿中轻轻荡涤，切片即可转移至水中。再用毛笔挑选适宜的切片（即肉眼看上去呈半透明的切片），放置于载玻片中央，制成临时装片观察。

2. 滑走制片法　利用滑走切片机进行切片，适用于质地坚实、形状较大的药材样品，柔软的样品经冷冻处理亦可切成较薄的切片。

切片前，应检查切片机是否稳固，并调试刀具。将切片刀夹持在夹刀器上夹紧，调整刀的角度（0°～15°）；调整厚度调节器至所需厚度。把制备好的样品用两块软木夹住或直接放在切片机的材料固定器上夹紧夹正，使样品露出软木块或固定器上端 0.5cm，调整好样品高度，使刀刃靠近样品的切面且平行并略高于刀刃 0.5～1mm。切片时，用右手握夹刀器柄，往操作者方向迅速拉动，切下的切片附着于刀的表面上，用毛笔蘸水把切片取下放于盛水的培养皿中。将刀推回原处，转动厚度推进器，用毛笔蘸水润湿样品切面及刀刃，再拉刀柄，往返推拉，可得到许多厚度均匀完整的切片。选取薄而平整的切片置载玻片上，根据所要观察的内容要求，滴加适宜的试液 1～2 滴，盖好盖玻片，即可在显微镜下观察。若切片不成功，应检查切片刀是否锋锐，否则应磨刀或换锋锐的切片刀；若切得太薄而破碎，则应逐渐增加厚度至能切得完整的薄片为度。注意：夹持在材料固定器上的样品切面接近于固定器上端时，必须注意防止切片刀刃碰撞固定器而损毁切片刀。

3. 冰冻制片法　利用液体二氧化碳或其他药剂在变成气体时吸收大量的热量使组织迅速结成冰块后再进行切片的方法。

4. 石蜡制片法　石蜡制片法是以石蜡为填充剂和包埋剂，用切片机切片的制作方法。主要用于柔软和细小材料。一般的组织从取材固定到封片制成玻片标本需要数日，但标本可以长期保存使用，为永久性显微玻片标本。具体操作步骤为：

（1）取材：应根据要求选取材料来源及部位，取材要有代表性。一般选取新鲜的材料，若是干燥药材则需软化后再切割取材。

（2）固定：以新鲜的药材取材的，先用固定液浸渍固定，使其细胞形态、结构等迅速定形，使组织变硬，利于切片和后期着色。常用的固定液有 Bouin 氏液、Zenker 氏液、FAA 液等。因此，应根据所要显示的内容来选择适宜的固定液。以干药材取材的，不需固定，可置温水中浸泡软化处理。

（3）洗涤：固定后的材料需除去固定液，避免其影响后期的染色效果。一般固定液用流水冲洗可去除，也可以使用50%或70%乙醇进行洗涤；含有苦味酸的固定液必须用乙醇溶液洗涤；以乙醇或乙醇混合液进行固定的，可直接进行脱水。

（4）脱水：乙醇是常用的脱水剂。按照从低浓度到高浓度递增的顺序进行脱水，通常从35%乙醇开始，经45%、60%、70%、85%、95%、无水乙醇。用50%乙醇洗涤的材料，则从50%乙醇开始，经45%、60%、70%、85%、95%、无水乙醇。脱水时间因乙醇浓度和材料大小等有所不同，如不能及时进行各级脱水，材料可以放在70%乙醇中暂存过夜，但不宜处理过久。

此外，丙酮、正丁醇、叔丁醇等也可作脱水剂。正丁醇、叔丁醇等为石蜡溶剂，脱水后不需进行透明处理。

（5）透明：用透明剂代替乙醇，便于石蜡顺利浸入材料组织中。常用的透明剂是二甲苯、苯、氯仿等。与脱水操作相似，逐渐用透明剂替代乙醇，以二甲苯为例，步骤可为：无水乙醇—二甲苯与无水乙醇等体积混合液—二甲苯，每步浸渍时间为1～2小时。

（6）浸蜡：用石蜡取代透明剂，使石蜡浸入组织而起支持作用。一般可选择熔点为48～50℃的石蜡，制作成碎末，将碎石蜡缓缓加入盛有材料和透明剂的容器中，直至石蜡不能再溶解，然后将容器置于50℃温箱内，使透明剂缓缓挥发殆尽，大约2小时后可进行包埋。可根据季节及操作环境温度来选用不同熔点的石蜡。

（7）包埋：浸蜡后的材料放在装有蜡液的模具中，待蜡液表层凝固后，迅速将其浸入冷水中冷却，待完全凝固后，取出备用。

（8）切片：把包埋好的蜡块修成规整的六面体（药材位于中央），再将其熔粘于小木块上，然后固定在切片机上，注意蜡块组织切面与切片刀口要垂直平行，根据需要调整切片厚度，切片。将切出的一条蜡带用毛笔轻轻挑起，拖铺于托盘内。

（9）贴片：用黏附剂将展平的蜡片黏附于载玻片上，以免在以后的脱蜡、水化及染色等步骤中二者滑脱开。

（10）烤片：将贴好的片子置于温箱中（温度不高于43℃）中，待蜡片干透。

（11）脱蜡：将干燥后的蜡片置于纯二甲苯溶液中脱蜡，常进行2次，每次10～15分钟，至材料周围洁净、清晰为度。

（12）染色：使植物细胞组织内的不同结构呈现不同的颜色，以便于观察。未经染色的细胞组织其折光率相似，不易辨认。经染色可显示细胞内不同的细胞器及内含物以及不同类型的细胞组织。将熔去石蜡的切片材料逐级浸入95%、80%、65%、50%等各级乙醇中，每级5～10分钟；移入番红乙醇液中染色1～4小时以上，取出并擦净残留液体，检查木化的组织是否被染成红色，再依次移入60%、80%、95%乙醇中洗去薄壁细胞被染上的红色；移入固绿溶液进行二重染色，1～2分钟后，取出并擦净残留液体，检查木化的组织是否仍为红色，薄壁细胞是否染成绿色。

（13）脱水、透明和封片：将染色后的切片以梯度乙醇脱水，在95%乙醇及无水乙醇中的时间可适当加长以保证脱水彻底；如染液为乙醇配制，则应缩短脱水时间，防止脱色。用二甲苯透明后，迅速擦净材料周围多余液体，滴加1～2滴树胶，盖上盖玻片，待干燥后，贴上标签，即可置于显微镜下观察。

（二）中药粉末制片法

1. 水合氯醛透化法 取药材粉末（过四号筛）适量，置于载玻片的中央，滴加水合氯醛试液1～2滴，将载玻片于酒精灯火焰上方1～2cm处往返摆动加热，至边缘出现小泡即停止加热，补充试液后再加热，直至切片透化完全为止。加热温度不宜过高，避免水合氯醛试液沸腾，使组织内带入气泡；加热时应将载玻片不断移动，防止受热不匀而炸裂。透化后放冷，滴加稀甘油1～2滴，盖上盖玻片，贴上标签，即可置于显微镜下观察。冬季室温较低时，透化后可不待放冷即滴加稀甘油，以防水合氯醛结晶析出而妨碍观察。

2. 直接装片法 取药材粉末（过四号筛）适量，置于载玻片的中央，滴加适宜试液（甘油乙酸试液、水合氯醛试液等）1～2滴，用解剖针搅拌均匀（如为酸或碱时应使用细玻璃棒），待液体渗入粉末后，用左手示指与拇指夹持盖玻片的边缘，使其左侧与药液层左侧接触，再用右手持小镊子或解剖针托住盖玻片的右侧，缓缓放下，使液体逐渐漫延充满盖玻片下方。如液体未充满盖玻片，应从空隙相对边缘滴加液体，以防产生气泡；若液体过多，用滤纸片吸去溢出的液体，最后在载玻片的左端贴上标签或写上标记。盖上盖玻片，即可置于显微镜下观察。

（三）表面制片法

表面制片法主要用于叶类、花类（萼片、花瓣）、果实类、草质茎及鳞茎类等药材的表面特征如毛茸、气孔、表面细胞等的观察。质地菲薄的药材可以整体装片；较厚的药材则须撕下表皮装片。

1. 整体装片　适用于较薄的叶片、萼片和花瓣。剪取欲观察部位约 4mm^2 的两小片，一正一反放在载玻片上，加水合氯醛试液，加热透化至透明为止，再滴加封藏液，盖上盖玻片，即得。

2. 表面撕离装片　凡较厚的或新鲜样品不便于整体装片，多采用表面撕离装片。将软化或新鲜样品固定住，然后用镊子夹住要剥取撕离的部分，小心地撕离，或用解剖刀轻轻割（刮）去不需要的各层组织，只保留表皮层（上层或下层），将欲观察的表皮表面朝上，置载玻片上，加水合氯醛试液加热透化后，再滴加封藏液，盖上盖玻片，即得。

（四）花粉粒与孢子制片法

取花粉、花药（或小的花）、孢子囊群（干燥的样品可浸于冰醋酸中软化），用玻璃棒捣碎，用纱布滤过，滤液置离心管中，离心，取沉淀加新配制的醋酐与硫酸（9∶1）的混合液 1～3ml，置水浴上加热 2～3 分钟，离心，取沉淀，用水洗涤 2 次，取沉淀少量置于载玻片上，可直接用水合氯醛试液装片，具体操作同粉末标本片。或加 50% 甘油与 1% 苯酚各 1～2 滴，用品红甘油胶[取明胶 1g，加水 6ml，浸泡至溶化，再加甘油 7ml，加热并轻轻搅拌至完全混匀，用纱布滤于培养皿中，加碱性品红溶液（碱性品红 0.1g，加无水乙醇 600ml 及樟油 80ml，溶解）适量，混匀，凝固后即得]封藏观察。

（五）磨片制片法

凡需观察断面，而一般切片法又无法制作的标本，如坚硬的动物、矿物类药材，如珍珠、石决明、动物骨骼、矿石等可采用磨片法制片。磨片方法有手工磨制与机器磨制，片的厚度一般为 20～50μm。

1. 手工磨制　选取厚度为 1～2mm 的药材，先置于粗磨石上，加适量水，用示指、中指夹住或压住药材，在磨石上往返磨砺，待两面磨平，且厚度约为数百微米时，将药材移置于细磨石上，加水，用软木塞压在药材上，往返磨砺至透明，用水冲洗，再用乙醇处理和甘油乙醇试液装片。

2. 机器磨制　利用专门的设备制作样品磨片。

（六）中成药制片法

根据药物的剂型，分别处理样品，按粉末制片法装片观察。

1. 散剂、胶囊剂　可直接取适量粉末（内容物为颗粒状，应研细）装片，或透化后装片。

2. 片剂、水丸、糊丸、水蜜丸、锭剂等　片剂取 2～3 片；水丸、糊丸、水蜜丸、锭剂等（有包衣者须除去包衣），取数丸或 1～2 锭，分别置乳钵中研细，取适量粉末装片，或透化后装片。

3. 蜜丸　应将药丸切开，从切面由外至中央挑取适量样品装片，或用水脱蜜后取沉淀物适量装片，或透化后装片。

二、显微镜的使用

实验过程中应用显微镜的一般操作步骤：取镜—对光—放置标本片—使用低倍镜观察—使用高倍镜观察—收镜。

1. 取镜　从显微镜柜或木质镜盒中取出显微镜时，以右手握紧镜臂，左手平托镜座，使镜体保持垂直状态，平稳地将显微镜取出并搬运到实验桌上，常放置于观察者身体的左前方，离实验桌边缘约 10cm，右侧可放置记录本或绘图纸。

2. 对光　通常以日光灯或自然光为光源，切勿使用直射阳光。利用物镜转换器先把低倍镜调节至中央，对准载物台上的通光孔，接着用左眼观察目镜中的视野，同时转动反光镜，使视野内的光线达到最明亮、最均匀为止。若靠近光源或光线较强时，宜使用平面的反光镜，若光源较远或光线较弱时，宜使用凹面的反光镜。当观察到一个圆形而明亮的视野时，再使用聚光器或虹彩光圈调节光的强度，使视野内的光线均匀而明亮。若显微镜带有内置光源，则直接打开光源开关，再调节光的强度。

3. 使用低倍镜观察　低倍镜视野较大，便于发现欲观察的目标和确定要观察的位置，因此要养成先使用低倍镜观察的良好习惯。

（1）放置标本片：降低载物台，将标本片置于标本夹中固定，并使被观察的标本正对通光孔。

（2）观察：缓慢转动粗调焦螺旋，使载物台徐徐上升至标本片离物镜约 5mm 处。用左眼或双目注视镜筒内，同时反方向转动粗调焦螺旋使载物台缓缓下降，直到视野内出现清晰的物像为止，再转动细调焦螺旋，使物像最清晰。

4. 使用高倍镜观察

（1）选择目标：在低倍镜下选择目标并移至视野的中央，转动物镜转换器，把低倍物镜转换为高倍物镜（从侧面仔细观察，小心操作，防止镜头碰击标本片）。

（2）观察：正常情况下，在视野中可观察到模糊的物像，可重新调节视野的亮度，再轻微调动细调焦螺旋，物像就可变清晰。

5. 收镜　观察结束后，应先转动粗调焦螺旋，降低载物台，取下标本片。清洁显微镜，用擦镜纸分别擦拭物镜和目镜等光学部位。转动物镜转换器将物镜摆成"八"字形，避免正对通光孔。最后用右手紧握镜臂，左手平托镜座，将显微镜放回原处，罩上防尘罩。

三、中药材组织和粉末的鉴定要点（主要观察特征）

1. 组织鉴定　植物类中药首先应根据维管束的类型、有无形成层等，区分为单子叶植物或双子叶植物。单子叶植物一般为初生构造，应注意观察表皮及其附属物、内皮层、维管束等的特征；双子叶植物一般为次生构造，应注意观察周皮及皮孔、维管束的类型等，尤其注意异常维管束的特征，如木间木栓（次生木质部中出现木栓组织）、髓维管束等。

2. 细胞后含物鉴定　观察细胞后含物时，一般用乙酸甘油试液或蒸馏水装片观察淀粉粒，并利用偏振光显微镜观察未糊化淀粉粒的偏光现象；用甘油装片观察糊粉粒，加碘试液，显棕色或黄棕色，加硝酸汞试液显砖红色；观察菊糖，可用水合氯醛液装片不加热立即观察，或用乙醇装片观察。草酸钙结晶在装片时加入硫酸溶液逐渐溶解，并析出针状硫酸钙结晶；碳酸钙晶体（钟乳体）加入稀盐酸溶解，同时有气泡产生；硅质加硫酸不溶解，黏液细胞遇钌红试液显红色。脂肪油、挥发油或树脂，加苏丹Ⅲ试液呈橘红色、红色或紫红色；加乙醇、脂肪油不溶解，挥发油则溶解。

四、安　全　教　育

实验室是进行教学、科学活动的重要场所，关系着广大师生的人身安全，因此，实验室安全尤为重要。所有实验人员必须学习实验室安全与防护等相关知识并通过考核后，才准许进入实验室开展工作。

（一）实验室安全守则

1. 认真学习实验室安全与防护相关知识，严格遵守各项规章制度，坚决杜绝触电、失火、化学品伤害等安全事故的发生。

2. 实验前认真预习有关内容，明确实验目的，了解实验原理、方法、步骤和主要仪器的性能。

3. 上实验课时不得迟到早退，不得擅自摆弄实验器材。进入实验室后不得大声喧哗和随意走动。工作服穿戴整齐。实验中要集中精力，认真按照实验操作步骤进行，按操作规程和注意事项使用仪器、设备，仔细观察、详细记录、积极思考、按要求完成实验报告。在实验中发现仪器设备和实验装置出现异常状况，应立即停止实验并向教师报告，采取妥善措施处理。

4. 要始终保持实验室的清洁，同时注意节约用水、用电等。

5. 实验完毕，清点、整理、洗涤仪器或玻璃器皿，处理好废液杂物，最后关闭水、电、门窗等并核查是否关妥。

（二）预防事故发生的措施

1. 严格按要求使用各种试剂，严禁将各种试剂或药品随意混合而出现意外事故。

2. 向容器中添加试剂时，注意试剂可能飞溅出容器而引起事故。

3. 用试管进行加热操作时，严禁将试管口对着人。

4. 进行气体气味检查操作时，严禁将鼻子凑到容器口，应离容器口稍远些，用手轻轻扇动，使带有少部分该气体的空气飘进鼻腔。

5. 若实验涉及危险化学品，必须在教师现场指导下严格按照相关要求进行实验。实验结束后，应将所有物品收集、整理并处理好，关闭水、电、门、窗等。

（三）意外事故的应急处理

1. **着火**　显微鉴定实验酒精灯使用频繁，操作不当易引起着火。一旦发生，应即刻用灭火毯覆盖。若不慎导致衣物着火，可迅速脱掉着火衣物并将火扑灭，也可迅速躺在地上翻滚压灭火苗。

2. **外伤**　轻微外伤应立即消毒并包扎；严重者即刻送医救治。

3. **触电**　遇到触电事故时，迅速切断电源。轻者能在短时间自行恢复。若情况严重应及时送医急救。

项目二　植物类中药的显微鉴定

*大　黄

【横切面组织特征】

1. **根**　①木栓层和栓内层大多已除去。②韧皮部筛管群明显；薄壁组织发达。③形成层成环。④木质部射线较密，宽 2～4 列细胞，内含棕色物；导管非木化，常 1 至数个相聚，稀疏排列。⑤薄壁细胞含草酸钙簇晶，并含多数淀粉粒。

2. **根茎**　髓部宽广，①常见黏液腔，内有红棕色物；②异型维管束散在，形成层成环，木质部位于形成层外方，韧皮部位于形成层内方，射线呈星状射出。

【粉末特征】　大黄粉末黄棕色，气清香，味苦而微涩，嚼之粘牙，有沙粒感（图 3-2-1、图 3-2-2）。

1. 草酸钙簇晶直径 20～160μm，有的至 190μm。

2. 具缘纹孔导管、网纹导管、螺纹导管及环纹导管非木化。

3. 淀粉粒甚多，单粒类球形或多角形，直径 3～45μm，脐点星状；复粒由 2～8 分粒组成。

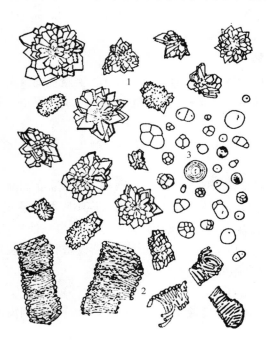

图 3-2-1　大黄粉末图
1. 草酸钙簇晶；2. 导管；3. 淀粉粒

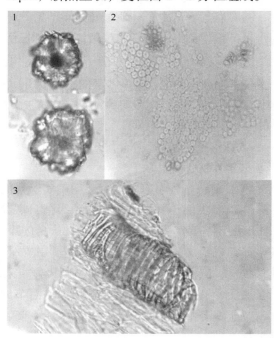

图 3-2-2　大黄粉末图
1. 草酸钙簇晶；2. 淀粉粒；3. 导管

<h1 style="text-align:center">*黄连（味连）</h1>

【根茎横切面组织特征】

1. **味连**　①木栓层为数列细胞，其外有表皮，常脱落。②皮层较宽，石细胞单个或成群散在。③中柱鞘纤维成束或伴有少数石细胞，均显黄色。④维管束外韧型，环列。⑤木质部黄色，均木化，木纤维较发达。⑥髓部均为薄壁细胞，无石细胞。

2. **雅连**　髓部有石细胞。

3. **云连**　皮层、中柱鞘及髓部均无石细胞。

【粉末特征】　味连黄棕色或黄色，气微，味苦（图 3-2-3、图 3-2-4）。

1. 鳞叶表皮细胞绿黄色或黄棕色，长方形或长多角形，细胞壁微波状弯曲或呈连珠状增厚。

2. 石细胞鲜黄色，类方形、类圆形、类长方形或近多角形，壁厚，壁孔明显。

3. 中柱鞘纤维黄色，纺锤形或梭形，壁厚。

4. 木纤维较细长，壁较薄，有稀疏点状纹孔。

5. 木薄壁细胞类长方形或不规则形，壁稍厚，有纹孔。

6. 导管为网纹或孔纹，短节状。

7. 淀粉粒多单粒，类圆形。

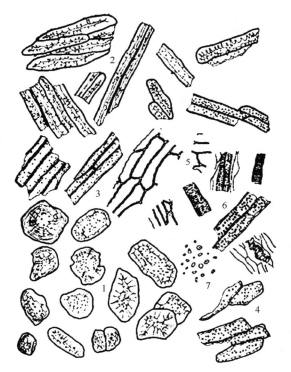

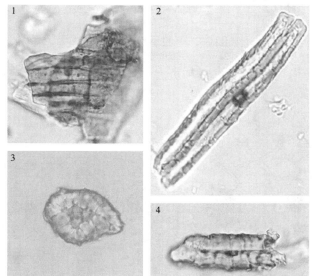

图 3-2-3　黄连（味连）粉末图
1. 石细胞；2. 韧皮纤维；3. 木纤维；4. 木薄壁细胞；5. 鳞叶表皮细胞；6. 导管；7. 淀粉粒

图 3-2-4　黄连（味连）粉末图
1. 鳞叶表皮细胞；2. 木纤维；3. 石细胞；4. 韧皮纤维

<h1 style="text-align:center">*甘　草</h1>

【根横切面组织特征】　①木栓层为数列棕色细胞。栓内层较窄。②韧皮部射线宽广，多弯曲，常现裂隙；纤维多成束，非木化或微木化，周围薄壁细胞常含草酸钙方晶；筛管群常因压缩而变形。③束内形成层明显。④木质部射线宽 3～5 列细胞；导管较多，直径约至 160μm；木纤维成束，周围薄壁细胞亦含草酸钙方晶。⑤根中心无髓；根茎中心有髓。

【粉末特征】　甘草粉末淡棕黄色，气微，味甜而特殊（图 3-2-5、图 3-2-6）。

1. 纤维成束，直径 8～14μm，壁厚，微木化，周围薄壁细胞含草酸钙方晶，形成晶纤维。

2. 草酸钙方晶多见。

3. 具缘纹孔导管较大，稀有网纹导管。

4. 木栓细胞红棕色，多角形，微木化。

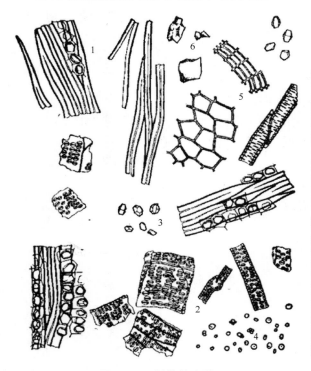

图 3-2-5　甘草粉末图

1. 纤维及晶纤维；2. 导管；3. 草酸钙方晶；4. 淀粉粒；5. 木栓
细胞；6. 色素块

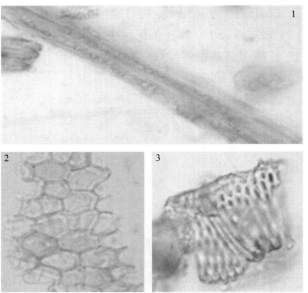

图 3-2-6　甘草粉末图

1. 晶纤维；2. 木栓细胞；3. 导管

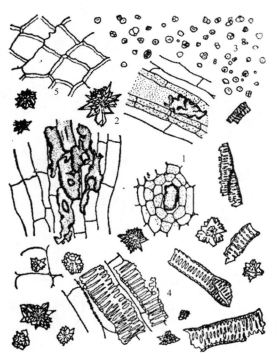

图 3-2-7　人参粉末图

1. 树脂道；2. 草酸钙簇晶；3. 淀粉粒；4. 导管；5. 木栓细胞

*人　参

【根横切面组织特征】　①木栓层为数列细胞。栓内层窄。②韧皮部外侧有裂隙，内侧薄壁细胞排列较紧密，有树脂道散在，内含黄色分泌物。③形成层成环。④木质部射线宽广，导管单个散在或数个相聚，断续排列成放射状，导管旁偶有非木化的纤维。⑤薄壁细胞含草酸钙簇晶。

【粉末特征】　人参粉末淡黄白色，香气特异，味微苦、甘（图 3-2-7、图 3-2-8）。

1. 树脂道碎片易见，含黄色块状分泌物。

2. 草酸钙簇晶直径 20～68μm，棱角锐尖。

3. 木栓细胞表面观类方形或多角形，壁细波状弯曲。

4. 网纹导管和梯纹导管直径 10～56μm。

5. 淀粉粒甚多，单粒类球形、半圆形或不规则多角形，直径 4～20μm，脐点点状或裂缝状；复粒由 2～6 分粒组成。

当　归

【根横切面组织特征】　①木栓层为数列细胞。②栓内层窄，有少数油室。③韧皮部宽广，多裂隙，油室和油管类圆形，直径 25～160μm，外侧较大，向内渐小，周围分泌细胞 6～9 个。④形成层成环。⑤木质部射线宽 3～5 列细胞；导管单个散在或 2～3 个相聚，呈放射状排列；薄壁细胞含淀粉粒。

【粉末特征】 当归粉末淡黄棕色，香气浓郁，味甘、辛、微苦（图 3-2-9、图 3-2-10）。

1. 韧皮薄壁细胞纺锤形，壁略厚，表面有极微细的斜向交错纹理，有时可见菲薄的横隔。

2. 梯纹导管和网纹导管多见，直径约至 80μm。

3. 有时可见油室碎片。

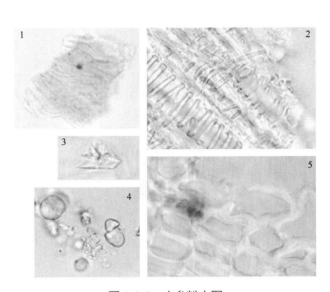

图 3-2-8 人参粉末图
1. 树脂道；2. 导管；3. 草酸钙簇晶；4. 淀粉粒；5. 木栓细胞

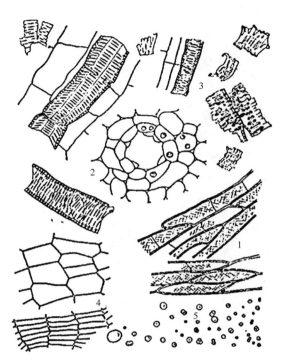

图 3-2-9 当归粉末图
1. 纺锤形韧皮薄壁细胞；2. 油室；3. 导管；4. 木栓细胞；5. 淀粉粒

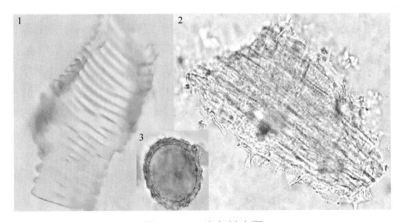

图 3-2-10 当归粉末图
1. 导管；2. 纺锤形韧皮薄壁细胞；3. 油室

黄 芩

【根横切面组织特征】 ①木栓层外缘多破裂，有石细胞散在于木双层。②皮层狭窄，韧皮部宽广，二者界限不明显，有多数石细胞与韧皮纤维，单个或成群散在，石细胞多分布于外侧，韧皮纤维多分布于内侧。③形成层成环。④木质部导管成束；老根中央常有木栓化细胞，排列成单环或数个同心环。⑤薄壁细胞中含有淀粉粒。

【粉末特征】 黄芩粉末黄色，气微，味苦（图 3-2-11、图 3-2-12）。

1. 韧皮纤维单个散在或数个成束，梭形，长 60～250μm，直径 9～33μm，壁厚，孔沟细。

2. 石细胞类圆形、类方形或长方形，壁较厚或甚厚。木栓细胞棕黄色，多角形。

3. 网纹导管多见，直径 24～72μm。

4. 木纤维多碎断，直径约 12μm，有稀疏斜纹孔。

5. 淀粉粒甚多，单粒类球形，直径 2～10μm，脐点明显，复粒由 2～3 分粒组成。

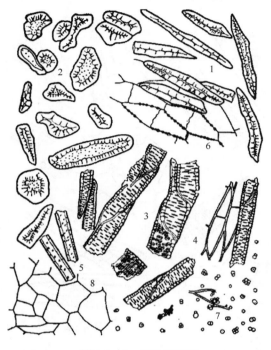

图 3-2-11　黄芩粉末图

1. 韧皮纤维；2. 石细胞；3. 导管；4. 木薄壁细胞；5. 木纤维；
6. 韧皮薄壁细胞；7. 淀粉粒；8. 木栓细胞

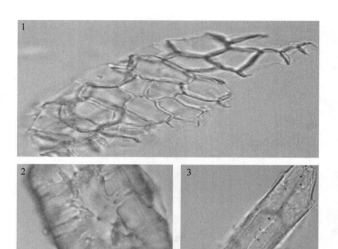

图 3-2-12　黄芩粉末图

1. 木栓细胞；2. 石细胞；3. 韧皮纤维

白　术

【根茎横切面组织特征】 ①木栓层为数列扁平细胞所组成，其内侧常夹有断续的石细胞环。②皮层、韧皮部及木射线中有油室散在，油室圆形至长圆形。③形成层环明显。④导管群放射状排列，中部有纤维束围绕导管略作菱形，靠近中央有时亦可见纤维束。⑤中央有髓部。⑥薄壁细胞中含菊糖及草酸钙针晶。

【粉末特征】 白术粉末淡黄棕色，气清香，味甘、微辛，嚼之略带黏性（图 3-2-13、图 3-2-14）。

1. 草酸钙针晶细小，存在于薄壁细胞中，少数针晶直径至 4μm。

2. 纤维黄色，大多成束，长梭形，直径约至 40μm，壁甚厚，木化，孔沟明显。

3. 石细胞淡黄色，类圆形、多角形、长方形或纺锤形。

4. 导管分子短小，为网纹及具缘纹孔。

5. 薄壁细胞含菊糖，表面显放射状纹理。

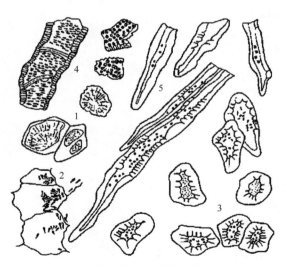

图 3-2-13　白术粉末图

1. 菊糖；2. 草酸钙针晶；3. 石细胞；4. 导管；5. 纤维

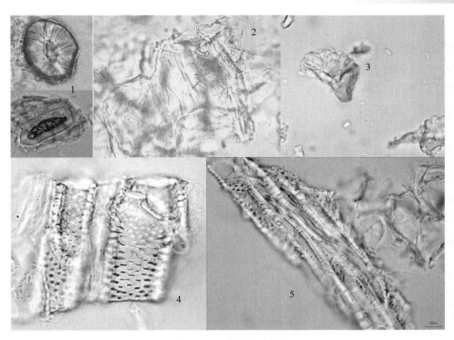

图 3-2-14 白术粉末图
1. 石细胞；2. 草酸钙针晶；3. 菊糖；4. 导管；5. 纤维

半 夏

【块茎横切面组织特征】 ①表皮多数残存，其内侧为 10 余列木栓细胞。②基本薄壁组织中散布有多数外韧型及周木型维管束。③薄壁细胞中含淀粉粒，尤以内侧薄壁细胞含淀粉粒较多。④黏液细胞随处可见，椭圆形，内含草酸钙针晶束。

【粉末特征】 半夏粉末类白色，气微，味辛辣、麻舌而刺喉（图 3-2-15、图 3-2-16）。

1. 草酸钙针晶众多，散在或成束存在于黏液细胞中。

2. 淀粉粒众多，单粒类圆形、半圆形或圆多角形，脐点呈裂缝状、星状或人字形。复粒由 2~6 分粒组成。

3. 螺纹导管。

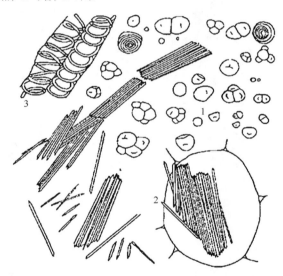

图 3-2-15 半夏粉末图
1. 淀粉粒；2. 针晶束；3. 导管

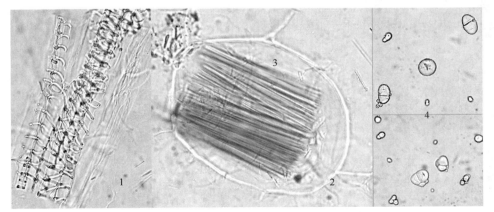

图 3-2-16 半夏粉末图
1. 导管；2. 黏液细胞；3. 针晶束；4. 淀粉粒

浙 贝 母

【鳞茎外层鳞叶横切面组织特征】　①表皮细胞中常见细小草酸钙结晶，多呈方形。气孔少见。②基本薄壁组织中散布有外韧型维管束。③薄壁细胞中含淀粉粒。

【粉末特征】　浙贝母粉末类白色，气微，味微苦（图 3-2-17、图 3-2-18）。

1. 淀粉粒甚多，多为单粒，偶见复粒或半复粒，复粒由 2 分粒组成。单粒多呈圆形、卵圆形，卵形、广卵形或椭圆形，直径 6～56μm。脐点裂缝状、人字形、点状或马蹄状，也有呈飞鸟状，位于较小端。层纹不明显，较大的淀粉粒可见偏心形的层纹。

2. 表皮细胞类多角形或长方形，垂周壁连珠状增厚。表皮细胞中可见细小草酸钙结晶，多呈方形。

3. 气孔扁圆形，副卫细胞 4～5 个；气孔少见。

4. 草酸钙结晶细小，多呈颗粒状、方形或细杆状，少数呈梭形。

5. 导管细小，多为螺纹。

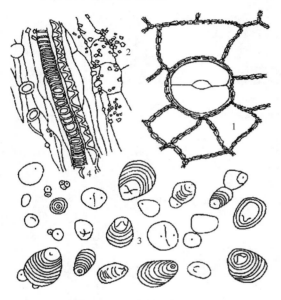

图 3-2-17　浙贝母粉末图
1. 表皮细胞及气孔；2. 草酸钙方晶；3. 淀粉粒；4. 导管

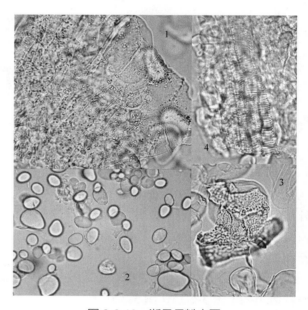

图 3-2-18　浙贝母粉末图
1. 草酸钙方晶孔；2. 淀粉粒；3. 表皮细胞碎片；4. 导管

天 花 粉

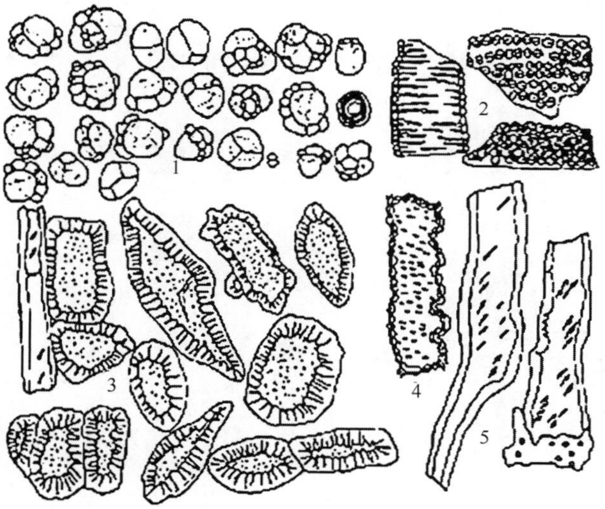

图 3-2-19　天花粉粉末图
1. 淀粉粒；2. 导管；3. 石细胞；4. 木薄壁细胞；5. 木纤维

【根横切面组织特征】

1. 栝楼　①皮层有 1～4 列石细胞断续排列成环，石细胞长方形、椭圆形或多角形。②韧皮部较窄，偶有纤维或石细胞。③木质部甚宽广，导管 3～5（10）个成群，也有单个散在，直径至 360μm，近形成层处导管径向排列较整齐，次生木质部束往往排列为一次二歧状，初生木质部导管附近常有木间韧皮部。④薄壁细胞中富含淀粉粒。

2. **双边栝楼**　石细胞类方形或不规则形，边缘常有短角状突起或分枝状；导管直径至 465μm。

【粉末特征】　天花粉粉末类黄白色，气微，味微苦（图 3-2-19）。

1. 石细胞黄绿色，长方形、椭圆形、类方形、纺锤形、圆多角形或类三角形，有的一端或各边略凸起，少数具短分枝，纹孔及孔沟细密。

2. 具缘纹孔导管巨大，直径约至 400μm，具缘纹孔大多排列紧密，椭圆形或六角形。

3. 淀粉粒单粒较少，类圆形、类球形、半球形、盔帽形或多面体形，脐点点状、短缝状或人字状，大粒层纹明显；复粒由 2～14（～18）分粒组成，常有一个大的盔帽形分粒下端与 10 多个小分粒复合。

4. 木纤维多为纤维管胞，较细，具缘纹孔稀疏，纹孔口斜裂缝状。

黄 芪

【根横切面组织特征】 ①木栓层细胞数列，栓内层为厚角细胞，切向延长。②韧皮部有纤维束，与筛管群交替排列；近栓内层处有时可见石细胞及管状木栓组织；韧皮射线外侧弯曲，有裂隙。③形成层成环。④木质部导管单个或 2～3 个成群，有木纤维束，木射线明显（图 3-2-20）。⑤薄壁细胞内含淀粉粒。

【粉末特征】 黄芪粉末淡黄色，气微，味微甜（图 3-2-21、图 3-2-22）。嚼之微有豆腥味。

1. 纤维多成束，细长，壁厚，非木化，蒙古黄芪纤维断端纵裂成帚状，膜荚黄芪纤维断端平截。

2. 导管网纹，偶有螺纹。

3. 木栓细胞棕色，表面观呈多角形，垂周壁薄，有的波状弯曲。

4. 石细胞长方形、类圆形或不规则状，壁甚厚，层纹可见。

5. 淀粉粒多单粒，偶见复粒。

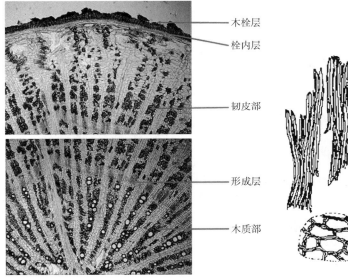

图 3-2-20 黄芪横切面

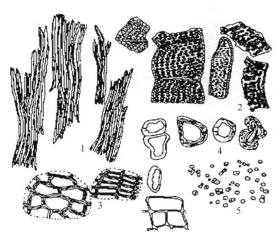

图 3-2-21 黄芪粉末图
1. 纤维；2. 导管；3. 木栓细胞；4. 石细胞；5. 淀粉粒

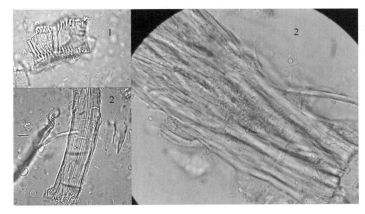

图 3-2-22 黄芪粉末图
1. 导管；2. 纤维

川贝母（松贝或青贝）

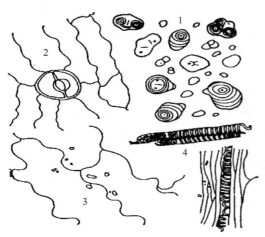

图 3-2-23　川贝母（青贝）粉末图
1. 淀粉粒；2. 气孔与表皮细胞；3. 草酸钙结晶；4. 导管

细胞及薄壁细胞中。

4. 螺纹导管。

【鳞茎外层鳞叶横切面组织特征】　①表皮细胞中有草酸钙小方晶形或簇状结晶，偶见不定式气孔。②基本薄壁组织中散布有外韧型维管束。③薄壁细胞中含淀粉粒及草酸钙结晶。

【粉末特征】　川贝母（青贝）粉末类白色，气微，味微苦（图 3-2-23、图 3-2-24）。

1. 淀粉粒甚多，多为单粒，呈广卵形，长圆形，不规则形，或贝壳形、肾形或椭圆形，有的中部或一端凸出略作分枝状。脐点呈短缝状、人字状、点状、马蹄形、星状，大多位于较小端，层纹细密，隐约可见。

2. 表皮细胞垂周壁波状弯曲，偶见不定式气孔，类圆形，副卫细胞 5～7 个。

3. 草酸钙结晶细小，呈类方形或簇状，存在于表皮

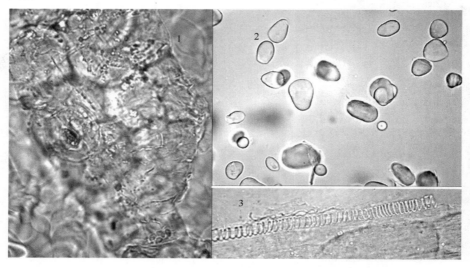

图 3-2-24　川贝母（青贝）粉末图
1. 气孔与表皮细胞、草酸钙结晶；2. 淀粉粒；3. 导管

麦　冬

【块根横切面组织特征】　①表皮为 1 列长方形薄壁细胞；根被细胞 3～5 列，壁木化。②皮层宽广，有含针晶束的黏液细胞散在，内皮层细胞壁均匀增厚，木化，有通道细胞。内皮层外侧为 1 列石细胞，其内壁及侧壁均增厚，纹孔细密。③中柱甚小，中柱鞘部位为 1～2 列薄壁细胞；辐射型维管束，韧皮部束 16～22 个，位于木质部束的弧角处；木质部束由木化组织连接成环状。④髓小，薄壁细胞类圆形（图 3-2-25）。

【粉末特征】　麦冬粉末淡棕色，气微，味甘、嚼之发黏（图 3-2-26）。

1. 黏液细胞中含草酸钙针晶束，草酸钙针晶成束散在于黏液细胞中，有的粗大成柱晶。

2. 石细胞类方形或长方形，常成群存在，有的一边甚薄，纹孔甚密，孔沟较粗。

3. 内皮层细胞长方形或长条形，壁增厚，木化，孔沟明显。

4. 木纤维细长，末端倾斜，壁稍厚，微木化。

5. 导管及管胞多为单纹孔或网纹，少数为具缘纹孔导管，常与木纤维相连。

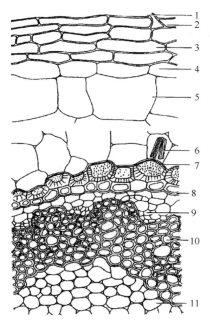

图 3-2-25　麦冬块根横切面详图

1. 表皮毛；2. 表皮；3. 根被；4. 外皮层；5. 皮层；6. 草酸钙针晶束；7. 石细胞；8. 内皮层；9. 韧皮部；10. 木质部；11. 髓

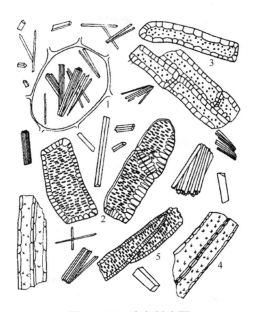

图 3-2-26　麦冬粉末图

1. 黏液细胞与草酸钙针晶束；2. 石细胞；3. 内皮层细胞；4. 木纤维；5. 导管

天　麻

【块茎横切面组织特征】　①最外有时有残留的表皮组织，浅棕色。②皮层较窄，外侧细胞壁稍厚，可见稀疏壁孔。③中柱占大部分。维管束散在，有限外韧型或周韧型，导管少。④薄壁细胞含草酸钙针晶束，并含多糖团块。

【粉末特征】　天麻粉末黄白色至黄棕色，气微而特异，味甘（图 3-2-27、图 3-2-28）。

1. 厚壁细胞椭圆形或类多角形，木化，纹孔明显。

2. 草酸钙针晶成束或散在。

3. 导管为螺纹、网纹或环纹导管。

4. 含糊化的多糖类物的薄壁细胞较大，无色或微灰棕色，有的隐约可见长卵形颗粒，无偏光现象，遇碘液显棕色或淡棕紫色，遇水合氯醛液则颗粒溶化。

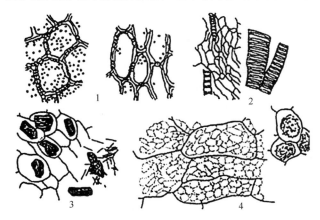

图 3-2-27　天麻粉末图

1. 厚壁细胞；2. 导管；3. 草酸钙针晶；4. 多糖颗粒

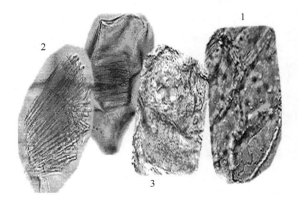

图 3-2-28　天麻粉末图

1. 厚壁细胞；2. 草酸钙针晶；3. 多糖颗粒

牡　丹　皮

【横切面组织特征】

1. 木栓层有多列木栓细胞，浅红色，类长方形或类方形。

2. 皮层数列薄壁细胞，多切向延长。

3. 韧皮部占大部分。

4. 射线宽1～3列细胞。

5. 韧皮部、皮层薄壁细胞以及细胞间隙中含草酸钙簇晶；薄壁细胞和射线细胞中含色素或淀粉粒。

【粉末特征】　牡丹皮粉末淡红棕色，气芳香，味微苦而涩（图3-2-29、图3-2-30）。

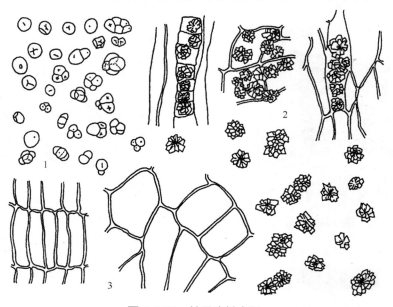

图 3-2-29　牡丹皮粉末图
1. 淀粉粒；2. 草酸钙簇晶；3. 木栓细胞

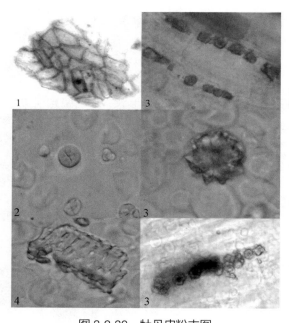

图 3-2-30　牡丹皮粉末图
1. 木栓细胞；2. 淀粉粒；3. 草酸钙簇晶（排列成行）；4. 导管

1. 淀粉粒甚多，单粒类圆形或多角形，直径 3～16μm，脐点点状、裂缝状或飞鸟状；复粒由2～6分粒组成。

2. 草酸钙簇晶直径9～45μm，有时含晶细胞连接，簇晶排列成行，或一个细胞含数个簇晶。连丹皮可见木栓细胞长方形，壁稍厚，浅红色。

3. 木栓细胞　表皮观呈方形，多角形，壁稍厚，浅红色。

厚　朴

【横切面组织特征】

1. 木栓层为10余列细胞；有的可见落皮层。

2. 皮层外侧有石细胞环带，内侧散有多数油细胞和石细胞群。

3. 韧皮部射线宽1～3列细胞；纤维多数个成束；亦有油细胞散在。

【粉末特征】　厚朴粉末棕色，气香，味辛辣、微苦（图3-2-31、图3-2-32）。

1. 石细胞众多，呈类方形、椭圆形、卵圆形或不规则分枝状，直径11～65μm，有时可见层纹。

2. 纤维甚多，直径15～32μm，壁甚厚，有的呈波浪形或一边呈锯齿状，孔沟不明显，木化。

3. 油细胞呈类圆形或椭圆形，直径50～85μm，含黄棕色油状物。此外可见草酸钙方晶、木栓细胞等。

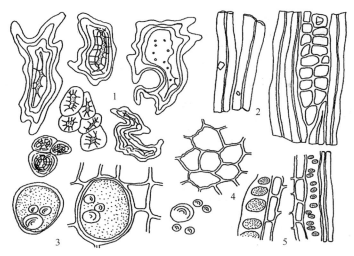

图 3-2-31 厚朴粉末图
1. 石细胞；2. 纤维；3. 油细胞；4. 木栓细胞；5. 筛管分子

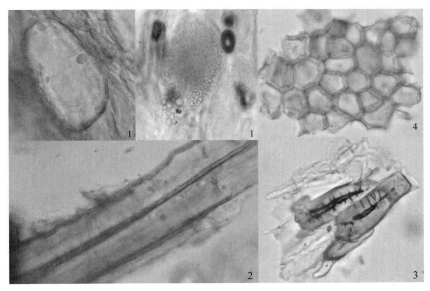

图 3-2-32 厚朴粉末图
1. 油细胞；2. 纤维；3. 石细胞；4. 木栓细胞

肉 桂

【横切面组织特征】

1. 木栓细胞数列，最内层细胞外壁增厚，木化。

2. 皮层较厚，散有石细胞和分泌细胞。

3. 中柱鞘部位有石细胞群，断续排成环状，外侧伴有纤维束，石细胞通常外壁较薄。

4. 韧皮射线细胞 1～2 列，细胞内常散在多数细小针晶。

5. 纤维散在或常 2～3 个成束；油细胞随处可见。

6. 薄壁细胞中充满淀粉粒。

【粉末特征】 肉桂粉末红棕色，气香浓烈，味甜、辣（图 3-2-33、图 3-2-34）。

1. 纤维多单个散在，长梭形，平直或波状弯曲，长 195～920μm，直径约至 50μm，壁厚，纹孔不明显，木化。

2. 石细胞类圆形或类方形，直径 32～88μm，壁厚，有的三面增厚，一面菲薄。

3. 油细胞类圆形或长圆形，直径 45～108μm，含黄色油滴状物。

4. 草酸钙针晶细小，散在于射线细胞中。

5. 木栓细胞多角形，含红棕色物质。

6. 淀粉粒极多，圆球形或多角形。

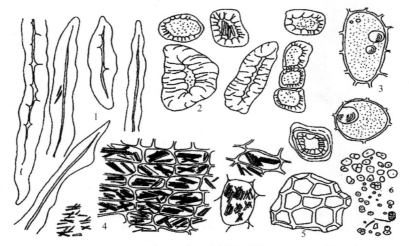

图 3-2-33　肉桂粉末图

1. 纤维；2. 石细胞；3. 油细胞；4. 草酸钙针晶（射线细胞中）；5. 木栓细胞；6. 淀粉粒

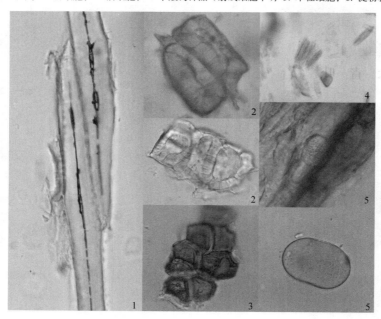

图 3-2-34　肉桂粉末图

1. 纤维；2. 石细胞；3. 木栓细胞；4. 草酸钙针晶；5. 油细胞

黄　柏

【横切面组织特征】

1. 木栓层由多列长方形细胞组成，内含棕色物质。

2. 皮层散有纤维束及石细胞群。

3. 韧皮部占极大部分，外侧有少数石细胞，纤维束切向排列呈断续的层带（又称硬韧部），与筛管群和韧皮部薄壁细胞（软韧部）相间隔，纤维束周围薄壁细胞中常含草酸钙方晶。

4. 射线细胞 2～4 列，常弯曲而细长。

5. 薄壁细胞中含有细小的淀粉粒和草酸钙方晶，黏液细胞随处可见。

【粉末特征】　黄柏粉末鲜黄色，气微，味极苦（图 3-2-35、图 3-2-36）。

1. 石细胞鲜黄色，类圆形或纺锤形，直径 35～128μm，有的呈分枝状，枝端锐尖，壁厚，层纹明显；有的可见大型纤维状的石细胞，长可达 900μm。

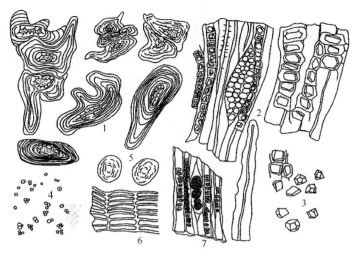

图 3-2-35 黄柏粉末图

1. 石细胞；2. 纤维及晶纤维；3. 草酸钙方晶；4. 淀粉粒；5. 黏液细胞；6. 木栓细胞；7. 筛管

2. 纤维鲜黄色，直径 16～38μm，常成束，周围细胞含草酸钙方晶，形成晶纤维；含晶细胞壁木化增厚。

3. 草酸钙方晶众多。

大 青 叶

【叶横切面组织特征】　①上、下表皮均为 1 列切向延长的细胞，外被角质层。②叶肉中栅栏细胞 3～4 列，细胞近长方形，与海绵组织无明显分化。③主脉维管束 4～9 个，外韧型，中间 1 个较大；每个维管束的上、下侧均有厚壁组织。④薄壁组织中有含芥子酶的分泌细胞，类圆形，略小于周围的薄壁细胞，内含蓝色颗粒状物质。

【粉末特征】　粉末绿褐色，气微，味微酸、苦、涩（图 3-2-37、图 3-2-38）。

1. 下表皮细胞垂周壁稍弯曲，略成连珠状增厚。

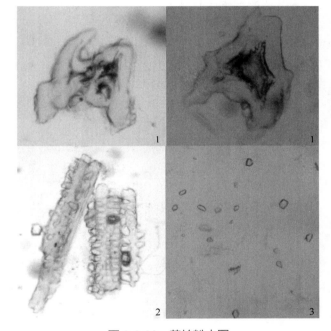

图 3-2-36 黄柏粉末图

1. 石细胞；2. 晶纤维；3. 草酸钙方晶

2. 气孔不等式，副卫细胞 3～4 个。

3. 叶肉组织分化不明显，叶肉细胞中含蓝色细小颗粒状物，亦含橙皮苷样结晶。

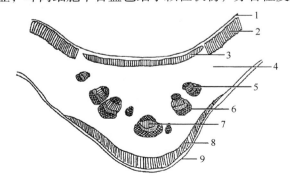

图 3-2-37 大青叶（主脉）横切面简图

1. 上表皮；2. 栅栏组织；3、8. 厚角组织；4. 海绵组织；5. 韧皮部；6. 纤维束；7. 木质部；9. 下表皮

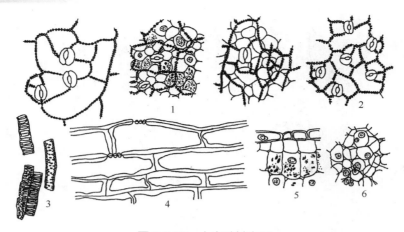

图 3-2-38　大青叶粉末图

1. 上表皮；2. 下表皮；3. 导管；4. 厚角组织；5. 靛蓝结晶；6. 橙皮苷样结晶

番 泻 叶

【叶横切面组织特征】　①上表皮细胞常含黏液质，外被角质层；上下表皮均有气孔；单细胞非腺毛壁厚，多疣状突起。②叶肉组织为等面叶型；上下均有 1 列栅栏细胞，上面的栅栏组织通过主脉，细胞较长，约长 150μm；下面的栅栏组织不通过主脉，细胞较短；靠主脉下方具厚角组织。③海绵组织细胞中含有草酸钙簇晶。④主脉维管束外韧型，上下两侧均有微木化的中柱鞘纤维束，外有含草酸钙方晶的薄壁细胞，形成晶鞘纤维（图 3-2-39）。

【粉末特征】　番泻叶粉末淡绿色或黄绿色，气微弱而特异，味微苦，稍有黏性（图 3-2-40、图 3-2-41）。

1. 晶纤维多，草酸钙方晶直径 12～15μm。

2. 非腺毛单细胞，长 100～350μm，直径 12～25μm，壁厚，有疣状突起。

3. 草酸钙簇晶存在于叶肉薄壁细胞中，直径 9～20μm。

4. 上下表皮细胞表面观呈多角形，垂周壁平直；上下表皮均有气孔，主为平轴式，副卫细胞大多为 2 个，也有 3 个。

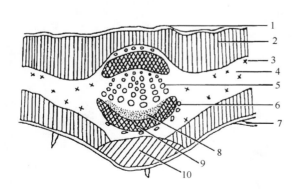

图 3-2-39　番泻叶（主脉）横切面简图

1. 表皮；2. 栅栏组织；3. 草酸钙簇晶；4. 海绵组织；
5. 导管；6. 草酸钙方晶；7. 非腺毛；8. 韧皮部；
9. 中柱鞘显微；10. 厚角组织

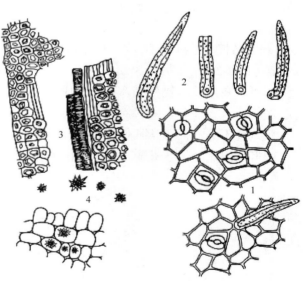

图 3-2-40　番泻叶粉末图

1. 表皮及平轴式气孔；2. 非腺毛；3. 晶纤维；4. 草酸钙簇晶

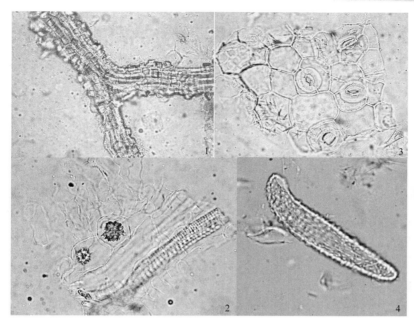

图 3-2-41　番泻叶粉末图

1. 晶纤维；2. 草酸钙簇晶及导管；3. 表皮及平轴式气孔；4. 非腺毛

丁　香

【花萼筒中部横切面组织特征】　①表皮细胞 1 列，有较厚角质层。②皮层外侧散有 2～3 列径向延长的椭圆形油室，长 150～200μm；其下有 20～50 个小型双韧维管束，断续排列成环，维管束外围有少数中柱鞘纤维，壁厚，木化；内侧为数列薄壁细胞组成的通气组织，有大型腔隙。③中心轴柱薄壁组织间散有多数细小维管束。④薄壁细胞含众多细小草酸钙簇晶（图 3-2-42 ）。

【粉末特征】　丁香粉末暗红棕色，香气浓郁（图 3-2-43、图 3-2-44 ）。

1. 纤维梭形，顶端钝圆，壁较厚。

2. 花粉粒众多，极面观三角形，赤道表面观双凸镜形，具 3 副合沟。

3. 草酸钙簇晶众多，直径 4～26μm，存在于较小的薄壁细胞中。

4. 油室多破碎，分泌细胞界限不清，含黄色油状物。

洋　金　花

【粉末特征】　洋金花粉末淡黄色，气微，味微苦。

1. 花粉粒类球形或长圆形，直径 42～65μm，表面有条纹状雕纹。

2. 花萼非腺毛 1～3 细胞，壁具疣突；腺毛头部 1～5 细胞，柄 1～5 细胞。

3. 花冠裂片边缘非腺毛 1～10 细胞，壁微具疣突。

4. 花丝基部非腺毛粗大，1～5 细胞，基部直径约至 128μm，顶端钝圆。

5. 花萼、花冠薄壁细胞中有草酸钙砂晶、方晶及簇晶（图 3-2-45 ）。

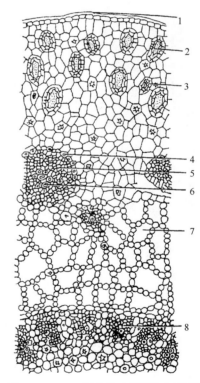

图 3-2-42　丁香萼筒中部横切面简图

1. 表皮；2. 油室；3. 草酸钙簇晶；4. 韧皮纤维；5. 韧皮部；6. 木质部；7. 气室；8. 中柱维管束

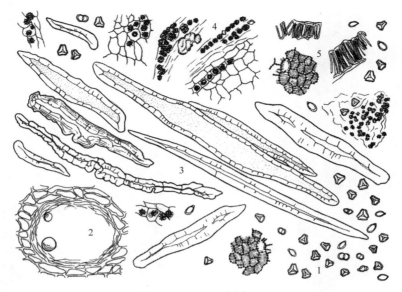

图 3-2-43　丁香粉末图

1. 花粉粒；2. 油室；3. 纤维；4. 草酸钙簇晶；5. 表皮细胞

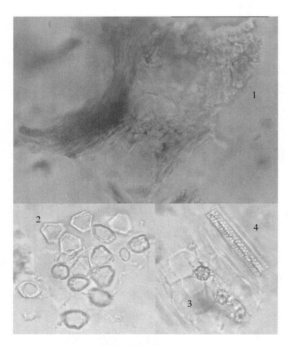

图 3-2-44　丁香粉末图

1. 油室；2. 花粉粒；3. 草酸钙簇晶；4. 导管

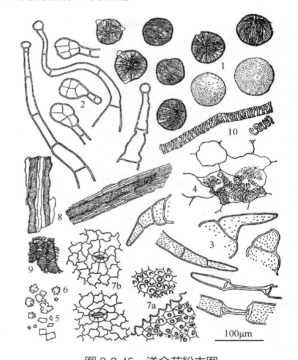

图 3-2-45　洋金花粉末图

1. 花粉粒；2. 腺毛；3. 非腺毛；4. 薄壁细胞；5、6. 草酸钙结晶；
7. 花冠表皮细胞（a. 上表皮；b. 下表皮）；8. 棕色条块；9. 花粉囊
内壁细胞；10. 导管

金 银 花

【粉末特征】　金银花粉末浅黄棕色或黄绿色，气清香，味淡、微苦（图 3-2-46、图 3-2-47）。

1. 腺毛较多，头部倒圆锥形、类圆形或略扁圆形，4～33 细胞，排成 2～4 层，直径 30～64～108μm，柄部 1～5 细胞，长可达 700μm。

2. 非腺毛有两种：一种为厚壁非腺毛，单细胞，长可达 900μm，表面有微细疣状或泡状突起，有的具螺纹；另一种为薄壁非腺毛，单细胞，甚长，弯曲或皱缩，表面有微细疣状突起。

3. 草酸钙簇晶直径 6～45μm。

4. 花粉粒，类圆形或三角形，表面具细密短刺及细颗粒状雕纹，具 3 孔沟。

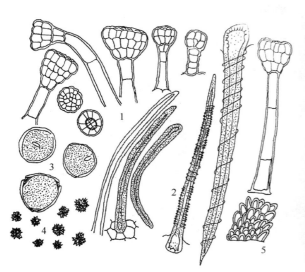

图 3-2-46　金银花粉末图

1. 腺毛；2. 非腺毛；3. 花粉粒；4. 草酸钙簇晶；5. 柱头顶端表
皮细胞

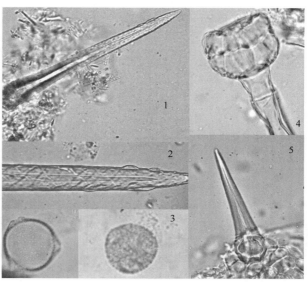

图 3-2-47　金银花粉末图

1. 非腺毛；2. 非腺毛放大（具螺纹）；3. 花粉粒；4. 腺毛；
5. 非腺毛

红 花

【粉末特征】　红花粉末橙黄色，气微香，味微苦（图 3-2-48、图 3-2-49）。

1. 花冠、花丝、柱头碎片多见，有长管状分泌细胞常位于导管旁，直径约至 66μm，含黄棕色至红棕色分泌物。

2. 花冠裂片顶端表皮细胞外壁突起呈短绒毛状。

3. 柱头和花柱上部表皮细胞分化成圆锥形单细胞毛，先端尖或稍钝。

4. 花粉粒类圆形、椭圆形或橄榄形，直径约至 60μm，具 3 个萌发孔，外壁有齿状突起。

5. 草酸钙方晶存在于薄壁细胞中，直径 2～6μm。

山 茱 萸

【粉末特征】　山茱萸粉末红褐色，有香气、味酸（图 3-2-50、图 3-2-51）。

1. 果皮表皮细胞橙黄色，表面观多角形或类长方形，直径 16～30μm，垂周壁连珠状增厚，外平周壁颗粒状角质增厚，胞腔含淡橙黄色物。

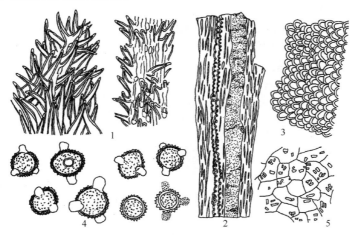

图 3-2-48　红花粉末图

1. 柱头及花柱碎片；2. 分泌管；3. 花瓣顶端碎片；4. 花粉粒；5. 草酸钙方晶

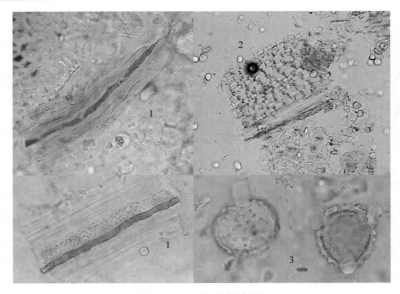

图 3-2-49　红花粉末图

1. 分泌细胞；2. 花粉囊内壁细胞；3. 花粉粒

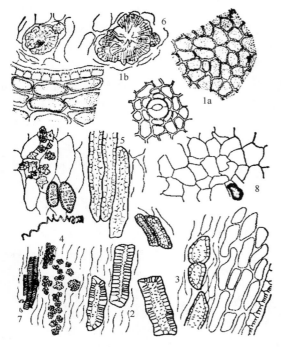

图 3-2-50　山茱萸粉末图

1. 果皮表皮（a. 表面观；b. 侧面观）；2. 石细胞；3. 中果皮薄壁组织；4. 草酸钙簇晶；5. 纤维；6. 菊糖；7. 导管；8. 内果皮细胞

2. 中果皮细胞橙棕色，多皱缩。

3. 草酸钙簇晶少数，直径 12～32μm。

4. 石细胞类方形、卵圆形或长方形，纹孔明显，胞腔大。

砂　仁

【横切面组织特征】　阳春砂种子横切面。

1. 假种皮有时残存。

2. 种皮表皮细胞 1 列，径向延长，壁稍厚；下皮细胞 1 列，含棕色或红棕色物。

3. 油细胞层为 1 列油细胞，长 76～106μm，宽 16～25μm，含黄色油滴。

4. 色素层为数列棕色细胞，细胞多角形，排列不规则。

5. 内种皮为 1 列栅状厚壁细胞，黄棕色，内壁及侧壁极厚，细胞小，内含硅质块。

6. 外胚乳细胞含淀粉粒，并有少数细小草酸钙方晶。

7. 内胚乳细胞含细小糊粉粒和脂肪油滴。

【粉末特征】　砂仁粉末灰棕色，气芳香浓烈，味辛凉、微苦（图 3-2-52、图 3-2-53）。

1. 内种皮厚壁细胞红棕色或黄棕色，表面观多角形，壁厚，非木化，胞腔内含硅质块；断面观为 1 列栅状细胞，内壁及侧壁极厚，胞腔偏外侧，内含硅质块。

2. 种皮表皮细胞淡黄色，表面观长条形，常与下皮细胞上下层垂直排列；下皮细胞含棕色或红棕色物。

3. 色素层细胞皱缩，界限不清楚，含红棕色或深棕色物。

4. 外胚乳细胞类长方形或不规则形，充满细小淀粉粒集结成的淀粉团，有的包埋有细小草酸钙方晶。

5. 内胚乳细胞含细小糊粉粒和脂肪油滴。油细胞无色，壁薄，偶见油滴散在。

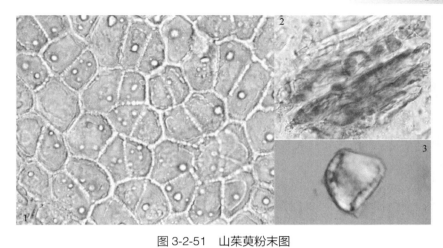

图 3-2-51　山茱萸粉末图
1. 果皮表皮细胞（顶面观）；2. 果皮表皮细胞（侧面观）；3. 石细胞

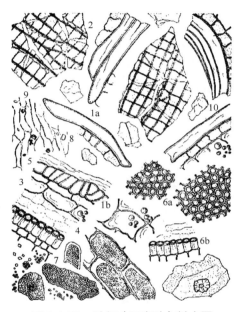

图 3-2-52　砂仁（阳春砂）粉末图
1. 种皮表皮细胞（a. 顶面观；b. 断面观）；2. 下皮细胞；3. 油细胞；4. 色素层细胞；5. 草酸钙簇晶；
6. 内种皮杯状细胞（a. 顶面观；b. 断面观）；7. 外胚乳细胞及淀粉团；8. 草酸钙方晶；9. 假种皮细胞；10. 色素块

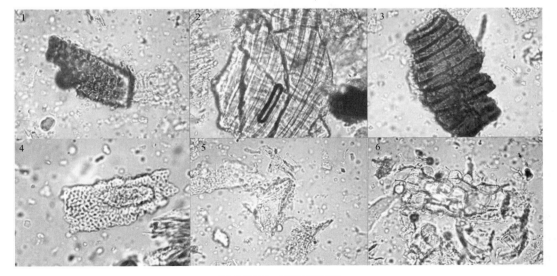

图 3-2-53　砂仁粉末图
1. 内种皮厚壁细胞；2. 种皮表皮细胞；3. 下皮细胞；4. 外胚乳细胞；5. 内胚乳细胞；6. 油细胞

五　味　子

【横切面组织特征】

1. 外果皮为1列方形或长方形细胞，壁稍厚，外被角质层，散有油细胞。

2. 中果皮薄壁细胞10余列，含淀粉粒，散有小型外韧型维管束。

3. 内果皮为1列小方形薄壁细胞。

4. 种皮最外层为1列径向延长的石细胞，壁厚，纹孔和孔沟细密；其下为数列类圆形、三角形或多角形石细胞，纹孔较大；石细胞层下为数列薄壁细胞，种脊部位有维管束。

5. 油细胞层为1列长方形细胞，含棕黄色油滴；再下为3～5列小形细胞。

6. 种皮内表皮为1列小细胞，壁稍厚，胚乳细胞含脂肪油滴及糊粉粒。

【粉末特征】

五味子粉末暗紫色，微有香气，味甚酸、咸（图3-2-54、图3-2-55）。

1. 种皮表皮石细胞表面观呈多角形或长多角形，直径18～50μm，壁厚，孔沟极细密，胞腔内含深棕色物。

2. 种皮内层石细胞呈多角形、类圆形或不规则形，直径约至83μm，壁稍厚，纹孔较大。

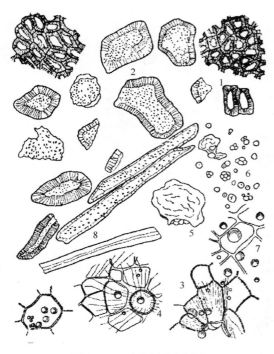

图3-2-54　五味子粉末图

1. 种皮表皮石细胞；2. 种皮内层石细胞；3. 果皮表皮细胞；
4. 油细胞及挥发油滴；5. 中果皮细胞；6. 淀粉粒；7. 内
胚乳细胞及脂肪油滴；8. 纤维

3. 果皮表皮细胞表面观类多角形，垂周壁略呈连珠状增厚，表面有角质线纹；表皮中散有油细胞。

4. 中果皮细胞皱缩，含暗棕色物，并含淀粉粒。

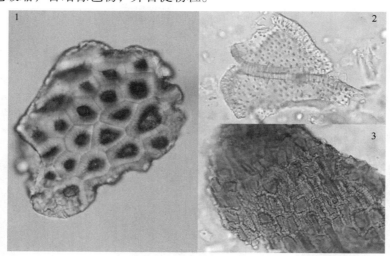

图3-2-55　五味子粉末图

1. 种皮表皮石细胞；2. 种皮内层石细胞；3. 果皮表皮细胞

补　骨　脂

【粉末特征】

补骨脂粉末灰黄色，气香，味辛、微苦（图3-2-56、图3-2-57）。

1. 种皮栅状细胞侧面观有纵沟纹，光辉带1条，位于上侧近边缘处，顶面观多角形，胞腔极小，孔沟细，底面观呈圆多角形，胞腔含红棕色物。

2. 支持细胞侧面观哑铃形，表面观类圆形。

3. 壁内腺（内生腺体）多破碎，完整者类圆形，由十数个至数十个纵向延长呈放射状排列的细胞构成。

4. 草酸钙柱晶细小，成片存在于中果皮细胞中。

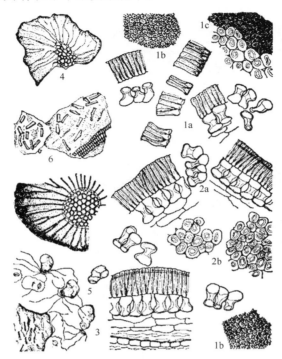

图 3-2-56 补骨脂粉末图

1. 种皮栅状细胞（a. 侧面观；b. 顶面观；c. 底面观）；2. 种皮支持细胞（a. 侧面观；b. 表面观）；3. 果皮表皮；
4. 内生腺体；5. 小腺毛；6. 草酸钙柱晶

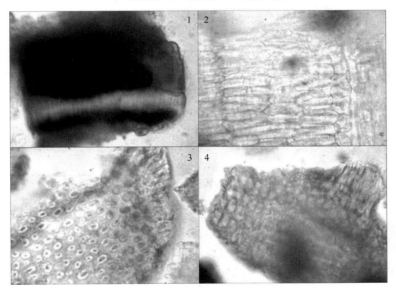

图 3-2-57 补骨脂粉末图

1. 种皮栅状细胞；2. 种皮支持细胞；3. 内生腺体；4. 草酸钙柱晶

小　茴　香

【分果横切面组织特征】

1. 外果皮为 1 列扁平细胞，外被角质层。

2. 中果皮纵棱处有维管束，其周围有多数木化网纹细胞；背面纵棱间各有大的椭圆形棕色油管 1 个，接合面有油管 2 个，共 6 个。

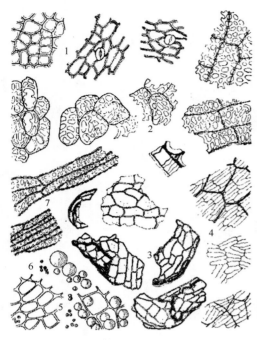

图 3-2-58　小茴香粉末图
1. 果皮表皮；2. 网纹细胞；3. 油管碎片；4. 镶嵌细胞；
5. 内胚乳细胞；6. 草酸钙簇晶；7. 木薄壁细胞

3. 内果皮为 1 列扁平薄壁细胞，细胞长短不一。

4. 种皮细胞扁长，含棕色物。

5. 胚乳细胞多角形，含多数糊粉粒，每个糊粉粒中含有细小草酸钙簇晶。

【粉末特征】　小茴香粉末黄棕色，有特异香气，味微甘、辛（图 3-2-58、图 3-2-59）。

1. 网纹细胞类长方形或类长圆形，壁稍厚；微木化，有卵圆形或矩圆形网状纹孔。

2. 油管壁碎片黄棕色或深红棕色，可见多角形分泌细胞痕。

3. 镶嵌细胞表面观狭长，壁菲薄，常数个细胞为一组，以其长轴相互作不规则方向嵌列。

4. 气孔不定式，副卫细胞 4 个。

槟　榔

【横切面组织特征】

1. 种皮组织分内、外层，外层为数列切向延长的扁平石细胞，内含红棕色物，石细胞形状、大小不一，常有细胞间隙；内层为数列薄壁细胞，含棕红色物，并散有少数维管束。

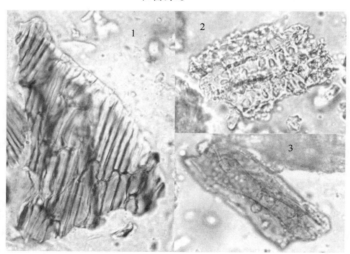

图 3-2-59　小茴香粉末图
1. 镶嵌细胞；2. 网纹细胞；3. 油管碎片

2. 外胚乳较狭窄，种皮内层与外胚乳常插入内胚乳中，形成错入组织；内胚乳细胞白色，多角形，壁厚，纹孔大，含油滴和糊粉粒。

【粉末特征】　槟榔粉末红棕色至淡棕色（图 3-2-60、图 3-2-61）。

1. 内胚乳碎片众多，近无色，完整细胞呈不规则多角形或类方形，胞间层不甚明显，细胞壁厚 6～11μm，有类圆形大纹孔。

2. 种皮石细胞纺锤形、长方形、多角形或长条形，直径 24～64μm，壁不甚厚，有的内含红棕色物。

3. 外胚乳细胞长方形、类多角形，内含红棕色或深棕色物。

4. 糊粉粒直径 5～40μm，含拟晶体 1 粒（结晶的蛋白质因具有晶体和胶体的二重性，称为拟晶体）。

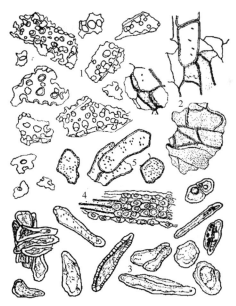

图 3-2-60 槟榔粉末图

1. 内胚乳细胞；2. 外胚乳细胞；3. 种皮石细胞；4. 纤维及含硅质块细胞（中果皮）；5. 内果皮细胞

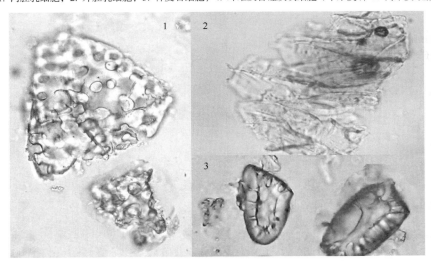

图 3-2-61 槟榔粉末图

1. 内胚乳细胞；2. 外胚乳细胞；3. 种皮石细胞

麻 黄

【茎横切面组织特征】

1. **草麻黄** ①表皮细胞外被厚的角质层；脊线较密，有蜡质疣状突起，两脊线间有下陷气孔。②下皮纤维束位于脊线处，壁厚，非木化。③皮层较宽，纤维成束散在。④中柱鞘纤维束新月形。⑤维管束外韧型，8～10 个。形成层环类圆形，木质部呈三角状。⑥髓部薄壁细胞含棕色块；偶有环髓纤维。⑦表皮细胞外壁、皮层薄壁细胞及纤维均有多数微小草酸钙砂晶或方晶。

2. **中麻黄** 维管束 12～15 个，形成层环类三角形。环髓纤维成束或单个散在。

3. **木贼麻黄** 维管束 8～10 个，形成层环类圆形。无环髓纤维。

【粉末特征】 草麻黄粉末淡棕色，气微，味苦、涩（图 3-2-62、图 3-2-63）。

1. 表面碎片断面观细胞呈类长方形，外壁布满微小颗粒状草酸钙结晶。角质层极厚，呈脊状突起，常破碎成不规则条状片块。

2. 气孔为特异的内陷气孔，较多见，保卫细胞长圆形，侧面观似呈现哑铃形，两端壁厚。

3. 纤维细长，壁极厚，非木化或木化，初生壁上布满微小类方形结晶，形成嵌晶纤维，胞腔线形。

木纤维较长，大多成束，末端尖或较平截，壁增厚，斜纹孔明显。

4. 导管为螺纹、具缘纹孔及网状具缘纹孔导管，细小，大多成束。导管分子端壁为麻黄式穿孔板，即斜面相接，接触面具多数圆形穿孔，排成 1～3 列。

5. 色素块散在，棕色或红棕色，形状不规则。

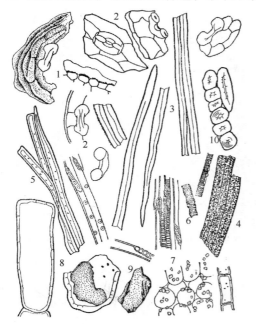

图 3-2-62　草麻黄粉末图
1. 表皮碎片；2. 气孔；3. 纤维；4. 草酸钙砂晶（嵌晶纤维）；
5. 木纤维；6. 导管；7. 皮层薄壁细胞；8. 髓部薄壁细胞；
9. 色素块；10. 石细胞

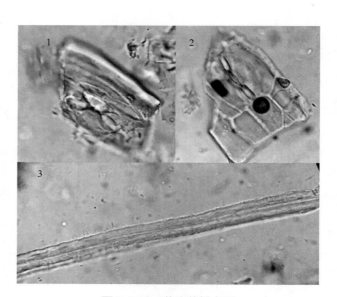

图 3-2-63　草麻黄粉末图
1. 气孔；2. 气孔及表皮碎片；3. 皮部纤维

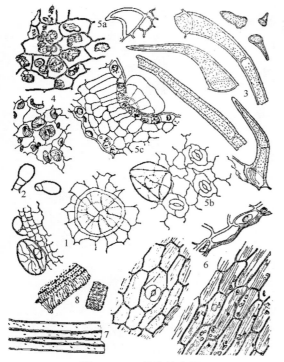

图 3-2-64　薄荷粉末图
1. 腺鳞；2. 小腺毛；3. 非腺毛；4. 橙皮苷结晶；5. 叶片（a. 上表皮；b. 下表皮；c. 横断面）；6. 茎表皮；7. 木纤维；8. 导管

薄　荷

【粉末特征】　薄荷粉末淡黄绿色，气清香，味辛凉。

1. 腺鳞头部顶面观圆形，侧面观扁球形，8 细胞，偶有 6 细胞的，直径 61～99μm，常皱缩，内含淡黄色分泌物；柄极短，直径约至 32μm，基部四周表皮细胞 10 余个，放射状排列（图 3-2-64、图 3-2-65）。

2. 小腺毛头部椭圆形，单细胞，直径 15～26μm，长 22～36μm，内含淡黄色分泌物；柄部 1～2 细胞，直径 13～18μm。

3. 非腺毛多碎断，完整者 1～8 细胞，稍弯曲，有的略呈折节状，直径 10～43μm，长可至 700～800μm，壁厚 2～7μm，疣状突起较细密。另有单细胞非腺毛呈短角锥状。

4. 橙皮苷结晶存在于茎、叶表皮细胞及薄壁细胞中，淡黄色，略呈扇形或不规则形，隐约可见放射状纹理。

5. 叶片碎片上表皮细胞表面观呈不规则形，壁略弯曲；下表皮细胞壁弯曲，细胞含淡黄色橙皮苷结晶。气孔较多，副卫细胞 2 个，直轴式。横断面碎片可察见。

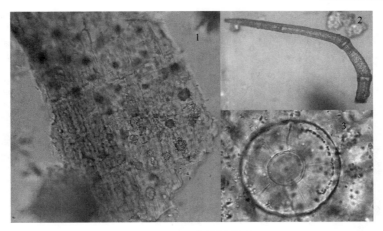

图 3-2-65 薄荷粉末图

1. 橙皮苷结晶；2. 非腺毛；3. 腺鳞

穿 心 莲

【粉末特征】 穿心莲粉末绿色，味极苦（图 3-2-66、图 3-2-67）。

1. 含钟乳体晶细胞上下表皮均有增大的晶细胞，内含大型螺状钟乳体，老叶较多。上表皮晶细胞较大，呈棒形，两端钝圆，或一端膨大另端稍狭，长 48～210μm，直径 30～48μm，膨大端约至 67μm；下表皮晶细胞较小，多数呈卵形、纺锤形而稍弯曲。钟乳体形状与晶细胞基本一致，长约至 180μm，较大端有脐样点痕，层纹波状，较密，边缘不平整，有的中部断裂。尚有两个晶细胞相接。钟乳体消失后留下晶细胞空腔。

2. 下表皮密布气孔，类长圆形，直轴式，副卫细胞大小悬殊，少数为不定式，副卫细胞 3～5 个。

3. 腺鳞以下表皮为多见。头部扁球形，4、6（8）细胞，柄极短。短腺毛偶见，头部 2 细胞，侧面观柄单细胞而短。

4. 非腺毛呈圆锥形，1～4 细胞，先端钝圆，长 19～144μm，基部直径约至 40μm，表面有角质线纹或微有疣状突起。另有细尖的单细胞毛，平直或先端略呈钩状，表面光滑，有的胞腔内含黄棕色物。

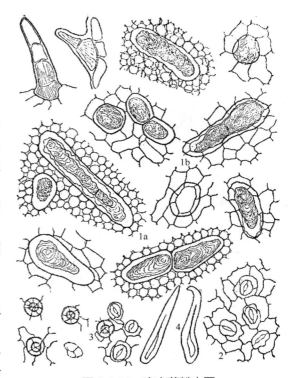

图 3-2-66 穿心莲粉末图

1. 含钟乳体晶细胞（a. 上表皮；b. 下表皮）；2. 气孔；
3. 腺鳞；4. 非腺毛

猪 苓

【粉末特征】 猪苓粉末灰黄白色，气味均淡（图 3-2-68、图 3-2-69）。

1. 粉末用斯氏液制片，可见散在的菌丝及黏结的菌丝团块，大多无色，少数黄棕色或暗棕色（外层菌丝）。

2. 用水合氯醛制片，粉末遇水合氯醛液黏化成胶冻状，加热后菌丝团块部分溶化，露出菌丝。

3. 菌丝细长，弯曲，有分枝，粗细不一，直径 1.5～6μm，稀至 13μm，棕色菌丝较粗，横壁不明显。

4. 草酸钙方晶极多，大多呈正八面体或规则的双锥八面体，也有呈不规则多面形，直径 3～60μm，长至 68μm，有时可见数个结晶集合。

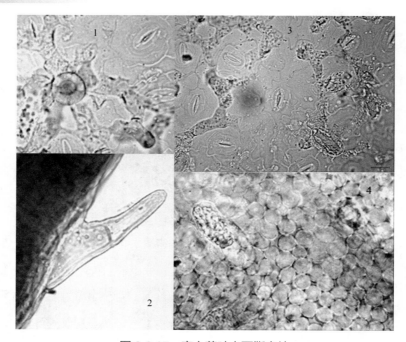

图 3-2-67　穿心莲叶表面撕离片
1. 腺鳞及气孔；2. 非腺毛；3. 下表皮细胞；4. 含钟乳体晶细胞

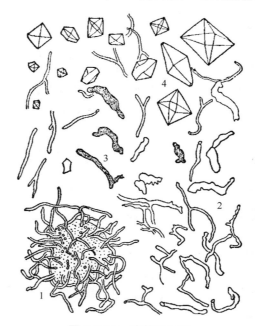

图 3-2-68　猪苓粉末图
1. 菌丝团；2. 无色菌丝；3. 棕色菌丝；4. 草酸钙方晶

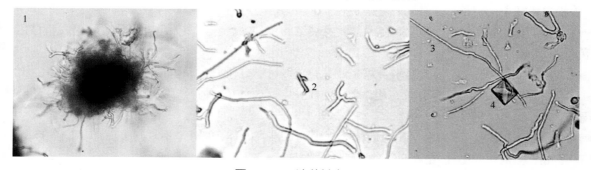

图 3-2-69　猪苓粉末图
1. 菌丝团；2. 无色菌丝；3. 棕色菌丝；4. 草酸钙方晶

茯　苓

【粉末特征】　茯苓粉末灰白色，气味均淡（图3-2-70、图3-2-71）。

1. 粉末用斯氏液制片，可见无色不规则形颗粒状团块、末端钝圆的分枝状团块及细长菌丝。

2. 用水合氯醛制片，粉末遇水合氯醛液黏化成胶冻状，加热团块物溶化，露出菌丝。

3. 用氢氧化钾制片，粉末用5%氢氧化钾液装置，团块物溶化，露出菌丝。

4. 无色或带棕色（外层菌丝），较细长，稍弯曲，有分枝，直径3～8μm，少数至164m，横壁偶见。

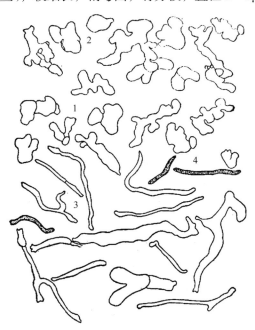

图 3-2-70　茯苓粉末图
1. 分枝团块；2. 颗粒状团块；3. 无色菌丝；4. 棕色菌丝

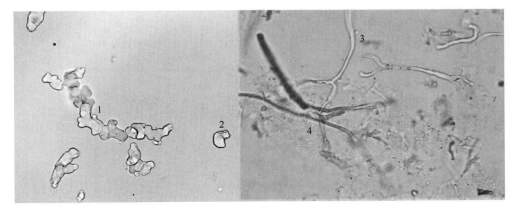

图 3-2-71　茯苓粉末图
1. 分枝团块；2. 颗粒状团块；3. 无色菌丝；4. 棕色菌丝

自 测 题

A 型题

1. 木质部中存在有木栓组织的是（　　）

　　A. 大黄　　　　　　　　　　B. 当归

　　C. 黄芩　　　　　　　　　　D. 人参

2. 黄芪粉末（　　）

　　A. 有方晶　　　　　　　　　B. 有晶纤维

　　C. 有簇晶　　　　　　　　　D. 无结晶

3. 川贝母的气孔为（　　）

　　A. 直轴式　　　　　　　　　B. 平轴式

　　C. 不定式气孔　　　　　　　D. 不等式气孔

4. 具缘纹孔导管巨大的中药材是（　　）

　　A. 黄芪　　　　　　　　　　B. 天麻

C. 天花粉　　　　　　　　D. 麦冬
5. 有通道细胞的是（　　　）
　　A. 川贝母　　　　　　　B. 麦冬
　　C. 黄芪　　　　　　　　D. 浙贝母
6. 肉桂断面中间的黄棕色线纹为（　　　）
　　A. 纤维层　　　　　　　B. 石细胞群带
　　C. 油细胞层　　　　　　D. 木栓层
7. 石细胞的细胞壁三面增厚一面菲薄，木化，这种药材是（　　　）
　　A. 杜仲　　　　　　　　B. 肉桂
　　C. 厚朴　　　　　　　　D. 秦皮
8. 粉末中有草酸钙方晶、晶鞘纤维及分枝状石细胞的药材是（　　　）
　　A. 厚朴　　　　　　　　B. 肉桂
　　C. 黄柏　　　　　　　　D. 秦皮
9. 大青叶的气孔为（　　　）
　　A. 直轴式　　　　　　　B. 不等式
　　C. 平轴式　　　　　　　D. 不定式
10. 番泻叶横切面叶肉组织为（　　　）
　　A. 等面叶型　　　　　　B. 异面叶型
　　C. 反面叶型　　　　　　D. 正面叶型
11. 丁香花粉粒为（　　　）
　　A. 极面观三角形，赤道表面观双凸镜形
　　B. 类圆形或三角形，表面具细密短刺及细颗粒状雕纹
　　C. 类圆形、椭圆形或橄榄形，外壁有齿状突起
　　D. 类球形或长圆形，表面有条纹状雕纹

X 型题
1. 粉末镜检，可见草酸钙簇晶的是（　　　）
　　A. 大黄　　　　　　　　B. 人参
　　C. 黄连　　　　　　　　D. 甘草

2. 甘草粉末主要特征有（　　　）
　　A. 纤维成束，壁厚，微木化，周围薄壁细胞含草酸钙方晶，形成晶纤维
　　B. 草酸钙方晶多见
　　C. 具缘纹孔导管较大，稀有网纹导管
　　D. 木栓细胞红棕色，多角形，微木化
3. 有草酸钙针晶的中药材是（　　　）
　　A. 半夏　　　　　　　　B. 天麻
　　C. 麦冬　　　　　　　　D. 黄芪
4. 有石细胞的中药材有（　　　）
　　A. 白术　　　　　　　　B. 天花粉
　　C. 麦冬　　　　　　　　D. 黄芪
5. 厚朴的粉末特征有（　　　）
　　A. 石细胞　　　　　　　B. 纤维
　　C. 草酸钙方晶　　　　　D. 油细胞
6. 组织中含有油细胞的药材是（　　　）
　　A. 黄柏　　　　　　　　B. 肉桂
　　C. 厚朴　　　　　　　　D. 杜仲
7. 番泻叶粉末的主要特征有（　　　）
　　A. 晶纤维　　　　　　　B. 单细胞非腺毛
　　C. 草酸钙簇晶　　　　　D. 平轴式气孔
8. 红花粉末显微特征正确的是（　　　）
　　A. 橙红色　　　　　　　B. 花粉粒具 3 个萌发孔
　　C. 花冠、花丝、柱头碎片　D. 草酸钙小方晶
9. 金银花粉末的主要特征有（　　　）
　　A. 花粉粒球形，外壁见刺状突起
　　B. 腺毛
　　C. 非腺毛
　　D. 薄壁细胞含草酸钙簇晶

项目三　常用动物类中药的显微鉴定

珍　珠

【磨片特征】　珍珠磨片在显微镜下观察，可见粗、细两种类型的同心层环纹，粗层纹较明显，连续成环，层间距离在 60~500μm；细层纹，有些部位明显，多不甚明显，间距不足 32μm。海水珍珠的珍珠层厚 0.1~8μm，淡水珍珠的珍珠层厚 0.015~3μm。磨片置暗视野显微镜下观察，可见珍珠特有的彩虹般光彩环，又称珍珠虹光环。断面应全部具同心层纹。

【粉末特征】　珍珠粉末类白色，味甘、咸（图 3-3-1、图 3-3-2）。

为不规则形、长条形或类圆形块片，无色，少数淡黄棕色或樱红色，边缘色较暗，半透明，有光泽。表面显颗粒性，块片由数至十数薄层重叠，片层结构排列紧密，可见致密的成层线条或极细密的微波状纹理，有的表面有裂纹，小块片亦由多数薄片重叠。

全　蝎

【粉末特征】　全蝎粉末黄棕色或淡棕色，气微腥，味咸（图 3-3-3、图 3-3-4）。

1. 体壁碎片棕黄色、绿黄色或黄绿色，有光泽。外表皮表面观呈多角形网格样纹理，排列较整齐，一边微有尖突，表面密布细小颗粒，可见毛窝、细小圆孔口及瘤状突起。毛窝凸出于外表皮，圆形或

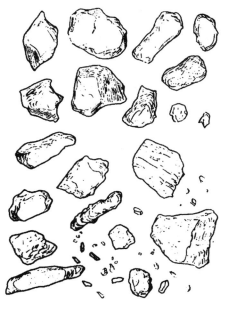

图 3-3-1 珍珠粉末

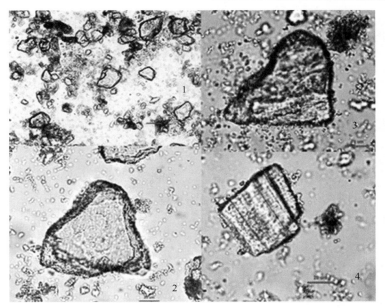

图 3-3-2 珍珠粉末
1. 不规则碎块；2. 表面显颗粒性的碎块；3. 具彩虹样光泽碎块；4. 具致密成层线条的块片

类圆形，直径 18～45μm，刚毛常于基部断离或脱落；圆孔口小，直径 4～10μm，位于多角形网格样纹理之下或微凸出，瘤状突起淡棕色或近无色，散列或排列成行，表面观成棱脊状。断面观外表皮绿黄色，内侧较平整，内表皮无色，有横向条纹，内、外表皮纵贯较多长短不一的微细孔道。

未角化外表皮淡绿黄色或几无色，表面观可见大小不一、排列不规则的类圆形突起，呈花纹样，并显颗粒性。

2. 横纹肌纤维较多，近无色或淡黄色，多碎断。侧面观边缘较平整或呈微波状，明带较暗带为宽，明带中有一暗线，暗带有致密的短纵纹理，也有明带与暗带几等宽，并有较长的纵条纹，有的明、暗带排列细密。

3. 刚毛黄棕色，多碎断。先端锐尖或钝圆，基部稍窄、色淡，体部中段直径 8～40μm，具纵直纹理，髓腔细窄，腔壁较平直。

4. 脂肪油滴极多，散在，近无色或淡黄色。

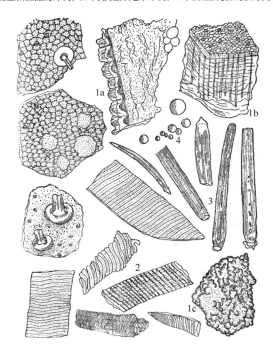

图 3-3-3 全蝎粉末图
1. 体壁碎片（a. 外表皮表面观；b. 断面；c. 未骨化外表皮）；
2. 横纹肌纤维；3. 刚毛；4. 脂肪油滴

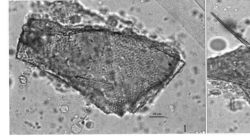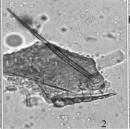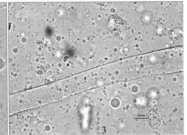

图 3-3-4 全蝎粉末图
1. 体壁碎片；2. 刚毛；3. 横纹肌纤维

僵　蚕

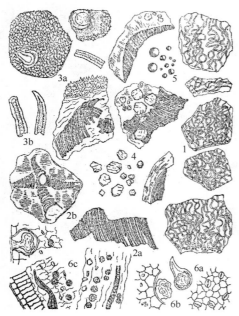

图 3-3-5　僵蚕粉末图

1. 菌丝体；2. 气管壁碎片（a. 气管壁；b. 横纹肌）；3. 表皮（a. 表面观；b. 刚毛）；4. 类结晶体；5. 脂肪油滴；6. 桑叶组织（a. 表皮细胞及气孔；b. 钟乳体；c. 叶肉组织及草酸钙结晶）

【粉末特征】　僵蚕粉末深黄色或黄棕色，气微腥，味微咸（图 3-3-5、图 3-3-6）。

1. 菌丝体存在于体壁或淡棕色、半透明结晶块中。菌丝近无色，细长，直径 1～5μm，相互盘缠交织。

2. 气管壁碎片较平坦、略弯曲或呈弧状，具棕色、深棕色或无色的螺旋丝，宽 1～51m，螺旋丝间有 1～3 条极细的波状纹理。气管壁碎片常与横纹肌连接，横纹肌近无色或淡黄色，隐约可见明暗相间的横向波状纹理。

3. 表皮黄白色或灰白色。表面有极皱缩的网格样纹理及纹理突起形成的小尖突，尖突较密集，长短不一；毛窝圆形或类圆形，直径 20～45μm，边缘黄棕色或棕色，刚毛黄色或黄棕色，常断碎，中部直径 11～45μm，表面光滑，内缘不整齐。

4. 类结晶体无色，散在或埋于组织内，有时聚集成群。呈方形、类方形、长方形或不规则形，直径 4～31μm，长约至 40μm，表面常有裂纹。

5. 脂肪油滴淡黄色，散在。

6. 可见未消化的桑叶组织如表皮细胞及气孔、钟乳体、叶肉组织、草酸钙结晶等。

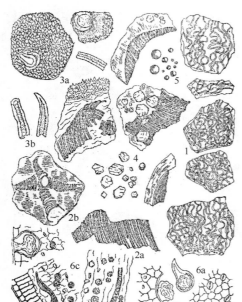

图 3-3-6　僵蚕粉末图

1. 菌丝体；2. 气管壁碎片；3. 草酸钙簇晶；4. 表皮及圆形毛窝；5. 刚毛

自 测 题

A 型题

1. 磨片在暗视野中可见同心环状的如彩虹般的光环的是（　　）

A. 珍珠　　　　　　　　B. 海螵蛸

C. 桑螵蛸　　　　　　　D. 全蝎

2. 显微特征中可见较多近无色或淡黄色横纹肌纤维的是

（　　　）　　　　　　　　　　　　　　　　5μm，相互盘缠交织的是（　　　）

   A. 珍珠　　　　　　　B. 海螵蛸　　　　　　 A. 珍珠　　　　　　　B. 僵蚕

   C. 桑螵蛸　　　　　　D. 全蝎　　　　　　 C. 桑螵蛸　　　　　　D. 全蝎

3. 显微镜下观察可见体壁中有近无色、细长，直径 1～

项目四　常用矿物类中药的显微鉴定

石　膏

【粉末特征】　石膏粉末白色半透明块状物，气微，味淡（图 3-4-1）。

   显微镜下观察，多呈薄片状、纤维状或类方形，表面光滑，断裂处呈层片状；偏光显微镜下呈亮白色至亮黄白色，以及至紫色。

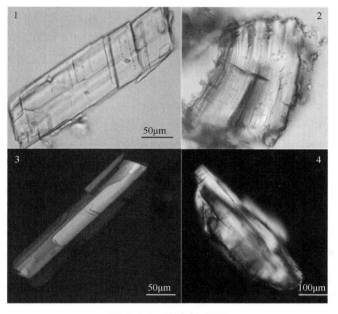

图 3-4-1　石膏粉末图

1. 长方形晶体；2. 晶体断裂处层片状；3. 偏光显微镜下长方形晶体状态；4. 偏光显微镜下不规则晶体

项目五　常用中成药的显微鉴定

   中成药是指以中药材为原料，在中医药理论指导下，按照规定处方和标准制成的固定剂型，是根据疗效确切、应用广泛的中医"经方"、单方、验方或秘方，经过合理配伍，精心研制和申报批准后生产供临床应用的成品药。中成药品种和剂型很多，有液体制剂，如注射剂、口服液、酊剂；固体制剂如口服的片、胶囊、水丸、蜜丸、滴丸、散、颗粒冲剂等。外用的有膏、丹、粉、糊剂、气雾剂等。中成药鉴定就是通过一定的检测手段和方法对其组成进行品种和质量把关，控制中成药的质量，同中药材鉴定有所不同，其鉴定对象是中成药的组分和起主要作用的有效成分、毒性成分或指标性成分。中成药的鉴定，根据剂型不同可分为性状鉴定、显微鉴定、理化鉴定和生物鉴定等方法。显微鉴定是中成药鉴定的常用方法。

一、中成药显微鉴定基础知识

   中成药的显微鉴定是选择有代表性的样品，根据不同剂型适当处理后制片，利用显微镜对其组织、细胞及细胞内含物等显微特征进行鉴定的方法。中成药的显微鉴定特点是原料品种繁多、炮制方法不一等造成质量控制较难，需要综合考查；显微特征复杂多样而检测不易、剂型种类繁多和工艺差异大使鉴定困难。

（一）处方分析

处方分析是根据处方及其操作规程对中成药原料药材及制剂所用辅料进行分析。中成药的组分复杂，如中成药三黄片中所含小檗碱，益心酮片中所含黄酮芦丁等为植物提取类；跌打丸、跌打活血散含树脂类乳香、没药；益母草膏、穿心莲片、元胡止痛片、三黄片等含浸膏类；牛黄解毒片、牛黄解毒丸、蛇胆川贝散等含动物分泌物类；冰硼散、复方丹参片等含人工合成类冰片。处方分析应综合分析中药类别、成分、药量、鉴定方法等。

1. **按照中药类别分析**　按来源分植物性、动物性和矿物性药材三大类。植物药材按药用部位分成小类，如根、根茎、叶、花、果实、种子、全草类等；动物药材分全动物类、角类、骨类、贝壳类、分泌物类等；矿物药材分汞化合物类、砷化合物类、碳酸钙类等。

2. **根据药物成分分析**　区分有效成分与无效成分，区分主要成分与次要成分。

3. **根据药量分析**　分析处方中各药材的用量比例和显微特征的多少。

4. **按照鉴定方法分析**　有些药材在加工过程中如已失去细胞组织，如已水煎成膏或蒸馏挥发油而弃去残渣，不宜使用显微方法鉴定，应选用其他方法。

5. **按照鉴定难易程度分析**　根据各药显微特征的性质和特点，估计检出方法的灵敏性及难易程度。

（二）制定显微鉴定方案

制定显微鉴定方案在操作处理和显微特征的分析判断方面都与单味药材有所不同，如含黄连粉末的中药制剂，在设计黄连的鉴别时就不能以石细胞的存在作为显微鉴别特征，因为云连无石细胞，而应选择中柱鞘纤维。制定显微鉴定方案要执行药品标准、兼顾剂型与成分、选择重点药物及显微特征、明确主要鉴别特征等。

1. **执行药品标准**　在中成药鉴定过程中要严格执行药品标准的规定，按照药典要求逐项进行检查、分析，然后对鉴定结果进行数据处理和分析，得出科学、正确的评价。

2. **兼顾剂型与成分**　中成药剂型种类多，除少数单味药物的组方外，绝大多数为复方制剂，成分复杂，制定显微鉴别方案时既要考虑中成药剂型、药物的组成，又要根据中成药所含组分的显微特征及主要成分的理化性质选择合适的鉴别方法，确保鉴定结果准确无误。

3. **选择重点药物及显微特征**　应首选处方中君药、贵重药和剧毒药，易混药及珍稀中药中的显微特征，所选择的鉴别药味数不应少于30%，如有效成分尚不明确，则可鉴别其主要成分或特征性成分。

4. **明确主要鉴别特征**　中成药由多种药材的粉末配制而成，其中有的已经过特殊的加工炮制，其原料药材的显微特征容易彼此相混，相互干扰，在制剂过程中往往还要添加一定的稀释剂、崩解剂、黏合剂等辅料，须通过分析明确主要鉴别特征。

（三）中成药显微鉴定程序

中成药显微鉴定，根据处方组成、制法、剂型、鉴定目的等可选择采用显微鉴定的中药粉末鉴别，必要时配合理化鉴定的定性鉴别和定量鉴别及常规检查等。

1. **取样**　按照药典规定的药材取样方法进行取样，随机抽出有代表性的样品。并且填好取样记录单。取样原则是保证供试样品具有代表性和真实性。取样量应是鉴定用量的三倍（鉴定、复检和留样）。取样方法是取样应从仓库的不同位置、包装箱的四角及中间等随机取样，一般可用取样器取样。供试样装入清洁、干燥的磨口广口瓶或塑料袋中以供鉴别。

（1）取样时应注意在供试样品的包装上粘贴标签，注明品名、批号、数量、取样日期、取样人等，以便核对。

（2）不同中成药的处理方法不同。例如，颗粒状药品（散剂、颗粒剂）取样时，用取样器在包装的上、中、下三层及周围间隔相等的部位取样，将所取供试样品按"四分法"处理，所取供试品混合拌匀，摊成正方形，依对角线划"×"字使分为4等份，取其对角2份，再如上操作，反复数次至最后剩余适量；液体药物取样时，若容器底部发现有沉淀，应摇匀后取样，如酒剂、酊剂、糖浆剂、口服液等；片剂取样，如浸膏片、半浸膏片、全粉片、糖衣片等包括压片前取样、压片过程中取样及一般抽样，可按药典中规定，取一定数量的片剂进行鉴定；胶囊剂取样，在取样过程中，倾出胶囊中药物时，还要将附着在胶囊上的药物刮下，合并，混匀。

2. 鉴定　质量鉴定是按照《中国药典》或《中国药品检验标准》、《药品质量检验检测技术标准规范》中的有关规定，通过质量检查对中成药做出正确评价。鉴定内容包括常规检查、中药粉末显微鉴别等。

3. 鉴定记录　鉴定记录要求详细、原始、真实和准确。鉴定记录是鉴定工作的原始资料，是出具鉴定报告书的依据，因此，对鉴定记录要持科学、严谨、负责的态度，不能随意涂改和销毁鉴定记录。鉴定记录的内容包括样品名称、鉴定目的、送样或抽样单位、送样日期、样品规格、数量、批号、包装、有效期、鉴定方法、项目、数据、观察现象、计算、结果、鉴定者、审核者签名等。其中鉴定方法、数据、观察现象、计算与结果等为记录的重要部分。

4. 结果判断　鉴定完成后，应细致、全面、客观地分析有关问题，对被鉴定药品进行评价。

5. 鉴定报告　根据鉴定结果得出结论，填写鉴定报告书。鉴定报告书内容包括报告书编号、送样或抽样号码、样品名称、送样数量、样品规格、样品批号、送样单位、鉴定项目、鉴定方法、鉴定结果、鉴定单位盖章、报告日期等。

二、中成药显微鉴定操作方法

（一）外观检查

首先注意中成药的品名、产地、规格、等级与包件是否一致。中成药包装应该完好无损、无霉斑、无蛀虫、无污染、无挤压痕迹，封口未被开过等。每一种中成药的质量标准都有明确规定，鉴别时按照其质量标准进行。如丸剂外观应完整均匀、色泽一致。大蜜丸和小蜜丸应细腻滋润，软硬适中。蜡丸表面应光滑无裂纹，丸内不得有蜡点和颗粒。颗粒（冲剂）应干燥，颗粒均匀，色泽一致，无吸潮软化、结块、潮解等现象。

（二）样品的预处理

根据中成药剂型及具体情况不同，需要对样品进行适当预处理。

1. 去包衣　片剂和丸剂的表面往往有包衣，须与内芯（片芯或丸芯）分开检查。一般可用锋利的小刀将包衣刮净。进行初步检查时，可将片剂或丸剂切成两半，取内芯与包衣各少许，分别进行检查。常见的包衣材料有滑石（白色）、蔗糖（白色）、朱砂（朱红色）、黄柏（黄色）、雄黄（深黄色）、青黛（深蓝色）、赭石（赭色）、百草霜（黑色）等，有色包衣是用白色包衣材料加入颜料染色而成。此外，还有金箔衣、银箔衣等。

2. 样品的粉碎　颗粒状或块状制剂，需要进行粉碎。小量样品可在研钵中进行。用于显微鉴别的粉末应过40~60目筛。

3. 去除样品中的杂质　中成药多含有附加成分，如片剂的赋形剂，冲剂及糖浆剂的糖类，注射剂的抗氧剂、增溶剂、止痛剂等，对鉴别试验都有可能产生干扰，应尽量除去。除去水溶性杂质：检品加蒸馏水研匀，离心，取下层沉淀检查。除去脂溶性杂质：检品加氯仿或石油醚，研匀，离心，取下层沉淀检查。也可采用其他方法除去杂质，但要注意，某些显微特征可能同时除去。例如，菊糖可溶于水，脂肪油、挥发油等成分易溶于氯仿。因此，在进行上述处理前，应保留一部分样品，以供这些成分的检查。

（三）显微鉴别

中成药的显微鉴定，是针对含有中药材粉末的成方制剂，借助显微镜观察检察品种是否含有各组分中药材的粉末。含中药原药粉末的制剂，粉末显微鉴定是控制中药制剂的质量标准之一。显微鉴定的步骤包括处方分析、制片、显微特征的观察及描述、解离组织观察、显微测量、偏光显微镜观察、特征的综合分析等。通常应用于由药材粉末制成的丸、散、膏、丹、片、胶囊等中药成方制剂。

1. 散剂、胶囊剂　制成临时粉末标本片，即可进行显微观察。

2. 片剂　无包衣片剂或含粉片剂，可以将样品从正中切开，于切开面由外至内刮取少量样品，装片观察。

3. **水丸、冲剂**　可取适量于乳钵内研成粉末装片，观察显微特征。

4. **蜜丸**　可取一粒从正中切开，刮取少量样品，除去蜂蜜后，装片观察显微特征。

（四）中成药显微鉴定注意事项

1. 成方制剂鉴别前，应了解处方组成和制法，分析处方中各种药材的主要鉴别特征及其量的多少。

2. 为提高显微鉴别的正确性，可用对照药材或已经鉴定品种的药材进行对照观察。

3. 进行显微鉴别时，应观察同种制片3～5张以上装片，使特征不致遗漏。

4. 综合评价中成药可进行常规检查，中成药的常规检查一般包括水分测定、灰分测定、浸出物测定、挥发油的测定、重金属测定、农药残留量的测定、微生物限度测定、含量测定等。

5. 必要时配合理化鉴定的定性鉴别和定量鉴别。中成药理化鉴定的定性鉴别是利用其原料药的形态、组织学特征及所含有化学成分的物理和化学性质或生物学特性等进行鉴别。中成药理化鉴定和定量鉴别是对待检中成药中主要药物的有效成分进行光谱或色谱分析等，检验是否含有其有效成分及含量的多少。

三、常用中成药的显微鉴定要点

各种常用中成药的显微鉴定具体内容，以处方组成、制法、功效、显微鉴别、粉末特征等为要点。各种常用中成药的显微鉴定目的是确保中成药的质量和安全有效。

六味地黄丸

本品为熟地黄160g、山茱萸（制）80g、牡丹皮60g、山药80g、茯苓60g、泽泻60g制成的丸剂。取以上6味药，粉碎成细粉，过筛，混匀。每100g粉末加炼蜜35～50g与适量的水，泛丸，干燥，制成水蜜丸；或加炼蜜80～110g制成小蜜丸或大蜜丸，即得。为黑棕色的水蜜丸、黑褐色的小蜜丸或大蜜丸，味甜而酸。滋阴补肾。用于肾阴亏损、头昏耳鸣、腰膝酸软、骨蒸潮热、盗汗遗精、消渴。处方分析：含有块茎类3味，果实类1味，根皮类1味，菌类1味。

【显微鉴别】　取蜜丸1粒，处理后按照常规制片方法制备甘油片、透化片和水合氯醛装片。将制片置显微镜下观察特征。

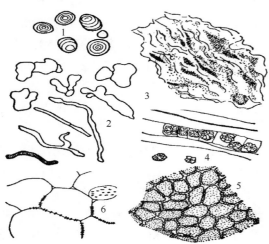

图3-5-1　六味地黄丸显微特征图
1. 淀粉粒；2. 菌丝；3. 核状物；4. 草酸钙簇晶；5. 果皮表皮细胞；6. 薄壁细胞

【粉末特征】　（图3-5-1）

1. 淀粉粒三角状卵形或矩圆形，直径24～40μm，脐点短缝状或人字状；草酸钙针晶束存在于黏液细胞中，长80～240μm（山药）。

2. 不规则分枝状团块无色，遇水合氯醛液溶化；可见无色菌丝，直径4～6μm（茯苓）。

3. 薄壁组织灰棕色至深褐色，细胞多皱缩，内含棕色核状物（熟地黄）。

4. 草酸钙簇晶存在于无色薄壁细胞中，有时数个排列成行（牡丹皮）。

5. 果皮表皮细胞橙黄色，表面观类多角形，垂周壁略连珠状增厚（山茱萸）。

6. 薄壁细胞类圆形，有椭圆形纹孔、集成纹孔群（泽泻）。

二　妙　丸

本品为苍术（炒）500g、黄柏（炒）500g制成的丸剂。取以上二味，粉碎成细粉，过筛，混匀，用水泛丸，干燥，即得。为黄棕色水丸，气微香，味苦涩。燥湿清热。用于湿热下注，足膝红肿热痛，下肢丹毒，白带，阴囊湿痒。

【显微鉴别】 取蜜丸 1 粒，处理后按照常规制片方法制备甘油片、透化片和水合氯醛装片。将制片置显微镜下观察特征。

【粉末特征】 （图 3-5-2）

1. 草酸钙针晶：较细小，长 10～32μm，不规则充塞于薄壁细胞中（苍术）。

2. 鲜黄色纤维及晶纤维：纤维束鲜黄色，周围细胞含草酸钙方晶，形成晶纤维，含晶细胞壁木化，增厚（黄柏）。

3. 鲜黄色分枝状石细胞：众多，长径约至 240μm，类圆形、多角形，多不规则呈分枝状，单个或成群，壁极厚，层纹细密，孔沟不明显，少数壁薄腔大（黄柏）。

4. 油室及菊糖：油室碎片多见、菊糖结晶成扇状（苍术）。

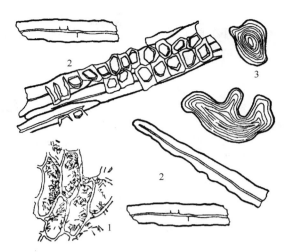

图 3-5-2 二妙丸显微特征图
1. 草酸钙小针晶；2. 晶纤维；3. 分枝状石细胞

二 陈 丸

本品为陈皮 250g、半夏（制）250g、茯苓 150g、甘草 75g 制成的丸剂。取以上四味，粉碎成细粉，过筛，混匀；另取生姜 50g，捣碎，加水适量，压榨取汁，与上述粉末泛丸，干燥，即得。为灰棕色至黄棕色的水丸；气微香，味甘、微辛。燥湿化痰，理气和胃。用于痰湿停滞导致的咳嗽痰多，胸脘胀闷，恶心呕吐。

【显微鉴别】 取蜜丸 1 粒，处理后按照常规制片方法制备甘油片、透化片和水合氯醛装片。将制片置显微镜下观察特征。

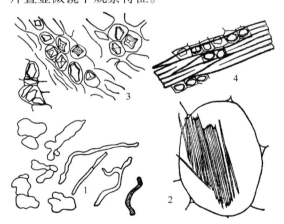

图 3-5-3 二陈丸显微特征图
1. 菌丝；2. 草酸钙针晶束；3. 草酸钙方晶；4. 晶纤维

【粉末特征】 （图 3-5-3）

1. 菌丝：不规则分枝状菌丝团块遇水合氯醛液溶化，菌丝无色或淡棕色，直径 4～6μm（茯苓）。

2. 草酸钙针晶成束长 32～144μm，存在于黏液细胞中或散在（半夏）。

3. 草酸钙方晶成片存在于薄壁组织中（陈皮）。

4. 晶纤维：纤维束周围薄壁细胞含草酸钙方晶，形成晶纤维（甘草）。

五 苓 散

本品是由茯苓 180g、泽泻 300g、猪苓 180g、肉桂 120g、炒白术 180g 五味药，经粉碎成细粉、过筛、混匀制成的散剂。为淡黄色粉末；气微香，味微辛。温阳化气，利湿行水。用于阳不化气、水湿内停所致的水肿，症见小便不利，水肿腹胀，呕逆泄泻，渴不思饮。

【显微鉴别】 取蜜丸 1 粒，处理后按照常规制片方法制备甘油片、透化片和水合氯醛装片。将制片置显微镜下观察特征。

【粉末特征】 （图 3-5-4）

1. 不规则分枝状菌丝团块遇水合氯醛试液溶化，菌丝无色或淡棕色，直径 4～6μm（茯苓）。

2. 草酸钙方晶呈八面体、多面体等（猪苓）。

3. 薄壁细胞类圆形，有椭圆形纹孔，集成纹孔群；内皮层细胞垂周壁波状弯曲，较厚，木化，有稀疏细孔沟（泽泻）。

4. 草酸钙针晶细小，长 10～32μm，不规则地充塞于薄壁细胞中（炒白术）。

5. 纤维单个散在，长梭形，直径 24～50μm，壁厚，木化（肉桂）。

6. 石细胞类方形或类圆形，壁一面菲薄（肉桂）。

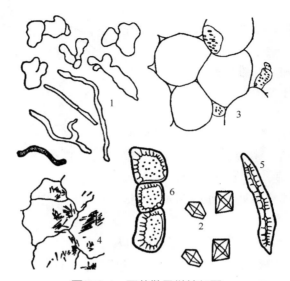

图 3-5-4　五苓散显微特征图

1. 菌丝；2. 草酸钙方晶；3. 薄壁细胞；4. 草酸钙针晶；5. 纤维；6. 石细胞

自 测 题

A 型题

1. 不宜使用显微鉴别的中成药是（　　）

　A. 丸剂　　　　　　　B. 散剂

　C. 胶囊剂　　　　　　D. 注射剂

2. 可用显微鉴定的中成药是（　　）

　A. 胶囊剂　　　　　　B. 注射剂

　C. 酊剂　　　　　　　D. 口服液

X 型题

1. 中成药鉴定程序包括（　　）

　A. 取样　　　　　　　B. 鉴定记录

　C. 结果判定　　　　　D. 鉴定报告

2. 中成药显微鉴定操作方法包括（　　）

　A. 外观检查　　　　　B. 常规检查

　C. 理化鉴别　　　　　D. 样品预处理

（傅　红　姚学文　李顺源　赵兴华　丑　安　尹浣姝）

理化鉴定是以化学成分为基础，利用物理的和化学的手段来鉴别中药的实验方法，是利用物理、化学或仪器分析对中药的化学成分进行定性及定量分析，以鉴定中药的真伪、纯度和质量。中药理化鉴定的技术性强，能用于控制中药内在质量。理化鉴定法可用于粉末或破碎、外观不明显的中药鉴别，尤适用于中药提取物、成方制剂、所含成分不同的性状相似而显微特征又不明显的中药鉴别。

一、理化鉴定的基本操作技能

理化鉴定技术的操作复杂，基本技能要求较高，一般包括编制理化鉴定检验操作规程，准备理化试验用品（设备、仪器、试剂等），按照理化鉴定检验操作规程进行理化试验等。

1. 编制理化鉴定检验操作规程 分析中药的化学成分，依据药品标准编制理化鉴定检验操作规程。例如，某些中药含有可升华的化学成分则可选用微量升华法鉴定，可用升华的方法分离出升华成分，然后进行化学定性反应或显微化学鉴定。

2. 准备理化试验用品 准备理化试验用设备、仪器、试剂等。试验用设备和仪器如微量升华装置、水分测定装置、挥发油测定装置、层析缸、紫外光灯、气相色谱、高效液相色谱、可见分光光度计、比色计、光谱等。试剂与试液如水合氯醛试液，甘油试液，酸、碱、化学显色试剂、化学沉淀试剂等。正确处理试验材料如提取、分离等。

3. 理化鉴定操作 试验步骤按照理化鉴定检验操作规程进行。利用某些物理的、化学的或仪器分析的方法，鉴定药材的真实性。利用药材中的化学成分能与某些试剂产生特殊的颜色反应或沉淀反应来鉴识等。

4. 理化鉴定记录 理化鉴定原始记录要填写完全、可靠、字迹清晰，记录理化鉴定方法、试验材料、数据、观察结果等。

5. 判定理化鉴定结果 根据原始记录数据或试验结果准确判定理化鉴定结果，及时填写理化鉴定报告。理化检验原始记录及试验报告经审查无误后签字、盖章确认等。要对理化试验结果负责，应进行重复试验提高可靠性，对实验的数据有怀疑时必须进行重复试验。

6. 理化鉴定操作注意事项 理化试验前填写理化试验检验单，登记名称、编号、规格、数量、试验项目及试样分析、日期等。试验样品留样观察保存期限为至少1年。理化试验环境条件（温度、湿度）必须符合标准要求。

二、理化鉴定的基本方法和具体内容

理化鉴定的基本方法和具体内容较多，有定性分析法、定量分析法、常数测定法、微量升华法、荧光分析法、色谱法、水分测定法、灰分测定法、浸出物测定法、挥发油含量测定法、杂质检查法；色度检查法、膨胀度检查法、指数检查法、微量元素检查法、有害物质检查法、光谱法等。另有热解层析法、酸败度检查法、蛋白质电泳色谱法。新技术和新方法有 DNA 分子遗传标记技术、指纹图谱技术、高效毛细管电泳技术、组织化学光谱技术、计算机识别鉴定技术等。此外，还可用质谱鉴定法和磁共振光谱等方法鉴定中药，质谱鉴定法主要用于中药化学成分的结构测定。一般理化鉴别常指定性分析、定量分析等。药典"鉴定"项下包括定性分析、微量升华、薄层色谱法、显微鉴别等；"含量测定"项下包括定量分析；"浸出物" 项下包括浸出物测定法；"检查"项下包括荧光分析、水分测定法、灰分测定法等。水分测定法、灰分测定法、浸出物测定法、膨胀度检查法、指数检查法、有害物质检查法等归为常规检查。

（一）定性分析法

定性分析法是利用中药的化学成分与某些试剂产生特殊气味、颜色、沉淀或结晶等反应来鉴定中药的方法。如含生物碱类、有机酸、黄酮类、蒽醌类等成分的鉴别分析。定性分析法根据性质又可以分为物理定性分析法、化学定性分析法和物理化学定性分析法。化学定性分析法即化学定性反应，常包括观察颜色变化、沉淀等。各类成分因结构或功能团的不同，常可与某些特定试剂发生反应，产生不同的颜色或沉淀。

1. 显色反应 利用中药的某些化学成分能与某些试剂产生特殊的颜色反应来鉴别，是最常用的鉴定方法，一般在试管中进行，亦有直接在中药切面或粉末上滴加各种试液，观察呈现的颜色以了解某成分所存在的部位。例如，甘草粉末置白瓷板上，加80%硫酸1～2滴，显橙黄色（示甘草甜素）。柴胡横切片，加无水乙醇-浓硫酸等量混合液后则凡是含有皂苷的组织开始呈黄绿色，渐至绿色，最终呈蓝色。马钱子胚乳薄片置白瓷板上，加1%钒酸铵的硫酸溶液1滴，迅速显紫色（示番木鳖碱）；另取切片加发烟硝酸1滴，显橙红色（示马钱子碱）。化学定性反应常用的显色反应种类较多。

（1）生物碱显色反应：在生物碱的水溶液中加入矾酸铵-浓硫酸溶液，不同的生物碱产生不同的颜色，如莨菪碱显红色、吗啡显棕色、士的宁显蓝紫色。钼酸铵-浓硫酸液能与多种生物碱反应，产生不同的颜色，如吗啡显紫色，渐变为棕绿色；小檗碱显棕绿色等。对二甲氨基苯甲醛试剂在生物碱水溶液中，也能生成各种颜色，如吲哚类生物碱显蓝色。

（2）蒽醌类与碱液反应生成橙色、红色、蓝色。

（3）黄酮类的盐酸-镁粉反应，多数黄酮类显橙红色至紫红色，少数显紫色或蓝色。

（4）香豆精和内酯类的异羟肟酸铁反应。

（5）皂苷类的 Liebermann-Burchard 反应：样品的氯仿提取液，滴加醋酐-浓硫酸试液，显红色，渐变紫色至蓝色，最终可变污绿色，一般甾体皂苷变化迅速，最终显绿色，三萜皂苷由红变紫，最终显蓝色。

（6）强心苷的 Keller-Kiliani 反应：是将强心苷溶于含少量 $FeCl_3$ 的冰醋酸，沿管壁滴加浓硫酸，观察界面和乙酸的颜色变化。如有 2-去氧糖存在，乙酸层渐呈蓝色或蓝绿色。此反应只对游离的 2-去氧糖，或在反应的条件下能水解出 2-去氧糖的强心苷显色。

（7）糖类的 Molisch 反应：糖类与 5% α-萘酚乙醇液及浓硫酸反应，在两液面间产生紫色环等。

（8）氨基酸的茚三酮反应。

（9）酚类的三氯化铁反应等。

2. 沉淀反应 利用中药的某些化学成分能与某些试剂产生特殊的沉淀反应来鉴别中药。例如，山豆根70%的乙醇提取液，蒸干，残渣用1%盐酸溶解，滤液加碘化汞钾试液，生成明显的淡黄色沉淀。赤芍用水提取，滤液加三氯化铁试液，生成蓝黑色沉淀。芦荟水提掖，加等量饱和溴水，生成黄色沉淀。

（二）定量分析法

定量分析法简称定量法、化学含量测定、化学定量分析，是通过对中药含有的某种有效成分或主要成分、有效部位、杂质或有害物质的含量测定来控制中药质量的鉴定方法。化学定量分析法主要用于中药的质量评价和纯度检查，判断品质优良度。品质优良度检查包括浸出物、有效成分含量测定。定性分析可初步提示有无某种成分，如需要了解其含量多少和是否符合药用标准，则必须做含量测定。药典对有些药材规定要做含量测定，如马钱子中士的宁碱的含量不得少于1.2%等。

含挥发油类、脂肪油类或树脂、蜡等药材，除进行其中油、脂、蜡等含量测定外，尚需进行包括纯度检查、水分测定、杂质检查等常规测定。无机杂质的检查一般采用过筛及灰分、酸不溶性灰分定量等方法来测定。

常用的化学定量分析方法有滴定法、容量法、重量法、气相色谱法、高效液相色谱法、薄层扫描法、分光光度法、薄层-分光光度法等。

（三）常数测定法

常数测定法包括物理常数测定和化学常数测定。

物理常数测定包括相对密度（比重）、折光率、旋光度、硬度、黏稠度、沸点、凝固点、熔点等的测定。物理常数测定对挥发油类、树脂类、液体类（如蜂蜜）和加工品类（如阿胶）等药材的真实性和纯度的鉴定，具有特殊重要的意义。药材中掺有其他物质时，物理常数就随之改变，如蜂蜜的相对密度在 1.349 以上，蜂蜜中掺水就会使相对密度降低，影响黏稠度。体积比是类似测定相对密度的方法，比较容易掌握轻重的标准。天竺黄规定检查体积比，即取竹黄粉末（过 4 号筛）10g，轻轻装入量筒内，其体积不得少于 35ml。肉桂油的折光率应为 1.602～1.614 等。冰片（合成龙脑）的熔点应为 205～210℃等。

含挥发油类、脂肪油类或树脂、蜡等药材，除进行其中油、脂、蜡等含量测定外，还需进行化学常数测定，如羟值、酸值、皂化值、碘值等，以表示品质优劣度。

（四）微量升华法

微量升华法是利用中药所含的成分在一定温度下能够升华的性质，获得升华物，再在显微镜下观察升华物的形状、颜色，或加某种化学试剂观察其化学反应，或在紫外光灯下观察其荧光，或测定其熔点等，对中药进行鉴定的方法。本法适用于升华性成分如大黄素、丹皮酚、安息香酸等。蒽醌类化合物具有升华的性质，取少量样品粉末进行微量升华，可见多种有色升华结晶，此结晶遇碱液溶解并呈红色，如大黄微量升华得黄色针状或羽状结晶，加碱液则呈红色（蒽醌类成分）。斑蝥微量升华得白色柱状或小片状结晶（斑蝥素），熔点 130～140℃，加碱溶解，加酸又析出结晶，茶叶微量升华得白色针状结晶（咖啡碱），加浓盐酸 1 滴溶解升华物，再加氯化金试液，得黄色针状结晶（咖啡碱氯化金络盐）。

微量升华操作时取金属片，安放在有圆孔（直径约 2cm）的石棉板上，金属片上放一小金属圈（高度约 0.8cm），对准石棉板上的圆孔，圈内加入中药粉末一薄层，圈上放一载玻片。在石棉板下圆孔处用酒精灯徐徐加热（火焰距板约 4cm）数分钟，至粉末开始变焦，并有气化物发生，去火待冷，则有结晶状升华物凝集于玻片上。将玻片取下反转，在显微镜下观察结晶形状，并可加化学试剂观察其反应。必要时可用显微熔点测定器测定结晶的熔点。

（五）荧光分析

荧光分析又称荧光试验、荧光观察，是利用中药中所含的某些成分，在吸收紫外光或自然光时能产生一定颜色和强度荧光的性质，对中药进行定性和定量分析的方法。紫外光是荧光分析中常用的光源。采用荧光分析法鉴定中药，需将供试品置紫外光灯下约 10cm 处观察；紫外光波长为 365nm，如用 254～265nm 时，应加以说明，因两者荧光现象不同。可利用被测物质的荧光强度与溶液浓度成正比的关系，对中药所含的成分进行含量测定。

直接取中药饮片、粉末或其浸出液，放置暗处，在紫外光下进行观察。例如，牛蒡子显蓝白色荧光，秦皮水浸液显碧蓝色荧光，牛膝饮片显黄白色荧光，大黄粉末显深棕色荧光。有些中药本身无荧光，经酸、碱或其他化学方法处理后，可在紫外光灯下显出荧光。例如，芦荟水提液与硼砂共热，显绿色荧光，置紫外光灯（365nm）下观察，显亮黄色荧光。还可利用荧光显微镜观察中药切片或粉末的荧光，确定化学成分存在的部位。例如，黄连中含有小檗碱，在其木质能显出强烈的金黄色荧光。

（六）色谱法

色谱法又称层析法。是中药化学成分鉴别和分离的重要方法之一。具有分离能力强、分析速度快、定量准确等特点。

1. 薄层色谱法　薄层色谱法是将供试品与对照品按同法在同一薄层板上点样、展开、干燥、显色后，对比供试品与对照品的色谱图，用以进行中药鉴定的方法。此法已广泛应用于中药的鉴别及检查。

既可作定性鉴别，又可作含量测定。在进行定性鉴别时，一般应有对照品。对照品可根据不同中药的具体要求选用对照药材、已知主成分的对照品或对照提取液。在相同条件下进行点样、展开和显色，比较二者所得色谱图。供试品色谱应与对照品色谱在相应位置上显相同颜色的斑点或主斑点。

2. 薄层扫描法　薄层扫描法是在薄层色谱法的基础上，用薄层扫描仪对色谱斑点进行扫描，将扫描得到的图谱及积分数据用于中药的鉴别、检查或含量测定的方法。由于斑点不经洗脱，在薄层板上经扫描即可得到一种或几种成分的含量，因而具有快速、简便、灵敏度高、选择性好等优点，在中药及其制剂分析中得到广泛应用。

3. 气相色谱法　气相色谱法系采用气体为流动相流经装有填充剂的色谱柱，进行分离测定的色谱方法。主要用于含挥发性成分中药的分析，但对挥发性或热稳定性差的物质难以分析。

4. 高效液相色谱法　高效液相色谱法系采用高压输液泵将规定的流动相泵入装有填充剂的色谱柱，进行分离测定的色谱方法。因流动相为液体，固体样品只要求制成溶液而不需要气化，因而不受样品挥发性的限制，对于挥发性低、热稳定性差、分子量大的高分子化合物及离子型化合物尤为适宜。现已广泛应用于中药及其制剂中的有效成分及指标成分的检测、杂质或有关物质检查、有害物质或添加物的检测及中药指纹图谱的分析。

此外，蛋白电泳色谱法、柱色谱法、纸色谱法等也可用于中药及其制剂的质量分析。

（七）水分测定

中药中含有过量的水分，不仅易霉烂变质，使有效成分分解，且相对地减少了实际用量而不能达到治疗目的。因此，控制中药中水分的含量对保证中药质量有密切关系。水分的测定是为了保证生物不因所含水分超过限度而发霉变质。供测定用的供试品一般先破碎成直径不超过 3mm 的颗粒或碎片，直径和长度在 3mm 以下的花类、种子类、果实类药材，可不破碎。减压干燥法需先经 2 号筛。水分测定的方法有烘干法、甲苯法、减压干燥法、气相色谱法（第四法）、红外线干燥法和导电法测定等。烘干法（干燥失重法、第一法）适用于不含或少含挥发性成分的中药。甲苯法（第二法）适用于含挥发性成分中药。减压干燥法（第三法）适用于含有挥发性成分的贵重中药。红外线干燥法和导电法测定水分含量，迅速而简便。

甲苯法测定水分：安装水分测定装置，使用前全部仪器应清洁，并置烘箱中烘干。测定时，取供试品中药适量（相当于含水量 1～4ml），精密称定，置 A 瓶中，加甲苯约 200ml，必要时加入玻璃珠数粒，将仪器各部分连接，自冷凝管顶端加入甲苯，至充满 B 管的狭细部分。将 A 瓶置电热套中或用其他适宜方法缓缓加热，待甲苯开始沸腾时，调节温度，使每秒馏出 2 滴。水分完全馏出，即测定管刻度部分的水量不再增加时，将冷凝管内部先用甲苯冲洗，再用蘸甲苯的长刷或其他适宜的方法，将管壁上附着的甲苯推下，继续蒸馏 5 分钟，放冷至室温，拆卸装置，如有水黏附在 B 管的管壁上，可

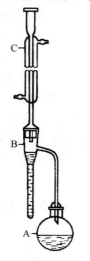

用蘸甲苯的铜丝推下，放置，使水分与甲苯完全分离（可加亚甲蓝粉末少量，使水染成蓝色，以便分离观察）。检读水量，并计算供试品中的含水量（%）。用化学纯甲苯直接测定，必要时甲苯可先加水少量，充分振摇后放置，将水层分离弃去，经蒸馏后使用。甲苯法测定水分仪器装置如图 4-0-1 所示，A 为 500ml 的短颈圆底烧瓶；B 为水分测定管；C 为直形冷凝管，外管长 40cm。

（八）灰分测定

药材中灰分的来源，包括生理灰分、总灰分、酸不溶性灰分。

1. 生理灰分　生理灰分是指药物本身经过灰化后遗留的不挥发性无机盐。

2. 总灰分　总灰分是将干净无杂质的中药粉碎、加热、高温炽灼（500～600℃）至灰化后遗留的不挥发性无机盐。同一种药材，在无外来掺杂物时，总灰分一般都有一定的范围，如果总灰分超过

图 4-0-1　水分测定装置（甲苯法）

正常范围，则说明掺有泥土、沙石等无机杂质，因此测定总灰分对于控制中药及其制剂中无机杂质的含量，具有重要意义。

3. 酸不溶性灰分 酸不溶性灰分是不溶于 10%盐酸中的灰分。有些中药的总灰分差异较大，特别是组织中含草酸钙较多的中药，如大黄，由于生长条件不同可从 8%到 20%以上。在这种情况下，总灰分的测定则不能说明是否有外来无机杂质的存在，就应测定其酸不溶性灰分。药材本身含有的无机盐类（包括钙盐）溶于稀盐酸，而泥土、沙石主成分为硅酸盐类，不溶于稀盐酸而残留，所以测定酸不溶性灰分能较准确地表明中药中是否有泥土、沙石的掺杂。

（九）浸出物测定

对有效成分尚不明确或尚无精确定量方法的中药，可依据已知成分的溶解性质，选择适当的溶剂，测定中药中可溶性物质（浸出物）的含量，以示中药的品质。在一定的条件下，中药浸出物的含量大致有一定的范围，对于控制中药质量具有实际意义。

（十）挥发油含量测定

挥发油含量测定是利用中药中所含挥发油能与水蒸气同时蒸馏出来的性质，在特制的挥发油测定器中测定其含量的方法。用于含较多量挥发油的药材。测定前，应初步了解供试品中挥发油的含量，以确保所用样品量能蒸出不少于 0.5ml 的挥发油。测定时，供试品一般须粉碎并通过 2～3 号筛，并混合均匀。挥发油含量测定装置中挥发油测定的支管分岔处应与基准线平行。挥发油含量测定分为甲法测定和乙法测定。挥发油含量测定仪器装置如图 4-0-2 所示。

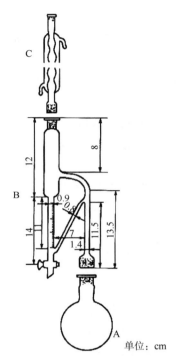

图 4-0-2 挥发油测定装置
A. 圆底烧瓶；B. 挥发油测定器；C. 冷凝管

甲法测定适用于测定相对密度在 1.0 以下的挥发油（如苍术、薄荷）。挥发油测定器中不加二甲苯直接测定。取样品适量（相当于含挥发油 0.5～1.0ml），称定重量（准确至 0.01g），置 1000ml 的烧瓶中，加水 300～500ml（或适量）与玻璃珠数粒，振摇混合后，连接挥发油测定器与回流冷凝管。自冷凝管上端加水使充满挥发油测定器（有 0.1ml 的刻度）的刻度部分，并溢流入烧瓶时为止，置电热套中或用其他适宜方法缓缓加热至沸腾，并保持微沸约 5 小时，至测定器中油量不再增加，停止加热，放置片刻，开启测定器下端的活塞，将水缓缓放出，至油层上端到达刻度 0 线上面 5mm 处为止。放置 1 小时以上，再开启活塞使油层下降至其上端恰与刻度 0 线平齐，读取挥发油量，并计算供试品中含挥发油的百分数。

乙法测定适用于测定相对密度在 1.0 以上的挥发油（如丁香）。挥发油测定器中加二甲苯 1ml 测定。取水约 300ml 与玻璃珠数粒，置烧瓶中，连接挥发油测定器，自测定器上端加水使充满刻度部分，并溢流入烧瓶时为止，再用移液管加入二甲苯 1ml，然后连接回流冷凝管。将烧瓶内容物加热至沸腾，并继续蒸馏，其速度以保持冷凝管的中部呈冷却状态为度，30 分钟后，停止加热，放置 15 分钟以上，读取二甲苯的容积。然后照甲法自"取样品适量"起，依法测定，自油层量中减去二甲苯量，即为挥发油量，再计算供试品含有挥发油的百分数。

（十一）杂质检查

药品质量标准中杂质的检查多为限量检查，杂质的量控制在一定的限度以内能够保证用药的安全和有效。所以，药物中所含杂质的最大允许量称为杂质限量。杂质的检查一般不要求测定其含量，而要求检查杂质的量是否超过限量，这种杂质检查的方法叫作杂质的限量检查。一般杂质限量检查，杂质的限量通常用百分之几或百万分之几来表示。对危害人体健康，影响药物稳定性的杂质，必须严格控制其限量。药材中混存的杂质系指来源与规定相同，但其性状或部位与规定不符；来源与规定不同的物质；无机杂质，如砂石、泥块、尘土等。杂质检查方法是取规定量的供试品，摊开，用肉眼或放大镜（5～10 倍）观察，将杂质拣出；如其中有可以筛分的杂质，则通过适当的筛，将杂质分出；将各类杂质分别称重，计算其在供试品中的含量（%）。注意药材中混存的杂质如与正品相似，难以从外观鉴别时，可称取适量，进行显微、化学或物理鉴别试验，证明其为杂质后，计入杂质重量中；个体大的药材，必要时可破开，检查有无虫蛀、霉烂或变质情况；杂质检查所用的供试品量，除另有规定外，按药材取样法称取。

（十二）有害物质的检查

药物的有效和无害物质是同样重要的。目前对中药中无机成分和有害、有毒成分的分析已引起重视。中药中如果污染了有害物质如农药、霉菌和霉菌毒素及重金属等就会影响人的健康。常见的毒性成分的检测有重金属的检查、有机氯农药残留量的测定、有机磷农药残留量的检测、黄曲霉毒素的检查等。有害物质重金属≤20ppm，砷盐≤10ppm。

1. 重金属测定 重金属是指在规定条件下能与硫代乙酰胺或硫化钠作用显色的金属杂质，如银、铅、汞、铜、镉、铋、锑、锡、镍、钴、锌等，易在人体内蓄积中毒，所以应做重金属限量检查，如石膏含重金属不得过百万分之十，阿胶含重金属不得过百万分之三十。由于在药品生产中遇到铅的机会较多，而且铅的毒性较强，故检查时以其为代表。其限量检查方法有硫代乙酰胺法、炽灼法、硫化钠法和微孔滤膜滤过法。

2. 农药残留量测定 农药残留量测定系采用气相色谱法测定药材及制剂中部分有机氯、有机磷和拟除虫菊酯类农药的方法。农药残留包括有机氯类农药滴滴涕（DDT）、六六六（BHC），有机磷类农药敌百虫。

（十三）酸败度检查法

酸败指油脂或含油脂的种子类药材，在贮藏过程中发生复杂的化学变化，产生游离脂肪酸、过氧化物和低分子醛类、酮类等分解产物，因而出现特异臭味，从而影响药材的感观性质和内在质量。酸败度检查对象是含油脂类成分。通过测定酸值、羰基值和过氧化值，以检查药材的酸败程度。

酸值的测定，照“脂肪与脂肪油测定法”（通则 0713）中的方法测定。油脂的提取，除另有规定外取种子药材 30～50g（根据含油脂的量而定），研碎，过粗筛，置索氏提取器中，加正己烷 100～150ml（根据种子药材取量而定），置水浴上加热回流 2 小时，放冷，用 3 号垂熔玻璃漏斗滤过，滤液置水浴上减压回收溶剂至干，所得油脂即可作为酸败度检查的供试品。

羰基值系指每 1kg 供试品中所含羰基化合物的毫克当量数。

过氧化值系指供试品中的过氧化物与碘化钾作用，生成游离碘的百分数。过氧化值的测定，除另有规定外，取供试品 2～3g，精密称定，置 250ml 的干燥碘瓶中，加氯仿-冰醋酸（1∶1）混合液 30ml，使样品完全溶解。精密加入新制碘化钾的饱和溶液 1ml，密塞，轻轻振摇半分钟，在暗处放置 3 分钟，加水 100ml，用硫代硫酸钠滴定液（0.01mol/L）滴定至溶液呈浅黄色时，加淀粉指示液 1ml，继续滴定至蓝色消失，同时做空白试验。以供试品消耗硫代硫酸钠滴定液（0.01mol/L）的体积（ml）为 A，空白试验消耗的体积（ml）为 B，供试品的重量（g）为 G，供试品的过氧化值等于（$A-B$）乘以 0.001269，除以 G 再乘以 100。

过氧化值计算式：

$$供试品的过氧化值 = \frac{(A-B) \times 0.001269}{G} \times 100$$

式中，A—供试品消耗硫代硫酸钠滴定液的体积（ml）；B—空白试验消耗硫代硫酸钠滴定液的体积（ml）；G—供试品的重量（g）。

（十四）光谱法

光谱法是通过测定被测物质在特定波长处或一定波长范围内对光的吸收度或发光强度，对中药进行定性或定量分析的方法。

1. **可见分光光度法** 可见分光光度法又称比色法。是通过比较溶液颜色的深度以确定物质含量的方法。常用的仪器为可见分光光度计或比色计。适用于在可见光区（400～850nm）对光有吸收，或本身无吸收，但在一定条件下加入显色试剂或经过处理使其显色后有吸收的中药的定量分析和物理常数测定。

2. **紫外光谱法** 紫外光谱法适用于测定主成分或有效成分在200～400nm处有最大吸收波长的中药。不仅能测定有色物质，对有共轭双键等结构的无色物质也能精确测定。尤其适用于多来源中药的复杂品种和近缘植物品种的鉴定。

3. **红外光谱法** 红外光谱法是通过测定中药粉末、提取物或化学单体的红外吸收曲线的鉴定方法，用于中药的定性鉴别和所含化合物的结构分析。红外光谱专属性强，对中药成分的定性鉴别可得到较准确的结论。对气态、固态和液态的样品均可进行分析。进行红外光谱分析时，应采用各种分离手段，保证供试品的纯度。

> **链 接**
>
> 理化鉴定是以化学成分为基础鉴定中药的真伪、纯度和质量，检查某些中药的变质情况，鉴别时应注意提高反应的专属性。鉴定中药的真伪常用定量分析，将试剂加到药材表面、切片、粉末、升华物或制备的供试液中，可观察反应现象，如山豆根药材表面滴加10%氢氧化钠试液，立即由橙红色变为血红色（北豆根无此反应）；牡丹皮粉末的微量升华物（丹皮酚），加三氯化铁醇溶液呈暗紫色。鉴别纯度和质量，如降香的乙醇浸出物（热浸法）不得少于8.0%；黄芪的水溶性浸出物（冷浸法）不得少于17.0%；独活的醚溶性浸出物不得少于3.0%。检查某些中药的变质情况，有些中药表面附有地衣或真菌，也可能有荧光出现，因此荧光分析还可用于检查某些中药的变质情况。鉴别时应提高鉴定反应的专属性，将样品制成适宜的供试液可除去干扰提高鉴定反应的专属性，如用水常温下浸泡过夜，滤液可供检验氨基酸、蛋白质等；用不同浓度的乙醇回流提取，其提取液可供检验生物碱、黄酮、酚类、有机酸等。

项目一 根及根茎类中药的理化鉴定

大 黄

【理化鉴别】

1. **化学定性** 大黄粉末遇碱液呈红色。

2. **微量升华** 粉末微量升华得黄色菱针状结晶，高温升华则得羽毛状结晶，于结晶上加氢氧化钾液或氨水，均溶解而显红色。

3. **荧光试验** 取稀醇浸出液，滴于滤纸上，滴加稀乙醇扩散后呈黄色至淡棕色环，置紫外光灯下呈棕色至棕红色荧光，不得呈现亮蓝紫色荧光（区别于波叶大黄）。

4. **薄层色谱法** 供试品溶液、对照药材和对照品大黄酸、大黄素、大黄酚、芦荟大黄素、大黄素甲醚，照薄层色谱法（通则0502）试验，供试品色谱中，在与对照药材和对照品色谱相应位置上，分别显相同颜色的斑点或荧光斑点。

【含量测定】 照高效液相色谱法（通则0512）测定。含芦荟大黄素（$C_{15}H_{10}O_5$）、大黄酸（$C_{15}H_8O_6$）、大黄素（$C_{15}H_{10}O_5$）、大黄酚（$C_{10}H_{10}O_4$）和大黄素甲醚（$C_{16}H_{12}O_5$）的总量不得少于1.5%。

【浸出物】 照水溶性浸出物测定法（通则2201）项下的热浸法测定，不得少于25.0%。

【检查】

1. **土大黄苷** 取本品粉末0.2g，加甲醇2ml，温浸10分钟，放冷，取上清液10μl，点于滤纸上，以45%乙醇展开，取出，晾干，放置10分钟，置紫外光灯（365nm）下检视，不得显持久的亮紫色荧光。

2. **干燥失重**　取本品，在 105℃干燥 6 小时，减失重量不得过 15.0%（通则 0831）。

3. **总灰分**　不得过 10.0%（通则 2302）。

黄　连

【理化鉴别】

1. **荧光观察**　取黄连饮片在紫外光灯下显金黄色荧光，木质部尤为显著。

2. **化学定性**　取粉末少许于玻片上，加 95%乙醇 1～2 滴及 30%硝酸 1 滴，放置片刻，镜检，可见黄色硝酸小檗碱针晶簇。加热则结晶消失而显红色（检查小檗碱）。

3. **薄层色谱法**　供试品溶液、对照药材和对照品盐酸小檗碱，照薄层色谱法（通则 0502）试验。

【含量测定】　味连，照高效液相色谱法（通则 0512）测定。本品按干燥品计算，以盐酸小檗碱计，含小檗碱（$C_{20}H_{17}NO_4$）不得少于 5.5%，表小檗碱（$C_{20}H_{17}NO_4$）不得少于 0.80%，黄连碱（$C_{19}H_{13}NO_4$）不得少于 1.6%，巴马汀（$C_{21}H_{21}NO_4$）不得少于 1.5%。

【浸出物】　照醇溶性浸出物测定法（通则 2201）项下的热浸法测定，用稀乙醇作溶剂，不得少于 15.0%。

【检查】

1. **水分**　不得过 14.0%（通则 0832 第一法）。

2. **总灰分**　不得过 5.0%（通则 2302）。

人　参

【理化鉴别】

薄层色谱法　供试品溶液、对照药材和对照品人参皂苷，照薄层色谱法（通则 0502）试验，供试品色谱中，在与对照药材和对照品色谱相应位置上，分别显相同颜色的斑点或荧光斑点。

【含量测定】　照高效液相色谱法（通则 0512）测定。本品按干燥品计算，含人参皂苷 Rg_1（$C_{42}H_{72}O_{14}$）和人参皂苷 Re（$C_{48}H_{82}O_{18}$）的总量不得少于 0.30%，人参皂苷 Rb_1（$C_{54}H_{92}O_{23}$）不得少于 0.20%。

【检查】

1. **水分**　不得过 12.0%（通则 0832 第一法）。

2. **总灰分**　不得过 5.0%（通则 2302）。

3. **酸不溶性灰分**　不得过 1.0%。

浙　贝　母

【理化鉴别】

1. **化学定性**　取本品横切片，加碘试液 2～3 滴，即显蓝紫色，但边缘一圈仍为类白色。

2. **荧光观察**　取本品粉末置紫外光灯下（365nm）观察，显亮淡绿色荧光。

3. **薄层色谱法**　供试品溶液、对照药材和对照品贝母素甲与贝母素乙，照薄层色谱法（通则 0502）试验，供试品色谱中，在与对照药材和对照品色谱相应位置上，分别显相同颜色的斑点或荧光斑点。

【含量测定】　照高效液相色谱法（通则 0512）测定。本品按干燥品计算，含贝母素甲（$C_{27}H_{45}NO_3$）和贝母素乙（$C_{27}H_{43}NO_3$）的总量，不得少于 0.080%。

【浸出物】　照醇溶性浸出物测定法（通则 2201）项下的热浸法测定，用稀乙醇作溶剂，不得少于 8.0%。

【检查】

1. **水分**　不得过 18.0%（通则 0832 第一法）。

2. **总灰分**　不得过 6.0%（通则 2302）。

天　麻

【理化鉴别】

1. **化学定性**　取粉末 1g，加水 10ml 浸渍 4 小时，时时振摇，滤过，滤液加碘试液 2～4 滴，显紫红色至酒红色。

取粉末 1g，加 45%乙醇 10ml 浸泡 4 小时，时时振摇，滤过，滤液加硝酸汞试液 0.5ml，加热，溶液显玫瑰红色，并发生黄色沉淀。

2. 薄层色谱法 供试品溶液、对照药材和对照品天麻素，照薄层色谱法（通则 0502）试验，供试品色谱中，在与对照药材和对照品色谱相应位置上，分别显相同颜色的斑点或荧光斑点。

【含量测定】 照高效液相色谱法（通则 0512）测定。本品按干燥品计算，含天麻素（$C_{13}H_{18}O_7$）不得少于 0.20%。

照分光光度法测定，在 270nm 附近有最大吸收或出现一肩峰；在 219～224nm 波长范围内有最大吸收。

【浸出物】 照醇溶性浸出物测定法（通则 2201）项下的热浸法测定，用乙醇作溶剂，不得少于 10.0%。

【检查】

1. **水分** 不得过 15.0%（通则 0832 第一法）。

2. **总灰分** 不得过 4.5%（通则 2302）。

> **链 接**
>
> 天麻成分主含天麻素（天麻苷）、赤箭苷、对羟基苯甲醛、对羟基苯甲醇、β-谷甾醇等。含香荚兰醇、香荚兰醛、维生素 A 类物质、结晶性中性物质、微量生物碱、黏液质和钙、镁等成分。天麻素是天麻的主要有效成分，现已能人工合成。

自 测 题

A 型题

1. 木质部在紫外光灯下显金黄色荧光的是（　　　）
   - A. 人参
   - B. 天麻
   - C. 黄连
   - D. 苏木

2. 横切片加碘试液即显蓝紫色，但边缘一圈仍为类白色的是（　　　）
   - A. 黄连
   - B. 浙贝母
   - C. 人参
   - D. 大黄

3. 微量升华得黄色菱针状结晶，高温升华则得羽毛状结晶的是（　　　）
   - A. 秦皮
   - B. 黄连
   - C. 大黄
   - D. 天麻

4. 粉末加 95%乙醇及 30%硝酸，镜检可见黄色针晶簇的是（　　　）
   - A. 苏木
   - B. 大黄
   - C. 浙贝母
   - D. 黄连

X 型题

1. 置紫外光灯下（365nm）观察，显荧光的是（　　　）
   - A. 大黄
   - B. 黄连
   - C. 浙贝母
   - D. 秦皮

2. 薄层色谱法鉴定大黄的对照品是（　　　）
   - A. 大黄酸
   - B. 大黄素
   - C. 大黄酚
   - D. 芦荟大黄素、大黄素甲醚

项目二　茎木、皮类中药的理化鉴定

苏 木

【理化鉴定】

1. **苏木素反应** 取苏木碎片投入热水中，水染成桃红色，加酸变成黄色，再加碱仍变为红色。取苏木碎片，滴加氢氧化钙试液，则变成深红色。

2. **薄层色谱法** 供试品溶液、对照药材和对照品巴西苏木素，照薄层色谱法（通则 0502）试验，供试品色谱中，在与对照药材和对照品色谱相应位置上，分别显相同颜色的斑点或荧光斑点。

秦　皮

【理化鉴别】

1. **化学定性**　取秦皮粉末 1g，加水 10ml，浸渍，滤过，滤液中滴入三氯化铁试剂，显暗绿色。

2. **水试**　取秦皮用热水浸泡，浸出液在日光下可见碧蓝色荧光（荧光观察）。

【含量测定】　按高效液相色谱法测定，本品含秦皮甲素和秦皮乙素的总量不得少于 1.0%。用薄层色谱分光光度法测定，本品含秦皮甲素不得少于 1.36%。

【浸出物】　按醇溶性浸出物测定法（通则 2201）测定，用乙醇作溶剂，不得少于 8.0%。

【检查】

1. **水分**　不得过 7.0%（烘干法）。

2. **灰分**　总灰分不得过 8.0%（通则 2302）。

> **链　接**
>
> 　　秦皮主要成分秦皮甲素（七叶树苷）、秦皮乙素（七叶树素）、秦皮素等香豆精类成分；尚含鞣质及生物碱等。其中七叶树苷和七叶树素树皮为荧光性结晶物质，在水浸液或乙醇中于日光下产生碧蓝色荧光。

自测题

A 型题（单项选择题）

1. 浸出液在日光下可见碧蓝色荧光的是（　　　）
   - A. 苏木
   - B. 秦皮
   - C. 天麻
   - D. 浙贝母

2. 取中药碎片，滴加氢氧化钙试液，则变成深红色的是（　　　）
   - A. 黄连
   - B. 天麻
   - C. 人参
   - D. 苏木

3. 水染成桃红色，加酸变成黄色的是（　　　）
   - A. 天麻
   - B. 浙贝母
   - C. 苏木
   - D. 人参

X 型题

1. 中药秦皮的鉴别特征是（　　　）
   - A. 水浸液加氢氧化钙变红色
   - B. 粉末浸液中滴入三氯化铁试剂显暗绿色
   - C. 浸出液在日光下可见碧蓝色荧光
   - D. 水浸液加酸变黄色

2. 苏木水浸液（　　　）
   - A. 加酸变黄色
   - B. 在日光下可见碧蓝色荧光
   - C. 加氢氧化钙变红色
   - D. 加三氯化铁试剂显暗绿色

项目三　花、叶类中药的理化鉴定

红　花

【理化鉴别】

1. **水试**　花浸入水中，水液为金黄色，花不褪色。

2. **薄层色谱法**　取本品粉末 0.5g，加 80% 丙酮溶液 5ml，密塞，振摇 15 分钟，静置，取上清液作为供试品溶液。另取红花对照药材 0.5g，同法制成对照药材溶液。照薄层色谱法（通则 0502）试验，吸取上述两种溶液各 5μl，分别点于同一硅胶 H 薄层板上，以乙酸乙酯-甲酸-水-甲醇（7：2：3：0.4）为展开剂，展开，取出，晾干。供试品色谱中，在与对照药材色谱相应的位置上，显相同颜色的斑点。

【含量测定】　照高效液相色谱法（通则 0512）测定，含羟基红花黄色素 A（$C_{27}H_{32}O_{16}$）不得少于 1.0%。含山柰酚（$C_{15}H_{10}O_6$）不得少于 0.050%。

【浸出物】　照水溶性浸出物测定法（通则 2201）项下的冷浸法测定，不得少于 30.0%。

【检查】

1. **杂质**　不得过 2%（通则 2301）。

2. **水分**　不得过 13.0%（通则 0832 第二法）。

3. **总灰分**　不得过 15.0%（通则 2302）。

4. **酸不溶性灰分**　不得过 5.0%（通则 2302）。

5. **吸光度**　红色素：取本品，置硅胶干燥器中干燥 24 小时，研成细粉，取约 0.25g，精密称定，置锥形瓶中，加 80%丙酮溶液 50ml，连接冷凝器，置 50℃水浴上温浸 90 分钟，放冷，用 3 号垂熔玻璃漏斗滤过，收集滤液于 100ml 量瓶中，用 80%丙酮溶液 25ml 分次洗涤，洗液并入量瓶中，加 80%丙酮溶液至刻度，摇匀，照紫外-可见分光光度法（通则 0401），在 518nm 的波长处测定吸光度，不得低于 0.20。

西　红　花

【理化鉴别】

1. **水试**　取本品浸水中，可见橙黄色成直线下降，并逐渐扩散，水被染成黄色，无沉淀。柱头呈喇叭状，有短缝；在短时间内，用针拨之不破碎。

2. **化学定性**　取本品少量，置白瓷板上，加硫酸 1 滴，酸液显蓝色经紫色缓缓变为红褐色或棕色。

3. **紫外-可见分光光度法鉴定**　取吸光度项下的溶液，照紫外-可见分光光度法（通则 0401），在 458nm 的波长处测定吸光度，458nm 与 432nm 波长处的吸光度的比值应为 0.85～0.90。

4. **薄层色谱法**　取本品粉末 20mg，加甲醇 1ml，超声处理 10 分钟，放置使澄清，取上清液作为供试品溶液。另取西红花对照药材 20mg，同法制成对照药材溶液。照薄层色谱法（通则 0502）试验，吸取上述两种溶液各 3～5μl，分别点于同一硅胶 G 薄层板上，以乙酸乙酯-甲醇-水（100：16.5：13.5）为展开剂，展开，取出，晾干，分别置日光和紫外灯（365nm）下检视。供试品色谱中，在与对照药材色谱相应的位置上，显相同颜色的斑点或荧光斑点（避光操作）。

【含量测定】　避光操作。照高效液相色谱法（通则 0512）测定，含西红花苷-Ⅰ（$C_{44}H_{64}O_{24}$）和西红花苷-Ⅱ（$C_{38}H_{54}O_{19}$）的总量不得少于 10.0%。

【浸出物】　照醇溶性浸出物测定法（通则 2201）项下的热浸法测定，用 30%乙醇作溶剂，不得少于 55.0%。

【检查】

1. **干燥失重**　取本品 2g，精密称定，在 105℃干燥 6 小时，减失重量不得过 12.0%（通则 0831）。

2. **总灰分**　不得过 7.5%（通则 2302）。

3. **吸光度**　取本品，置硅胶干燥器中，减压干燥 24 小时，研成细粉，精密称取 30mg，置索氏提取器中，加甲醇 70ml，加热回流至提取液无色，放冷，提取液移至 100ml 量瓶中（必要时滤过），用甲醇分次洗涤提取器，洗液并入同一量瓶中，加甲醇至刻度，摇匀。精密量取 5ml，置 50ml 量瓶中，加甲醇至刻度，摇匀，照紫外-可见分光光度法（通则 0401），在 432nm 的波长处测定吸光度，不得低于 0.50。

番　泻　叶

【理化鉴别】

1. **化学定性**　取本品粉末 25mg，加水 50ml 和盐酸 2ml，置水浴中加热 15 分钟，放冷，加乙醚 40ml，振摇提取，分取醚层，通过无水硫酸钠层脱水，滤过，取滤液 5ml，蒸干，放冷，加氨试液 5ml，溶液显黄色或橙色，置水浴中加热 2 分钟后，变为紫红色（检查蒽醌类成分）。

2. **薄层色谱**　取本品粉末 1g，加稀乙醇 10ml，超声处理 30 分钟，离心，取上清液，蒸干，残渣加水 10ml 使溶解，用石油醚（60～90℃）振摇提取 3 次，每次 15ml，弃去石油醚液，取水液蒸干，残渣加稀乙醇 5ml 使溶解，作为供试品溶液。另取番泻叶对照药材 1g，同法制成对照药材溶液。照薄层色谱法（通则 0502）试验，吸取上述两种溶液各 3μl，分别点于同一硅胶 G 薄层板上，使成条状，以乙酸乙酯-正丙醇-水（4：4：3）为展开剂，展开缸预平衡 15 分钟，展开，取出，晾干，置紫外光灯（365nm）下检视。供试品色谱中，在与对照药材色谱相应的位置上，显相同颜色的荧光斑点；喷以 20%硝酸溶液，在 120℃加热约 10 分钟，放冷，再喷以 5%氢氧化钾的稀乙醇溶液，供试品色谱中，在与对照药材色谱相应的位置上，显相同颜色的斑点。

【含量测定】 照高效液相色谱法（通则 0512）测定。含番泻苷 A（$C_{42}H_{38}O_{20}$）和番泻苷 B（$C_{42}H_{38}O_{20}$）的总量，不得少于 1.1%。

【检查】

　1. **杂质** 不得过 6%（通则 2301）。

　2. **水分** 不得过 10.0%（通则 0832 第二法）。

自 测 题

A 型题

1. 浸入水中，呈橙黄色直线下降，逐渐扩散，水被染成黄色的药材是（　　）

　A. 苏木　　　　　　B. 西红花

　C. 红花　　　　　　D. 鸡血藤

2. 番泻叶横切面叶肉组织为（　　）

　A. 等面型　　　　　B. 异面型

　C. 反面型　　　　　D. 正面型

X 型题

番泻叶含量测定的主要成分是（　　）

　A. 番泻苷 A　　　　B. 番泻苷 B

　C. 番泻苷 C　　　　D. 番泻苷 D

项目四　果实、种子类中药的理化鉴定

补 骨 脂

【理化鉴别】

　薄层色谱 取本品粉末 0.5g，加乙酸乙酯 20ml，超声处理 15 分钟，滤过，滤液蒸干，残渣加乙酸乙酯 1ml 使溶解，作为供试品溶液。另取补骨脂素对照品、异补骨脂素对照品，加乙酸乙酯制成每 1ml 各含 2mg 的混合溶液，作为对照品溶液。照薄层色谱法（通则 0502）试验，吸取上述两种溶液各 2～4μl，分别点于同一硅胶 G 薄层板上，以正己烷-乙酸乙酯（4：1）为展开剂，展开，取出，晾干，喷以 10%氢氧化钾甲醇溶液，置紫外光灯（365nm）下检视。供试品色谱中，在与对照品色谱相应的位置上，显相同的两个荧光斑点。

【含量测定】 照高效液相色谱法（通则 0512）测定。含补骨脂素（$C_{11}H_6O_3$）和异补骨脂素（$C_{11}H_6O_3$）的总量不得少于 0.70%。

【检查】

　1. **杂质** 不得过 5%（通则 2301）。

　2. **水分** 不得过 9.0%（通则 0832 第二法）。

　3. **总灰分** 不得过 8.0%（通则 2302）。

　4. **酸不溶性灰分** 不得过 2.0%（通则 2302）。

沙 苑 子

【理化鉴别】

　薄层色谱 取本品粉末 0.2g，加甲醇 10ml，超声处理 30 分钟，放冷，滤过，滤液蒸干，残渣加甲醇 2ml 使溶解，作为供试品溶液。另取沙苑子对照药材 0.2g，同法制成对照药材溶液。再取沙苑子苷对照品，加 60%乙醇制成每 1ml 含 0.05mg 的溶液，作为对照品溶液。照薄层色谱法（通则 0502）试验，吸取上述三种溶液各 2μl，分别点于同一聚酰胺薄膜上，以乙醇-丁酮-乙酰丙酮-水（3：3：1：13）为展开剂，展开，取出，晾干，喷以三氯化铝试液，热风吹干，置紫外光灯（365nm）下检视。供试品色谱中，在与对照药材色谱和对照品色谱相应的位置上，显相同颜色的荧光斑点。

【含量测定】　照高效液相色谱法（通则0512）测定。含沙苑子苷（$C_{28}H_{32}O_{16}$）不得少于0.060%。

【检查】

1. **水分**　不得过13.0%（通则0832第二法）。

2. **总灰分**　不得过5.0%（通则2302）。

3. **酸不溶性灰分**　不得过2.0%（通则2302）。

苦 杏 仁

【理化鉴别】

薄层色谱　取本品粉末2g，置索氏提取器中，加二氯甲烷适量，加热回流2小时，弃去二氯甲烷液，药渣挥干，加甲醇30ml，加热回流30分钟，放冷，滤过，滤液作为供试品溶液。另取苦杏仁苷对照品，加甲醇制成每1ml含2mg的溶液，作为对照品溶液。照薄层色谱法（通则0502）试验，吸取上述两种溶液各3μl，分别点于同一硅胶G薄层板上，以三氯甲烷-乙酸乙酯-甲醇-水（15：40：22：10）5～10℃放置12小时的下层溶液为展开剂，展开，取出，立即用0.8%磷钼酸的15%硫酸乙醇溶液浸板，在105℃加热至斑点显色清晰。供试品色谱中，在与对照品色谱相应的位置上，显相同颜色的斑点。

【含量测定】　照高效液相色谱法（通则0512）测定。含苦杏仁苷（$C_{20}H_{27}NO_{11}$）不得少于3.0%。

【检查】　过氧化值不得过0.11（通则2303）。

马 钱 子

【理化鉴别】

薄层色谱　取本品粉末0.5g，加三氯甲烷-乙醇（10：1）混合溶液5ml与浓氨试液0.5ml，密塞，振摇5分钟，放置2小时，滤过，取滤液作为供试品溶液。另取士的宁对照品、马钱子碱对照品，加三氯甲烷制成每1ml各含2mg的混合溶液，作为对照品溶液。照薄层色谱法（通则0502）试验，吸取上述两种溶液各10μl分别点于同一硅胶G薄层板上，以甲苯-丙酮-乙醇-浓氨试液（4：5：0.6：0.4）为展开剂，展开，取出，晾干，喷以稀碘化铋钾试液。供试品色谱中，在与对照品色谱相应的位置上，显相同颜色的斑点。

【含量测定】　照高效液相色谱法（通则0512）测定。含士的宁（$C_{21}H_{22}N_2O_2$）应为1.20%～2.20%，马钱子碱（$C_{23}H_{26}N_2O_4$）不得少于0.80%。

【检查】

1. **水分**　不得过13.0%（通则0832第二法）。

2. **总灰分**　不得过2.0%（通则2302）。

自 测 题

A型题

苦杏仁含量测定的主要成分是（　　　　）

A. 氢氰酸　　　　　　　B. 苦杏仁苷

C. 挥发油　　　　　　　D. 蒽醌类

X型题

马钱子含量测定的主要成分是（　　　　）

A. 士的宁　　　　　　　B. 马钱子碱

C. 挥发油　　　　　　　D. 蒽醌类

项目五　全草类中药的理化鉴定

麻 黄

【理化鉴别】

1. **化学定性**　取本品粉末0.2g，加水5ml与稀盐酸1～2滴，煮沸2～3分钟，滤过。滤液置分液漏斗中，加氨试液数滴使呈碱性，再加三氯甲烷5ml，振摇提取。分取三氯甲烷液，置两支试管中，一管加氨制氯化铜试液与二硫化碳各5滴，振摇，静置，三氯甲烷层显深黄色；另一管为空白，以三氯甲烷 5 滴代替二硫化碳 5 滴，振摇后三氯甲烷层无色或显微黄色。

2. **薄层色谱** 取本品粉末 1g，加浓氨试液数滴，再加三氯甲烷 10ml，加热回流 1 小时，滤过，滤液蒸干，残渣加甲醇 2ml 充分振摇，滤过，取滤液作为供试品溶液。另取盐酸麻黄碱对照品，加甲醇制成每 1ml 含 1mg 的溶液，作为对照品溶液。照薄层色谱法（通则 0502）试验，吸取上述两种溶液各 5μl，分别点于同一硅胶 G 薄层板上，以三氯甲烷-甲醇-浓氨试液（20∶5∶0.5）为展开剂，展开，取出，晾干，喷以茚三酮试液，在 105℃加热至斑点显色清晰。供试品色谱中，在与对照品色谱相应的位置上，显相同的红色斑点。

【含量测定】 照高效液相色谱法（通则 0512）测定。含盐酸麻黄碱（$C_{10}H_{15}NO \cdot HCl$）和盐酸伪麻黄碱（$C_{10}H_{15}NO \cdot HCl$）的总量不得少于 0.80%。

【检查】

1. **杂质** 不得过 5%（通则 2301）。

2. **水分** 不得过 9.0%（通则 0832 第二法）。

3. **总灰分** 不得过 10.0%（通则 2302）。

广　藿　香

【理化鉴别】

薄层色谱 取本品粗粉适量，照挥发油测定法（通则 2204）测定，分取挥发油 0.5ml，加乙酸乙酯稀释至 5ml，作为供试品溶液。另取百秋李醇对照品，加乙酸乙酯制成每 1ml 含 2mg 的溶液，作为对照品溶液。照薄层色谱法（通则 0502）试验，吸取上述两种溶液各 1～2μl，分别点于同一硅胶 G 薄层板上，以石油醚（30～60℃）-乙酸乙酯-冰醋酸（95∶5∶0.2）为展开剂，展开，取出，晾干，喷以 5%三氯化铁乙醇溶液。供试品色谱中显一黄色斑点；加热至斑点显色清晰，供试品色谱中，在与对照品色谱相应的位置上，显相同的紫蓝色斑点。

【含量测定】 照气相色谱法（通则 0521）测定。含百秋李醇（$C_{15}H_{26}O$）不得少于 0.10%。

【浸出物】 照醇溶性浸出物测定法（通则 2201）项下的冷浸法测定，用乙醇作溶剂，不得少于 2.5%。

【检查】

1. **杂质** 不得过 2%（通则 2301）。

2. **水分** 不得过 14.0%（通则 0832 第四法）。

3. **总灰分** 不得过 11.0%（通则 2302）。

4. **酸不溶性灰分** 不得过 4.0%（通则 2302）。

5. **叶** 不得少于 20%。

薄　荷

【理化鉴别】

1. **化学定性** 取本品叶的粉末少量，经微量升华得油状物，加硫酸 2 滴及香草醛结晶少量，初显黄色至橙黄色，再加水 1 滴，即变紫红色。

2. **薄层色谱** 取本品粉末 0.5g，加石油醚（60～90℃）5ml，密塞，振摇数分钟，放置 30 分钟，滤过，滤液挥至 1ml，作为供试品溶液。另取薄荷对照药材 0.5g，同法制成对照药材溶液。再取薄荷脑对照品，加石油醚（60～90℃）制成每 1ml 含 2mg 的溶液，作为对照品溶液。照薄层色谱法（通则 0502）试验，吸取供试品溶液 10～20μl、对照药材溶液和对照品溶液各 10μl，分别点于同一硅胶 G 薄层板上，以甲苯-乙酸乙酯（19∶1）为展开剂，展开，取出，晾干，喷以香草醛硫酸试液-乙醇（1∶4）的混合溶液，在 100℃加热至斑点显色清晰。供试品色谱中，在与对照药材色谱和对照品色谱相应的位置上，显相同颜色的斑点。

【含量测定】 取本品约 5mm 的短段适量，每 100g 供试品加水 600ml，照挥发油测定法（通则 2204）保持微沸 3 小时测定。本品含挥发油不得少于 0.80%（ml/g）。

【检查】

1. **叶** 不得少于 30%。

2. **水分** 不得过 15.0%（通则 0832 第四法）。

3. **总灰分** 不得过 11.0%（通则 2302）。

4. **酸不溶性灰分** 不得过 3.0%（通则 2302）。

自测题

A 型题

薄荷含量测定的主要成分是（　　　）

 A. 氢氰酸   B. 苦杏仁苷

 C. 挥发油   D. 蒽醌类

X 型题

麻黄含量测定的主要成分是（　　　）

 A. 盐酸麻黄碱   B. 盐酸伪麻黄碱

 C. 挥发油   D. 蒽醌类

项目六　其他类中药的理化鉴定

没　药

【理化鉴别】

1. **化学定性**

（1）取本品粉末 0.1g，加乙醚 3ml，振摇，滤过，滤液置蒸发皿中，挥尽乙醚，残留的黄色液体滴加硝酸，显褐紫色。

（2）取本品粉末少量，加香草醛试液数滴，天然没药立即显红色，继而变为红紫色，胶质没药立即显紫红色，继而变为蓝紫色。

2. **薄层色谱** 取〔含量测定〕项下的挥发油适量，加环己烷制成每 1ml 含天然没药 10mg 或胶质没药 50mg 的溶液，作为供试品溶液。另取天然没药对照药材或胶质没药对照药材各 2g，照挥发油测定法（通则 2204 乙法）加环己烷 2ml，缓缓加热至沸，并保持微沸约 2.5 小时，放置后，取环己烷溶液作为对照药材溶液。照薄层色谱法（通则 0502）试验，吸取上述两种溶液各 4μl，分别点于同一硅胶 G 薄层板上，以环己烷-乙醚（4∶1）为展开剂，展开，取出，晾干，立即喷以 10%硫酸乙醇溶液，在 105℃加热至斑点显色清晰。供试品色谱中，在与对照药材色谱相应的位置上，显相同颜色的斑点。

【含量测定】 取本品 20g（除去杂质），照挥发油测定法（通则 2204 乙法）测定。

本品含挥发油天然没药不得少于 4.0%（ml/g），胶质没药不得少于 2.0%（ml/g）。

【检查】

1. **杂质** 天然没药不得过 10%，胶质没药不得过 15%（通则 2301）。

2. **总灰分** 不得过 15.0%（通则 2302）。

3. **酸不溶性灰分** 不得过 10.0%（通则 2302）。

血　竭

【理化鉴别】

1. **火试** 取本品粉末，置白纸上，用火隔纸烘烤即熔化，但无扩散的油迹，对光照视呈鲜艳的红色。以火燃烧则产生呛鼻的烟气。

2. **薄层色谱**

（1）取本品粉末 0.1g，加乙醚 10ml，密塞，振摇 10 分钟，滤过，取滤液作为供试品溶液。另取血竭对照药材 0.1g，同法制成对照药材溶液。照薄层色谱法（通则 0502）试验，吸取供试品溶液、对照药材溶液及[《中国药典》（2020 年版）含量测定]项下血竭素高氯酸盐对照品溶液各 10～20μl，分别点于同一硅胶 G 薄层板上，以三氯甲烷-甲醇（19∶1）为展开剂，展开，取出，晾干。供试品色谱中，在与对照药材色谱和对照品色谱相应的位置上，显相同的橙色斑点。

（2）取本品粉末 0.5g，加乙醇 10ml，密塞，振摇 10 分钟，滤过，滤液加稀盐酸 5ml，混匀，析出棕黄色沉淀，放置后逐渐凝成棕黑色树脂状物。取树脂状物，用稀盐酸 10ml 分次充分洗涤，弃去洗液，加 20%氢氧化钾溶液 10ml，研磨，加三氯甲烷 5ml 振摇提取，三氯甲烷层显红色，取三氯甲烷液作为供试品溶液。另取血竭对照药材 0.5g，同法制成对照药材溶液。照薄层色谱法（通则 0502）试验，吸取上述两种溶液各 10～20μl，分别点于同一硅胶 G 薄层板上，以三氯甲烷-甲醇（19∶1）为展开剂，展开，取出，晾干。供试品色谱中，在与对照药材色谱相应的位置上，显相同的橙色斑点。

【含量测定】　照高效液相色谱法（通则 0512）测定。含血竭素（$C_{17}H_{14}O_3$）不得少于 1.0%。

【检查】

1. **总灰分**　不得过 6.0%（通则 2302）。

2. **松香**　取本品粉末 0.1g，置具塞试管中，加石油醚（60～90℃）10ml，振摇数分钟，滤过，取滤液 5ml，置另一试管中，加新配制的 0.5%乙酸铜溶液 5ml，振摇后，静置分层，石油醚层不得显绿色。

3. **醇不溶物**　取本品粉末约 2g，精密称定，置于已知重量的滤纸筒中，置索氏提取器内，加乙醇 200～400ml，回流提取至提取液无色，取出滤纸筒，挥去乙醇，于 105℃干燥 4 小时，精密称定，计算，不得过 25.0%。

五 倍 子

【理化鉴别】

薄层色谱　取本品粉末 0～5g，加甲醇 5ml，超声处理 15 分钟，滤过，滤液作为供试品溶液。另取五倍子对照药材 0.5g，同法制成对照药材溶液。再取没食子酸对照品，加甲醇制成每 1ml 含 1mg 的溶液，作为对照品溶液。照薄层色谱法（通则 0502）试验，吸取上述三种溶液各 2μl，分别点于同一硅胶 GF_{254} 薄层板上，以三氯甲烷-甲酸乙酯-甲酸（5∶5∶1）为展开剂，展开，取出，晾干，置紫外光灯（254nm）下检视。供试品色谱中，在与对照药材色谱和对照品色谱相应的位置上，显相同颜色的斑点。

【含量测定】

1. **鞣质**　取本品粉末（过 4 号筛）约 0.2g，精密称定，照鞣质含量测定法（通则 2202）测定，即得。含鞣质不得少于 50.0%。

2. **没食子酸**　照高效液相色谱法（通则 0512）测定。含鞣质以没食子酸（$C_7H_6O_5$）计，不得少于 50.0%。

【检查】

1. **水分**　不得过 12.0%（通则 0832 第二法）。

2. **总灰分**　不得过 3.5%（通则 2302）。

青 黛

【理化鉴别】

1. **火试**　取本品少量，用微火灼烧，有紫红色的烟雾产生。

2. **化学定性**　取本品少量，滴加硝酸，产生气泡并显棕红色或黄棕色。

3. **薄层色谱**　取本品 50mg，加三氯甲烷 5ml，充分搅拌，滤过，滤液作为供试品溶液。另取靛蓝对照品、靛玉红对照品，加三氯甲烷分别制成每 1ml 含 1mg 和 0.5mg 的溶液，作为对照品溶液。照薄层色谱法（通则 0502）试验，吸取上述三种溶液各 5μl，分别点于同一硅胶 G 薄层板上，以甲苯-三氯甲烷-丙酮（5∶4∶1）为展开剂，展开，取出，晾干。供试品色谱中，在与对照品色谱相应的位置上，显相同的蓝色和浅紫红色的斑点。

【含量测定】　照高效液相色谱法（通则 0512）测定。含靛蓝（$C_{16}H_{10}N_2O_2$）不得少于 2.0%。含靛玉红（$C_{16}H_{10}N_2O_2$）不得少于 0.13%。

【检查】

1. **水分**　不得过 7.0%（通则 0832 第二法）。

2. 水溶性色素 取本品 0.5g，加水 10ml，振摇后放置片刻，水层不得显深蓝色。

冰 片

【理化鉴别】 化学定性

（1）取本品 10mg，加乙醇数滴使溶解，加新制的 1%香草醛硫酸溶液 1～2 滴，即显紫色。

（2）取本品 3g，加硝酸 10ml，即产生红棕色的气体，待气体产生停止后，加水 20ml，振摇，滤过，滤渣用水洗净后，有樟脑臭。

【含量测定】 照气相色谱法（通则 0521）测定。含龙脑（$C_{10}H_{18}O$）不得少于 55.0%。

【检查】

1. pH 取本品 2.5g，研细，加水 25ml，振摇，滤过，分取滤液两份，每份 10ml，一份加甲基红指示液 2 滴，另一份加酚酞指示液 2 滴，均不得显红色。

2. **不挥发物** 取本品 10g，置称定重量的蒸发皿中，置水浴上加热挥发后，在 105℃干燥至恒重，遗留残渣不得过 3.5mg（0.035%）。

3. **水分** 取本品 1g，加石油醚 10ml，振摇使溶解，溶液应澄清。

4. **重金属** 取本品 2g，加乙醇 23ml 溶解后，加稀乙酸 2ml，依法检查（通则 0821 第一法），含重金属不得过 5mg/kg。

5. **砷盐** 取本品 1g，加氢氧化钙 0.5g 与水 2ml，混匀，置水浴上加热使本品挥发后，放冷，加盐酸中和，再加盐酸 5ml 与水适量使成 28ml，依法检查（通则 0822），含砷量不得过 2mg/kg。

6. **樟脑** 取本品细粉约 0.15g，精密称定，置 10ml 量瓶中，加乙酸乙酯溶解并稀释至刻度，摇匀，滤过，取续滤液作为供试品溶液。另取樟脑对照品适量，精密称定，加乙酸乙酯制成每 1ml 含 0.3mg 的溶液，作为对照品溶液。照《中国药典》（2020 年版）含量测定项下的方法测定，计算，即得。

本品含樟脑（$C_{10}H_{16}O$）不得过 0.50%。

儿 茶

【理化鉴别】

1. **化学定性**

（1）本品粉末棕褐色。可见针状结晶及黄棕色块状物。

（2）取火柴杆浸于本品水浸液中，使轻微着色，待干燥后，再浸入盐酸中并立即取出，置火焰附近烘烤，杆上即显深红色。

2. **薄层色谱** 取本品粉末 0.5g，加乙醚 30ml，超声处理 10 分钟，滤过，滤液蒸干，残渣加甲醇 5ml 使溶解，作为供试品溶液。另取儿茶素对照品、表儿茶素对照品，加甲醇制成每 1ml 各含 0.2mg 的混合溶液，作为对照品溶液。照薄层色谱法（通则 0502）试验，吸取供试品溶液 5μl、对照品溶液 2μl，分别点于同一纤维素预制板上，以正丁醇-醋酸-水（3：2：1）为展开剂，展开，取出，晾干，喷以 10%硫酸乙醇溶液，加热至斑点显色清晰。供试品色谱中，在与对照品色谱相应的位置上，显相同的红色斑点。

【含量测定】 照高效液相色谱法（通则 0512）测定。含儿茶素（$C_{15}H_{14}O_6$）和表儿茶素（$C_{15}H_{14}O_6$）的总量不得少于 21.0%。

【检查】 水分 不得过 17.0%（通则 0832 第四法）。

自 测 题

A 型题

1. 置白纸上，用火隔纸烘烤即熔化，但无扩散的油迹，对光照视呈鲜艳的红色的药材是（ ）

A. 青黛　　　　　　B. 冰片

C. 血竭　　　　　　D. 五倍子

2. 用微火灼烧，有紫红色的烟雾产生是（ ）

A. 青黛　　　　　　B. 冰片

C. 血竭　　　　　　D. 五倍子

X 型题

1. 青黛含量测定的主要成分是（　　　）
   A. 鞣质　　　　　　　B. 靛蓝
   C. 没食子酸　　　　　D. 靛玉红

2. 五倍子含量测定的主要成分是（　　　）
   A. 鞣质　　　　　　　B. 靛蓝
   C. 没食子酸　　　　　D. 靛玉红

项目七　动物类中药的理化鉴定

珍　珠

【理化鉴别】

1. **化学定性**　取本品粉末，加稀盐酸，即产生大量气泡，滤过，滤液显钙盐（通则 0301）的鉴别反应。

2. **荧光观察**　取本品置紫外光灯（365nm）下观察，显浅蓝紫色或亮黄绿色荧光，通常环周部分较明亮。

麝　香

【理化鉴别】　取本品，照《中国药典》（2020 年版）含量测定项下的方法试验，供试品色谱中应呈现与对照品色谱峰保留时间一致的色谱峰。

【含量测定】　照气相色谱法（通则 0521）测定。本品按干燥品计算，含麝香酮（$C_{16}H_{30}O$）不得少于 2.0%。

【检查】　本品不得检出动、植物组织、矿物和其他掺伪物，不得有霉变。

1. **水分**　干燥失重法测定水分，取本品约 1g，精密称定，置五氧化二磷干燥器中，减压干燥至恒重，减失重量不得过 35.0%（通则 0823）。

2. **总灰分**　取本品约 0.2g，精密称定，照灰分测定法（通则 2302）测定，按干燥品计算，不得过 6.5%。

牛　黄

【理化鉴别】

1. **薄层色谱法鉴别胆酸**　供试品三氯甲烷提取物的乙醇溶液、对照药材和胆酸对照品、去氧胆酸对照品，照薄层色谱法（通则 0502）试验，分别点于同一硅胶 G 薄层板上，以异辛烷-乙酸乙酯-冰醋酸（15∶7∶5）为展开剂，展开，取出，晾干，喷以 10%硫酸乙醇溶液，在 105℃加热至斑点显色清晰，置紫外光灯（365nm）下检视。供试品色谱中，在与对照药材和对照品色谱相应位置上，分别显相同颜色的斑点或荧光斑点。

2. **薄层色谱法鉴别胆红素**　供试品三氯甲烷-冰醋酸（4∶1）混合提取液、对照药材和胆红素对照品，照薄层色谱法（通则 0502）试验，分别点于同一硅胶 G 薄层板上，以环己烷-乙酸乙酯-甲醇-冰醋酸（10∶3∶0.1∶0.1）为展开剂，展开，取出，晾干。供试品色谱中，在与对照药材和对照品色谱相应位置上，分别显相同颜色的斑点。

【含量测定】

1. **薄层色谱扫描法**　照薄层色谱法（通则 0502）试验，照薄层色谱法（通则 0502）进行扫描，波长：$\lambda_S=380nm$，$\lambda_R=650nm$，测量供试品吸光度积分值与对照品吸光度积分值，计算。本品按干燥品计算，含胆酸（$C_{24}H_{40}O_5$）不得少于 4.0%。

2. **紫外-可见分光光度法测定**　照紫外-可见分光光度法（通则 0401），在 533nm 波长处测定吸光度，以吸光度为纵坐标，浓度为横坐标，绘制标准曲线。照标准曲线的制备项下的方法，自"加乙醇补至9.0ml"起，依法测定吸光度，从标准曲线上读出供试品溶液中含胆红素的重量（mg），计算。本品按干燥品计算，含胆红素（$C_{33}H_{36}N_4O_6$）不得少于 35.0%。

3. **紫外-可见分光光度法测定游离胆红素**　取本品粉末 10mg，精密称定，置 50ml 量瓶中，加三氯甲烷 30ml，微温，放冷，加三氯甲烷至刻度，摇匀，滤过，取续滤液，照紫外-可见分光光度法（通则 0401），在 453nm 波长处测定吸光度，不得过 0.70。

【检查】

　1. **水分**　不得过 9.0%（通则 0823）。

　2. **灰分**　总灰分不得过 10.0%（通则 2302）。

自测题

A 型题

1. 粉末加稀盐酸，即产生大量气泡的是（　　）

　　A. 牛黄　　　　　　　　B. 麝香

　　C. 珍珠　　　　　　　　D. 天麻

2. 荧光观察珍珠，置紫外光灯（365nm）下观察显示的荧光颜色是（　　）

　　A. 蓝色　　　　　　　　B. 绿色

　　C. 黄色　　　　　　　　D. 浅蓝紫色或亮黄绿色

3. 含胆酸、去氧胆酸、胆红素的是（　　）

　　A. 珍珠　　　　　　　　B. 牛黄

　　C. 人参　　　　　　　　D. 麝香

4. 含量测定麝香酮的理化鉴定是（　　）

　　A. 紫外-可见分光光度法

　　B. 薄层色谱扫描法

　　C. 薄层色谱法

　　D. 气相色谱法

X 型题

1. 薄层色谱法鉴别牛黄的对照品是（　　）

　　A. 胆酸　　　　　　　　B. 香荚兰醛

　　C. 去氧胆酸　　　　　　D. 胆红素

2. 牛黄的理化鉴定是（　　）

　　A. 气相色谱法

　　B. 薄层色谱法

　　C. 紫外-可见分光光度法

　　D. 薄层色谱扫描法

（傅巧真　姚学文）

参考文献

傅红，2016. 中药识别技术. 北京：中国中医药出版社

国家药典委员会，2020. 中华人民共和国药典（2020 年版）一部. 北京：中国医药科技出版社

黄达芳，2009. 实用中药鉴定学. 2 版. 北京：科学出版社

金世元，2012. 金世元中药材传统鉴别经验. 北京：中国中医药出版社

王满恩，裴慧荣，2008. 中药性状鉴定实训教材. 北京：中国中医药出版社

徐国钧，1986. 中药材粉末显微鉴定. 北京：人民卫生出版社

张贵君，2002. 中药商品学. 北京：人民卫生出版社

中国药品生物制品检定所，广东省药品检验所，2011. 中国中药材真伪鉴别图典. 广州：广东科技出版社

附 录

附录 1　中药性状鉴定常用术语

1. 二杠茸：指具有一个侧枝的花鹿茸。

2. 三岔：具有三个侧枝的马鹿茸，称三岔。四个侧枝的称四岔。

3. 三叉茸：指梅花鹿的角具二个侧枝者。

4. 刀削痕：指药材在产地采收时用刀除去无用部分或除去粗皮及边材后留下的痕迹。

5. 大贝：指浙贝母鳞茎外层单瓣肥厚的鳞叶，因形大而称大贝。

6. 大理石纹：指由深棕色的外胚乳与淡白色的内胚乳交错或种皮与外胚乳的折合层错入内胚乳中而成状似大理石样的纹理，如肉豆蔻和槟榔的种仁的断面。

7. 马牙状：指色白炉贝，形似"马牙"者。

8. 马牙贝：指川贝母中炉贝的鳞茎呈长圆锥形，状似马牙，故称马牙贝。

9. 马牙窟窿：指根茎类药材茎基脱落后留下的多数排列整齐的圆形空洞，状似马牙痕，如毛茛科植物大三叶升麻的根茎（关升麻）。

10. 马尾：指白薇等中药根茎下部的簇生细长须根，因弯曲紧抱状似尾形而称马尾。

11. 云头：指白术根茎顶端下陷的圆盘状茎基或芽痕，与下端稍粗部分表面的较大瘤状突起形成的云朵状，称云头，或因形同如意，又称如意头。

12. 云头鸡腿：指云头状白术根茎上细下粗呈鸡腿状，俗称云头鸡腿。

13. 云锦花纹：指何首乌块根的横切面皮层中由多个异型维管束组成的云朵状花纹，俗称"云锦花纹"。

14. 元宝贝：指浙贝母鳞茎外层单瓣肥厚的鳞叶，一面凸出，一面凹入，形似元宝，故称元宝贝。

15. 车轮纹：指根或茎药材横切面上维管束与较宽的射线相间排列成稀疏整齐的放射状纹理，状如木制车轮，故称"车轮纹"，如粉防己、木通等。

16. 方通：大通草方形药材的别称。是由五加科植物通脱木茎髓作纵向旋创而成的厚约 0.5mm 的薄片，再切成约 10cm 见方的片状，表面白色微有光泽。

17. 开口子：指青贝药材外层两枚鳞叶大小相近，顶端多不抱合，俗称开口子。

18. 心材：指茎木类药材中木材的中央颜色较深，质地较致密且重的部分。在生长过程中蓄积了较多的挥发油、树脂、鞣质或色素等物质。

19. 乌鸦头：专指草乌块根干燥后枯瘦有棱，一端渐尖形似乌鸦头喙，俗称乌鸦头。

20. 乌金衣：指牛黄药材中有时外部有一层薄膜，呈黑色光亮者，称乌金衣。被有乌金衣的牛黄，也称乌金黄。

21. 毛笔头：指辛夷花蕾未开放时的形状，因似毛笔头，外被长柔毛而得名。

22. 玉带腰箍：指毛慈菇（杜鹃兰）假球茎中腰部具 2～3 条微突起的环带，俗称玉带腰箍或玉带束腰。

23. 龙头、凤尾：指用幼嫩铁皮石斛做成的"枫斗"，呈扭曲螺旋状，通常有 2～4 个旋纹，茎基残留短须的称"龙头"，茎梢较细的部分称"凤尾"，故称为"龙头凤尾"。

24. 凹肚脐：指天麻一端有自母麻脱落后的圆形疤痕，称凹肚脐或肚脐眼。

25. 凹窝：指种脐的凹痕，多见于砂仁类中药的种子表面；或指根头部地上茎脱落后留下的凹陷部分。

26. 皮松肉紧：指药材横切面皮部疏松，木部结实，称之"皮松肉紧"，如质优的西党参、黄芪等。

27. 芐：指山参根茎部分附芦而生的不定根。

28. 皮刺：指皮类药材表面的一种硬而尖头的突出物，如海桐皮。

29. 皮孔样：指根类药材表面突起的一种疙瘩丁，如白芷。

30. 扫帚头：指根类药材顶端具纤维状的毛，形似扫帚，如红柴胡、禹州漏芦等。

31. 过桥：指黄连根茎中间较细长光滑的茎秆，俗称"过桥"或"过江枝"。

32. 吐丝：指药材菟丝子经加热煮沸后种皮破裂，露出黄白色细长卷旋状的胚；因状似蚕吐丝而得名。

33. 吐糖：指含糖分药材因存放过久，或受气候影响，形成糖质外溢而变色者，如枸杞子等。

34. 网状纹理：指根或根茎类药材除去外皮后，可见网状样纹理，如大黄、云木香、升麻等。

35. 网状皱纹：指果实种子类药材，表面具"网状皱纹"，如鸦胆子、紫苏子。

36. 红小辫：指天麻顶端的红棕色干枯残留芽苞，因其较长皱缩似辫状，称红小辫。

37. 朱砂点：指药材横切面具红色的油点，习称"朱砂点"，如生晒术、苍术等。

38. 竹节状：指根或根茎类药材，表面具"竹节状"，如竹节香附、竹节三七、竹节羌活等。

39. 冲烧：指药材堆码不当，出现发热"冲烧"，如红花等。

40. 过桥：又称过江枝。指黄连根茎的节间呈细长光滑圆柱状；两端节部略膨大，其细长部分称过桥或过桥杆。

41. 观音座莲：指松贝颗粒圆整而均匀，粒粒含芽苞，因置桌面上不倒，能端正稳坐，似观音座上的莲花状，故名"观音座莲"。

42. 合把：指羚羊角基部的环节用手握之、各间隙约为一指所容。

43. 纤维性：指药材折断显露出不整齐的"纤维"，如秦皮、山合欢皮等。

44. 芦头：指根类药材顶端的短根茎部分，如南沙参等。

45. 芦碗：指草本植物药材根茎部分每年地上茎枯死后留下的凹窝状茎痕，因中心凹陷似碗形而习称"芦碗"，如山参、野生桔梗等。

46. 连珠状：指巴戟天根，形似串起来的珠子，故称"连珠状"。

47. 连三朵：指款冬的头状花序由三个花朵连在一起，故称"连三朵"。

48. 钉角：指盐附子周围突起的支根痕，俗称"钉角"。

49. 钉刺：指茎枝表面具突起的扁形皮刺，如海桐皮等。

50. 钉头：指三七药材根头部钝圆瘤状隆起的支根呈钉状，习称钉头，或指矿物药材赭石的一面有圆形乳头状突起。

51. 角质：指药材含大量淀粉，经蒸煮加工后淀粉糊化，断面呈"角质"状，如天麻、红参等。

52. 沙眼：指银柴胡表面呈凹陷，小点状（内含沙子），习称"沙眼"。

53. 怀中抱月：指松贝外层两鳞片大小悬殊，大鳞片呈心脏形，小鳞片镶嵌于大鳞片之中露出部分，似新月形，故称"怀中抱月"。

54. 鸡爪：指黄连（味连）根茎多簇生成束状分支，形似鸡爪，故名"鸡爪黄连"。

55. 鸡头：指黄精根茎药材的地上茎着生处膨大而尾部细圆，形似鸡头而得称。

56. 鸡眼：指鸡头黄精根茎上着生的地上茎脱落后留下的圆点状痕迹，形似鸡眼。

57. 虎皮斑：指炉贝表面具深黄色斑点，形似"虎皮斑"状。

58. 虎掌：指虎掌天南星，块茎呈扁球形，由主块茎及多个附着的侧块茎组成，形似"虎掌"。

59. 罗盘纹：指商陆横切面呈异性维管排成数层同心环纹，俗称"罗盘纹"。

60. 金心玉栏：指药材横切面皮部白色，木部黄色，称为"金心玉栏"或"金井玉栏"，如桔梗等。

61. 金钗：指金钗石斛，茎扁平，色金黄，两端较细，形似鬓发上的"金钗"。

62. 金钱环：指香圆枳壳果实顶端花柱基痕周围有一圆圈环纹，俗称"金钱环"。

63. 金包头：指知母药材顶端残留的浅黄色叶柄痕及茎痕，似金皮包头。

64. 油润：指药材性油润，手握柔软，横切面常见油点，习称"油润"或"油性"，如当归、独活等。

65. 念珠斑：指蕲蛇腹部白色中杂有多数黑色类圆形的斑点，状似念珠，故称念珠斑。

66. 疙瘩丁：指根类药材表面散生的不规则皮孔样横向突起，称疙瘩丁，如白芷。

67. 单门：指具有一个侧枝的马鹿茸。

68. 细密网纹：指果实种子类药材，表面具"细密网纹"，如茛菪子等。

69. 点状环纹：指天麻全体具密环菌寄生形成的"点状环纹"。

70. 枯芩：指黄芩药材的老根中间呈暗棕色或棕黑色，枯朽状或成空洞者。

71. 珍珠盘：指银柴胡的根头部膨大，具有多数隆起的茎基及芽痕，因状似珍珠散于盘而称珍珠盘。

72. 挂甲：指取牛黄涂于指甲上时呈黄色，能染黄指甲且经久不褪。

73. 狮子盘头：指药材芦头膨大，具多数疣状突起的茎痕，形如"狮子盘头"，如党参等。

74. 砂眼：药材表面凹陷的须根痕，因较细小而习称砂眼，如银柴胡。

75. 穿蓑衣：指藜芦的顶端残留有棕毛状维管束，形如蓑衣，故有藜芦"穿蓑衣"之谓。

76. 珍珠疙瘩：指野山参稀疏参须上着生的瘤状突起，形似珍珠，习称"珍珠点"。

77. 蚕形：指根或根茎类药材，形似"蚕"形，如野光参、蚕羌等。

78. 枣核艼：指人参芦头上生的不定根，形似"枣核"的艼为鉴定野山参特征之一。

79. 柴性：指药材质地木质化，坚硬显"柴性"，如口防风、紫花前胡等。

80. 星点：指大黄根茎横切面中髓部具有的异形维管束，因呈星散状排列而称星点。

81. 剑脊：指乌梢蛇背部的一条显著突起的脊棱，因高耸成剑脊状而得名。

82. 粉性：指药材含丰富的淀粉，称"粉性"，如山药、天花粉等。

83. 起筋：指较老的鹿茸表面有纵行的楞纹，习称"起筋"。

84. 菊花心：指药材横切面具细密的放射状纹理，形似菊花，故称"菊花心"，如黄芪、甘草、防风等。

85. 蚯蚓头：指药材的根头部由叶柄脱落后留下的明显密集的横向环纹，形似"蚯蚓头"，如防风等。

86. 铜皮、铁骨狮子头：指质优的田三七。

87. 胶口镜面：指僵蚕干燥虫体的断面平坦，外层白色粉性似胶，中间棕黑色发亮似镜。

88. 通天眼：指羚羊角的神经孔通过角塞顶端的角壳中心，向上呈一扁三角形的小孔直达角尖，习称通天眼。

89. 偏心环：指鸡血藤横切面可见半圆形的环，俗称"偏心环"。

90. 棕眼：指天南星块茎周围密布麻点状根痕，习称"棕眼"。

91. 雁脖芦：指野山参干枯而坚实、呈扭曲细长的芦头，形似雁脖，故称"雁脖芦"。

92. 筋脉点：指天花粉横切面的维管束呈点状散在，俗称"筋脉点"。

93. 焦枯：指药材在加工干燥，或防治虫蛀熏炕过程中，操作不当发生的灼伤变"焦枯"者。

94. 锦纹：指优质大黄横切面有许多黄色、棕红色相互交错形成的星点状锦纹，俗称"锦纹"或"槟榔渣"。

95. 蜘蛛网状：指关木通横切面导管与射线排列成"蜘蛛网状"。

96. 缩皮凸肉：指正品山柰皮皱缩，切面类白色、光滑细腻，中央略凸起，习称"缩皮凸肉"。

97. 横环纹：指根类药材根头下着生致密的环状横纹，如西党参等。

98. 糊头：指川木香加工干燥后，根头多具焦黑糊状物，俗称"糊头"。

99. 鹦哥嘴：指天麻（冬麻）一端有红棕色的芽茎残留，形状像"鹦哥嘴"。

100. 戴斗笠：指禹州漏芦顶端具有许多丝状物（为叶柄维管束残存），故有漏芦"戴斗笠"之称。

101. 糠心：指块根药材因加工烘烤不当，出现中空"糠心"现象，如白术、山药等。

附录 2　常用中药功效
（全国中药传统技术大赛品种）

1. 细辛：祛风散寒，祛风止痛，通窍，温肺化饮。

2. 狗脊：祛风湿，补肝肾，强腰膝。

3. 绵马贯众：清热解毒，止血，杀虫。

4. 大黄：泻下攻积，清热泻火，凉血解毒，逐瘀通经，利湿退黄。

5. 何首乌：解毒，消痈，截疟，润肠通便。

6. 牛膝：逐瘀通经，补肝肾，强筋骨，利尿通淋，引血下行。

7. 太子参：益气健脾，生津润肺。

8. 威灵仙：祛风湿，通经络。

9. 制川乌：祛风除湿，温经止痛。

10. 附子：回阳救逆，补火助阳，散寒止痛。

11. 白芍：养血调经，敛阴止汗，柔肝止痛，平抑肝阳。

12. 黄连：清热燥湿，泻火解毒。

13. 防己：祛风止痛，利水消肿。

14. 延胡索：活血，行气，止痛。

15. 板蓝根：清热解毒，凉血利咽。

16. 甘草：补脾益气，清热解毒，祛痰止咳，缓急止痛，调和诸药。

17. 黄芪：补气升阳，固表止汗，利水消肿，生津养血，行滞通痹，托毒排脓，敛疮生肌。

18. 人参：大补元气，复脉固脱，补脾益肺，生津养血，安神益智。

19. 红参：大补元气，复脉固脱，益气摄血。

20. 西洋参：补气养阴，清热生津。

21. 三七：散瘀止血，消肿定痛。

22. 白芷：解表散寒，祛风止痛，宣通鼻窍，燥湿止带，消肿排脓。

23. 当归：补血活血，调经止痛，润肠通便。

24. 前胡：降气化痰，散风清热。

25. 川芎：活血行气，祛风止痛。

26. 防风：祛风解表，胜湿止痛，止痉。

27. 柴胡：疏散退热，疏肝解郁，升举阳气。

28. 龙胆：清热燥湿，泻肝胆火。

29. 紫草：清热凉血，活血解毒，透疹消斑。

30. 丹参：活血祛瘀，通经止痛，清心除烦，凉血消痈。

31. 黄芩：清热燥湿，泻火解毒，止血，安胎。

32. 玄参：清热凉血，滋阴降火，解毒散结。

33. 鲜地黄：清热生津，凉血，止血。

34. 熟地黄：补血滋阴，益精填髓。

35. 巴戟天：补肾阳，强筋骨，祛风湿。

36. 桔梗：宣肺，利咽，祛痰，排脓。

37. 党参：健脾益肺，养血生津。

38. 木香：行气止痛，健脾消食。

39. 白术：健脾益气，燥湿利水，止汗，安胎。

40. 苍术：燥湿健脾，祛风散寒，明目。

41. 泽泻：利水渗湿，泄热，化浊降脂。

42. 法半夏：燥湿化痰。

43. 姜半夏：温中化痰，降逆止呕。

44. 石菖蒲：开窍豁痰，醒神益智，化湿开胃。

45. 百部：润肺下气止咳，杀虫灭虱。

46. 川贝母：清热润肺，化痰止咳，散结消痈。

47. 郁金：活血止痛，行气解郁，清心凉血，利胆退黄。

48. 天麻：息风止痉，平抑肝阳，祛风通络。

49. 虎杖：利湿退黄，清热解毒，散瘀止痛，止咳化痰。

50. 川牛膝：逐瘀通经，通利关节，利尿通淋。

51. 银柴胡：清虚热，除疳热。

52. 白头翁：清热解毒，凉血止痢。

53. 制草乌：祛风除湿，温经止痛。

54. 赤芍：清热凉血，散瘀止痛。

55. 升麻：发表透疹，清热解毒，升举阳气。

56. 北豆根：清热解毒，祛风止痛。

57. 苦参：清热燥湿，杀虫，利尿。

58. 山豆根：清热解毒，消肿利咽。

59. 葛根：解肌退热，生津止渴，透疹，升阳止泻，通经活络，解酒毒。

60. 北沙参：养阴清肺，益胃生津。

61. 白薇：清热凉血，利尿通淋，解毒疗疮。

62. 天花粉：清热泻火，生津止渴，消肿排脓。

63. 南沙参：养阴清肺，益胃生津，化痰，益气。

64. 紫菀：润肺下气，消痰止咳。

65. 三棱：破血行气，消积止痛。

66. 制天南星：燥湿化痰，祛风止痉，散结消肿。

67. 浙贝母：清热化痰止咳，解毒散结消痈。

68. 黄精：补气养阴，健脾，润肺，益肾。

69. 玉竹：养阴润燥，生津止渴。

70. 天冬：养阴润燥，清肺生津。

71. 麦冬：养阴生津，润肺清心。

72. 知母：清热泻火，滋阴润燥。

73. 山药：补脾养胃，生津益肺，补肾涩精。

74. 仙茅：补肾阳，强筋骨，祛寒湿。

75. 莪术：行气破血，消积止痛。

76. 姜黄：破血行气，通经止痛。

77. 远志：安神益智，交通心肾，祛痰，消肿。

78. 拳参：清热解毒，消肿，止血。

79. 白蔹：清热解毒，消痈散结，敛疮生肌。

80. 独活：祛风除湿，通痹止痛。

81. 羌活：解表散寒，祛风除湿，止痛。

82. 藁本：祛风，散寒，除湿，止痛。

83. 秦艽：祛风湿，清湿热，止痹痛，退虚热。

84. 漏芦：清热解毒，消痈，下乳，舒筋通脉。

85. 香附：疏肝解郁，理气宽中，调经止痛。

86. 千年健：祛风湿，壮筋骨。

87. 高良姜：温胃止呕，散寒止痛。

88. 胡黄连：退虚热，除疳热，清湿热。

89. 茜草：凉血，祛瘀，止血，通经。

90. 续断：补肝肾，强筋骨，续折伤，止崩漏。

91. 射干：清热解毒，消痰，利咽。

92. 芦根：清热泻火，生津止渴，除烦，止呕，利尿。

93. 干姜：温中散寒，回阳通脉，温肺化饮。

94. 重楼：清热解毒，消肿止痛，凉肝定惊。

95. 土茯苓：解毒，除湿，通利关节。

96. 骨碎补：疗伤止痛，补肾强骨。

97. 白附子：祛风痰，定惊搐，解毒散结，止痛。

98. 乌药：行气止痛，温肾散寒。

99. 白前：降气，消痰，止咳。

100. 徐长卿：祛风，化湿，止痛，止痒。

101. 商陆：逐水消肿，通利二便，外用解毒散结。

102. 山慈菇：清热解毒，化痰散结。

103. 白及：收敛止血，消肿生肌。

104. 金果榄：清热解毒，利咽，止痛。

105. 红景天：益气活血，通脉平喘。

106. 白茅根：凉血止血，清热利尿。

107. 百合：养阴润肺，清心安神。

108. 薤白：通阳散结，行气导滞。

109. 甘遂：泻水逐饮，消肿散结。

110. 地榆：凉血止血，解毒敛疮。

111. 麻黄根：固表止汗。

112. 制何首乌：补肝肾，益精血，乌须发，强筋骨，化浊降脂。

113. 炙黄芪：益气补中。

114. 绵马贯众炭：收敛止血。

115. 炙甘草：补脾和胃，益气复脉。

116. 苏木：活血祛瘀，消肿止痛。

117. 钩藤：息风定惊，清热平肝。

118. 槲寄生：祛风湿，补肝肾，强筋骨，安胎元。

119. 川木通：利尿通淋，清心除烦，通经下乳。

120. 降香：化瘀止血，理气止痛。

121. 通草：清热利尿，通气下乳。

122. 大血藤：清热解毒，活血，祛风止痛。

123. 鸡血藤：活血补血，调经止痛，舒筋活络。

124. 忍冬藤：清热解毒，疏风通络。

125. 海风藤：祛风湿，通经络，止痹痛。

126. 青风藤：祛风湿，通经络，利小便。

127. 桂枝：发汗解肌，温通经脉，助阳化气，平冲降气。

128. 桑枝：祛风湿，利关节。

129. 牡丹皮：清热凉血，活血化瘀。

130. 厚朴：燥湿消痰，下气除满。

131. 肉桂：补火助阳，引火归元，散寒止痛，温通经脉。

132. 杜仲：补肝肾，强筋骨，安胎。

133. 黄柏：清热燥湿，泻火除蒸，解毒疗疮。

134. 白鲜皮：清热燥湿，祛风解毒。

135. 秦皮：清热燥湿，收涩止痢，止带，明目。

136. 香加皮：利水消肿，祛风湿，强筋骨。

137. 地骨皮：凉血除蒸，清肺降火。

138. 合欢皮：解郁安神，活血消肿。

139. 桑白皮：泻肺平喘，利水消肿。

140. 首乌藤：养血安神，祛风通络。

141. 皂角刺：消肿托毒，排脓，杀虫。

142. 木通：尿通淋，清心除烦，通经下乳。

143. 络石藤：祛风通络，凉血消肿。

144. 灯心草：清心火，利小便。

145. 竹茹：清热化痰，除烦，止呕。

146. 苦楝皮：杀虫，疗癣。

147. 五加皮：祛风除湿，补益肝肾，强筋壮骨，利水消肿。

148. 淫羊藿：补肾阳，强筋骨，祛风湿。

149. 大青叶：清热解毒，凉血消斑。

150. 番泻叶：泻热行滞，通便，利水。

151. 石韦：利尿通淋，清肺止咳，凉血止血。

152. 枇杷叶：清肺止咳，降逆止呕。

153. 紫苏叶：解表散寒，行气和胃。

154. 罗布麻叶：平肝安神，清热利水。

155. 桑叶：疏散风热，清肺润燥，清肝明目。

156. 辛夷：散风寒，通鼻窍。

157. 丁香：温中降逆，补肾助阳。

158. 金银花：清热解毒，疏散风热。

159. 款冬花：润肺下气，止咳化痰。

160. 红花：活血通经，散瘀止痛。

161. 合欢花：解郁安神。

162. 旋复花：降气，消痰，行水，止呕。

163. 菊花：散风清热，平肝明目，清热解毒。

164. 蒲黄：止血，化瘀，通淋。

165. 密蒙花：清热泻火，养肝明目，退翳。

166. 荷叶：清暑化湿，升发清阳，凉血止血。

167. 侧柏叶：凉血止血，化痰止咳，生发乌发。

168. 艾叶：温经止血，散寒止痛；外用祛湿止痒。

169. 玫瑰花：行气解郁，和血，止痛。

170. 野菊花：清热解毒，泻火平肝。

171. 谷精草：疏散风热，明目退翳。

172. 槐花：凉血止血，清肝泻火。

173. 月季花：活血调经，疏肝解郁。

174. 五味子：收敛固涩，益气生津，补肾宁心。

175. 木瓜：舒筋活络，和胃化湿。

176. 山楂：消食健胃，行气散瘀，化浊降脂。

177. 苦杏仁：降气止咳平喘，润肠通便。

178. 决明子：清热明目，润肠通便。

179. 补骨脂：温肾助阳，纳气平喘，温脾止泻；外用消风祛斑。

180. 枳壳：理气宽中，行滞消胀。

181. 吴茱萸：散寒止痛，降逆止呕，助阳止泻。

182. 小茴香：散寒止痛，理气和胃。

183. 山茱萸：补益肝肾，收涩固脱。

184. 连翘：清热解毒，消肿散结，疏散风热。

185. 枸杞子：滋补肝肾，益精明目。

186. 栀子：泻火除烦，清热利湿，凉血解毒；外用消肿止痛。

187. 瓜蒌：清热涤痰，宽胸散结，润燥滑肠。

188. 槟榔：杀虫，消积，行气，利水，截疟。

189. 砂仁：化湿开胃，温脾止泻，理气安胎。

190. 豆蔻：化湿行气，温中止呕，开胃消食。

191. 葶苈子：泻肺平喘，行水消肿。

192. 桃仁：活血祛瘀，润肠通便，止咳平喘。

193. 火麻仁：润肠通便。

194. 郁李仁：润肠通便，下气利水。

195. 乌梅：敛肺，涩肠，生津，安蛔。

196. 金樱子：固精缩尿，固崩止带，涩肠止泻。

197. 沙苑子：补肾助阳，固精缩尿，养肝明目。

198. 枳实：破气消积，化痰散痞。

199. 陈皮：理气健脾，燥湿化痰。

200. 酸枣仁：养心补肝，宁心安神，敛汗，生津。

201. 使君子：杀虫消积。

202. 蛇床子：燥湿祛风，杀虫止痒，温肾壮阳。

203. 菟丝子：补益肝肾，固精缩尿，安胎，明目，止泻；外用消风祛斑。

204. 牵牛子：泻水通便，消痰涤饮，杀虫攻积。

205. 夏枯草：清肝泻火，明目，散结消肿。

206. 鹤虱：杀虫消积。

207. 王不留行：活血通经，下乳消肿，利尿通淋。

208. 肉豆蔻：温中行气，涩肠止泻。

209. 芥子：温肺豁痰利气，散结通络止痛。

210. 覆盆子：益肾固精缩尿，养肝明目。

211. 槐角：清热泻火，凉血止血。

212. 马兜铃：清肺降气，止咳平喘，清肠消痔。

213. 地肤子：清热利湿，祛风止痒。

214. 化橘红：理气宽中，燥湿化痰。

215. 鸦胆子：清热解毒，截疟，止痢；外用腐蚀赘疣。

216. 胡芦巴：温肾助阳，祛寒止痛。

217. 白果：敛肺定喘，止带缩尿。

218. 柏子仁：养心安神，润肠通便，止汗。

219. 女贞子：滋补肝肾，明目乌发。

220. 蔓荆子：疏散风热，清利头目。

221. 韭菜子：温补肝肾，壮阳固精。

222. 牛蒡子：疏散风热，宣肺透疹，解毒利咽。

223. 大腹皮：行气宽中，行水消肿。

224. 草果：燥湿温中，截疟除痰。

225. 草豆蔻：燥湿行气，温中止呕。

226. 益智：暖肾固精缩尿，温脾止泻摄唾。

227. 胡椒：温中散寒，下气，消痰。

228. 蒺藜：平肝解郁，活血祛风，明目，止痒。

229. 佛手：疏肝理气，和胃止痛，燥湿化痰。

230. 胖大海：清热润肺，利咽开音，润肠通便。

231. 薏苡仁：利水渗透湿，健脾止泻，除痹，排脓，解毒散结。

232. 青葙子：清肝泻火，明目退翳。

233. 车前子：清热利尿通淋，祛痰，凉血，解毒。

234. 莱菔子：消食除胀，降气化痰。

235. 紫苏子：降气化痰，止咳平喘，润肠通便。

236. 青皮：疏肝破气，消积化滞。

237. 川楝子：疏肝泄热，行气止痛，杀虫。

238. 千金子：泻下逐水，破血消癥；外用疗癣蚀疣。

239. 诃子：涩肠止泻，敛肺止咳，降火利咽。

240. 瓜蒌皮：清热化痰，利气宽胸。

241. 瓜蒌子：润肺化痰，滑肠通便。

242. 苍耳子：散风寒，通鼻窍，祛风湿。

243. 芡实：益肾固精，补脾止泻，除湿止带。

244. 罗汉果：清热润肺，利咽开音，滑肠通便。

245. 丝瓜络：祛风，通络，活血，下乳。

246. 莲子：补脾止泻，止带，益肾涩精，养心安神。

247. 白扁豆：健脾化湿，和中消暑。

248. 木鳖子：散结消肿，攻毒疗疮。

249. 青果：清热解毒，利咽，生津。

250. 焦槟榔：消食导滞。

251. 炒瓜蒌子：润肺化痰，滑肠通便。

252. 焦栀子：凉血止血。

253. 麻黄：发汗散寒，宣肺平喘，利水消肿。

254. 金钱草：利湿退黄，利尿通淋，解毒消肿。

255. 广藿香：芳香化浊，和中止呕，发表解暑。

256. 荆芥：解表散风，透疹，消疮。

257. 车前草：清热利尿通淋，祛痰，凉血，解毒。

258. 薄荷：疏散风热，清利头目，利咽，透疹，疏肝行气。

259. 穿心莲：清热解毒，凉血，消肿。

260. 青蒿：清虚热，除骨蒸，解暑热，截疟，退黄。

261. 石斛：益胃生津，滋阴清热。

262. 伸筋草：祛风除湿，舒筋活络。

263. 木贼：疏散风热，明目退翳。

264. 紫花地丁：清热解毒，凉血消肿。

265. 半枝莲：清热解毒，化瘀利尿。

266. 益母草：活血调经，利尿消肿，清热解毒。

267. 泽兰：活血调经，祛瘀消痈，利水消肿。

268. 香薷：发汗解表，化湿和中。

269. 肉苁蓉：补肾阳，益精血，润肠通便。

270. 茵陈：清利湿热，利胆退黄。

271. 淡竹叶：清热泻火，除烦止渴，利尿通淋。

272. 佩兰：芳香化湿，醒脾开胃，发表解暑。

273. 豨莶草：祛风湿，利关节，解毒。

274. 瞿麦：利尿通淋，活血通经。

275. 半边莲：清热解毒，化瘀利尿。

276. 锁阳：补肾阳，益精血，润肠通便。

277. 蒲公英：清热解毒，消肿散结，利尿通淋。

278. 马齿苋：清热解毒，凉血止血，止痢。

279. 小蓟：凉血止血，散瘀解毒消痈。

280. 紫苏梗：理气宽中，止痛，安胎。

281. 垂盆草：利湿退黄，清热解毒。

282. 萹蓄：利尿通淋，杀虫，止痒。

283. 鱼腥草：清热解毒，消痈排脓，利尿通淋。

284. 仙鹤草：收敛止血，截疟，止痢，解毒，补虚。

285. 广金钱草：利湿退黄，利尿通淋。

286. 墨旱莲：滋补肝肾，凉血止血。

287. 荆芥穗：解表散风，透疹，消疮。

288. 马鞭草：活血散瘀，解毒，利水，退黄，截疟。

289. 地锦草：清热解毒，凉血止血，利湿退黄。

290. 茯苓：利水渗湿，健脾，宁心。

291. 猪苓：利水渗湿。

292. 雷丸：杀虫消积。

293. 灵芝：补气安神，止咳平喘。

294. 海藻：消痰软坚散结，利水消肿。

295. 乳香：活血定痛，消肿生肌。

296. 没药：散瘀定痛，消肿生肌。

297. 血竭：活血定痛，化瘀止血，生肌敛疮。

298. 青黛：清热解毒，凉血消斑，泻火定惊。

299. 儿茶：活血止痛，止血生肌，收湿敛疮，清肺化痰。

300. 五倍子：敛肺降火，涩肠止泻，敛汗，止血，收湿敛疮。

301. 海金沙：清利湿热，通淋止痛。

302. 芦荟：泻下通便，清肝泻火，杀虫疗疳。

303. 冰片：开窍醒神，清热止痛。

304. 昆布：消痰软坚散结，利水消肿。

305. 马勃：清肺利咽，止血。

306. 冬虫夏草：补肾益肺，止血化痰。

307. 茯苓皮：利水消肿。

308. 石决明：平肝潜阳，清肝明目。

309. 珍珠：安神定惊，明目消翳，解毒生肌，润肤祛斑。

310. 全蝎：息风镇痉，通络止痛，攻毒散结。

311. 土鳖虫：破血逐瘀，续筋接骨。

312. 蛤蚧：补肺益肾，纳气定喘，助阳益精。

313. 金钱白花蛇：祛风，通络，止痉。

314. 蕲蛇：祛风，通络，止痉。

315. 乌梢蛇：祛风，通络，止痉。

316. 鹿茸：壮肾阳，益精血，强筋骨，调冲任，托疮毒。

317. 羚羊角：平肝息风，清肝明目，散血解毒。

318. 地龙：清热定惊，通络，平喘，利尿。

319. 水蛭：破血通经，逐瘀消癥。

320. 牡蛎：重镇安神，潜阳补阴，软坚散结。

321. 瓦楞子：消痰化瘀，软坚散结，制酸止痛。

322. 蛤壳：清热化痰，软坚散结，制酸止痛；外用收湿敛疮。

323. 僵蚕：息风止痉，祛风止痛，化痰散结。

324. 龟甲：滋阴潜阳，益肾强骨，养血补心，固经止崩。

325. 鳖甲：滋阴潜阳，退热除蒸，软坚散结。

326. 海螵蛸：收敛止血，涩精止带，制酸止痛，收湿敛疮。

327. 蜈蚣：息风镇痉，通络止痛，攻毒散结。

328. 桑螵蛸：固精缩尿，补肾助阳。

329. 鹿角：温肾阳，强筋骨，行血消肿。

330. 水牛角：清热凉血，解毒，定惊。

331. 珍珠母：平肝潜阳，安神定惊，明目退翳。

332. 蝉蜕：疏散风热，利咽，透疹，明目退翳，解痉。

333. 蜂房：攻毒杀虫，祛风止痛。

334. 鸡内金：健胃消食，涩精止遗，通淋化石。

335. 穿山甲：活血消癥，通经下乳，消肿排脓，搜风通络。

336. 阿胶：补血滋阴，润燥，止血。

337. 自然铜：散瘀止痛，续筋接骨。

338. 滑石：利尿通淋，清热解暑，外用祛湿敛疮。

339. 石膏：清热泻火，除烦止渴。

340. 磁石：镇惊安神，平肝潜阳，聪耳明目，纳气平喘。

341. 赭石：平肝潜阳，重镇降逆，凉血止血。

342. 芒硝：泻下通便，润燥软坚，清火消肿。

343. 玄明粉：泻下通便，润燥软坚，清火消肿。

344. 白矾：外用解毒杀虫，燥湿止痒；内服止血止泻，祛除风痰。

345. 朱砂：清心镇惊，安神，明目，解毒。

346. 赤石脂：涩肠，止血，生肌敛疮。

347. 青礞石：坠痰下气，平肝镇惊。

348. 硫黄：外用解毒杀虫疗疮；内服补火助阳通便。

349. 滑石粉：利尿通淋，清热解暑；外用祛湿敛疮。

350. 煅石膏：收湿，生肌，敛疮，止血。

（傅　红）

一、课程性质和课程任务

中药鉴定技术课程的教学内容广泛适用于中药生产企业质管部及中药炮制生产企业 QA、QC、药品验收人员、中药调剂员、采购员、检验员等各种岗位。该课程是中药学专业的核心课程，是中药学专业学生必备的专业技能。

课程的任务是学习常用中药的传统性状鉴别方法，学习现代中药鉴定技术方法，掌握中药鉴定的基础理论、基本知识和基本技能。为从事中药的真伪鉴别、品种整理、质量评价和开发应用打下基础，以保障临床用药的安全有效。

二、课程教学目标

（一）职业素养目标

1. 培养学生养成耐心、细致、科学严谨、实事求是的科学态度。

2. 培养学生形成诚信为本、遵纪守法意识，形成依法鉴定的工作态度。

3. 具有勤学善思的学习习惯、细心严谨的工作作风、较强的适应能力，团队合作的职业意识及良好的沟通能力。

4. 具有终身学习的理念，能在学习和实践中思考问题、研究问题，具有运用专业知识解决工作中出现问题的能力。

（二）专业知识和技能

1. 掌握常用中药材及饮片的性状鉴定特征要点，正确识别常用中药材及饮片，能够检出部分药物的伪劣品。

2. 掌握并准确说出常用中药的功效分类及主要功效。

3. 熟悉常用中药的采收加工、品质检查要求。

4. 掌握常用中药材及饮片的显微鉴定要点及粉末显微特征。能准确绘出常用药的显微鉴别特征图。

5. 学会中成药显微鉴定的操作方法，了解部分中成药显微鉴定要求。

6. 掌握常用中药的理化鉴定要点和理化鉴定操作方法，了解中药的理化鉴定结果。

三、教学内容和要求

教学内容	了解	熟悉	掌握	教学活动参考	教学内容	了解	熟悉	掌握	教学活动参考
模块一　中药鉴定技术基本知识				教学做一体多媒体	模块二　中药性状鉴定				教学做一体多媒体中药标本
项目一　中药鉴定技术概论	√				项目一　中药性状鉴定操作规程		√		
项目二　中药材的采收加工		√			项目二　根及根茎类中药的性状鉴定			√	
项目三　中药鉴定的工作内容			√		项目三　茎木、皮类中药的性状鉴定			√	

续表

教学内容	教学要求			教学活动参考	教学内容	教学要求			教学活动参考
	了解	熟悉	掌握			了解	熟悉	掌握	
项目四　花、叶类中药的性状鉴定			√	教学做一体 多媒体 中药标本	项目四　常用矿物类中药的显微鉴定			√	
项目五　果实及种子类中药的性状鉴定			√		项目五　常用中成药的显微鉴定			√	
项目六　全草类中药的性状鉴定			√		模块四　中药理化鉴定				教学做一体 多媒体
项目七　其他类中药的性状鉴定			√		项目一　根及根茎类中药的理化鉴定			√	
项目八　动物类中药的性状鉴定			√		项目二　茎木、皮类中药的理化鉴定			√	
项目九　矿物类中药的性状鉴定			√		项目三　花、叶类中药的理化鉴定			√	
模块三　中药显微鉴定				教学做一体 多媒体 中药粉末 光学显微镜	项目四　果实、种子类中药的理化鉴定			√	
项目一　中药显微鉴定操作规程	√				项目五　全草类中药的理化鉴定			√	
项目二　植物类中药的显微鉴定			√		项目六　其他类中药的理化鉴定			√	
项目三　常用动物类中药的显微鉴定			√		项目七　动物类中药的理化鉴定			√	

四、学时分配建议（144 学时）

教学内容	教学做一体	教学内容	教学做一体
模块一　中药鉴定技术基本知识		项目一　中药显微鉴定操作规程	4
项目一　中药鉴定技术概论	1	项目二　植物类中药的显微鉴定	16
项目二　中药材的采收加工	1	项目三　常用动物类中药的显微鉴定	4
项目三　中药鉴定的工作内容	2	项目四　常用矿物类中药的显微鉴定	4
模块二　中药性状鉴定		项目五　常用中成药的显微鉴定	12
项目一　中药性状鉴定操作规程	4	模块四　中药理化鉴定	
项目二　根及根茎类中药的性状鉴定	20	项目一　根及根茎类中药的理化鉴定	4
项目三　茎木、皮类中药的性状鉴定	4	项目二　茎木、皮类中药的理化鉴定	1
项目四　花、叶类中药的性状鉴定	8	项目三　花、叶类中药的理化鉴定	1
项目五　果实及种子类中药的性状鉴定	16	项目四　果实、种子类中药的理化鉴定	2
项目六　全草类中药的性状鉴定	16	项目五　全草类中药的理化鉴定	1
项目七　其他类中药的性状鉴定	8	项目六　其他类中药的理化鉴定	2
项目八　动物类中药的性状鉴定	8	项目七　动物类中药的理化鉴定	1
项目九　矿物类中药的性状鉴定	4	总计	144
模块三　中药显微鉴定			

五、教学基本要求的说明

对中药性状鉴定部分建议采用教学做一体化模式，对必备知识部分可以中药经营、调剂、药品检验中出现的实际案例引入，以讲授为主；在技能训练部分，由教师利用多媒体教学设施，将中药材及饮片照片制成 PPT 并在图片上用文字形式重点标注出中药的主要特征，结合实训室内中药材及饮片的实物标本，进行中药性状特征的讲授，同时让学生边听边动手，利用"眼看、手摸、鼻闻、口尝"等性状鉴别技能，感受每味中药的特点，完成对中药性状鉴别技能的训练。

对显微鉴定和理化鉴定部分建议在实训室内教学做一体化，边学边做以达到较好的学习效果。

自测题参考答案

模块 一

A 型题

1. C 2. C 3. C 4. C 5. C 6. B 7. A 8. B
9. D 10. A

X 型题

1. ABCD 2. ABCD 3. ABC 4. ABCD 5. AD

模块 二

项目二 根及根茎类中药的性状鉴定

A 型题

1. D 2. B 3. D 4. A 5. D 6. A 7. B 8. C
9. A 10. C 11. B 12. B 13. A 14. A 15. C
16. B 17. A 18. C 19. A 20. D 21. D 22. B
23. D 24. C 25. B 26. A 27. C 28. A 29. D

X 型题

1. AD 2. ABCD 3. ACD 4. AB 5. ACD
6. ABCD 7. ABCD 8. ABCD 9. ABD
10. ABC 11. ACD

项目三 茎木、皮类中药的性状鉴定

A 型题

1. D 2. C 3. B 4. B 5. C 6. B 7. B 8. B
9. C

X 型题

1. AB 2. BD 3. ABD 4. ACD 5. ABCD

项目四 花、叶类中药的性状鉴定

A 型题

1. A 2. B 3. D 4. B 5. B 6. A 7. A 8. A
9. B 10. C

X 型题

1. AC 2. ABCD 3. ABD 4. ABD 5. ABCD

项目五 果实及种子类中药的性状鉴定

A 型题

1. B 2. D 3. A 4. B 5. C 6. C 7. A 8. D
9. A 10. D

X 型题

1. ABCD 2. BCD 3. AB 4. AB 5. ACD

6. ABCD 7. AC 8. ABC 9. ABC 10. AB

项目六 全草类中药的性状鉴定

A 型题

1. A 2. C 3. B 4. A 5. C 6. A 7. D 8. D
9. B 10. D

X 型题

1. ABD 2. BCD 3. ABD 4. ABD 5. ABC

项目七 其他类中药的性状鉴定

A 型题

1. D 2. B 3. C 4. C 5. C 6. B 7. A 8. B
9. B 10. A 11. B 12. A 13. C 14. A 15. B
16. C 17. A 18. A 19. A 20. C 21. A 22. B
23. A

X 型题

1. ABCD 2. ABCD 3. ABCD 4. ABD 5. AD
6. ABD 7. ABCD 8. ABD 9. ACD 10. ABCD
11. ABCD 12. AB

项目八 动物类中药的性状鉴定

A 型题

1. D 2. C 3. C 4. A 5. D 6. D 7. C 8. B
9. B 10. A

X 型题

1. ABC 2. ABCD 3. ABCD 4. ABD 5. ABCD

项目九 矿物类中药的性状鉴定

A 型题

1. B 2. A 3. B 4. A 5. A 6. D 7. B 8. C
9. B 10. B

X 型题

1. AD 2. ABCD 3. AB 4. ABCD 5. ABD

模块 三

项目二 植物类中药的显微鉴定

A 型题

1. C 2. D 3. C 4. C 5. B 6. B 7. B 8. C
9. B 10. B 11. A

X 型题

1. ABCD   2. ABCD   3. ABC   4. ABCD 5. ABD

6. BC   7. ABCD   8. ABCD   9. ABCD

项目三   常用动物类中药的显微鉴定

A 型题

1. A   2. D   3. B

项目五   常用中成药的显微鉴定

A 型题

1. D   2. A

X 型题

1. ABCD   2. ABD

模 块 四

项目一   根及根茎类中药的理化鉴定

A 型题

1. C   2. B   3. C   4. D

X 型题

1. ABC   2. ABCD

项目二   茎木、皮类中药的理化鉴定

A 型题

1. B   2. D   3. C

X 型题

1. BC   2. AC

项目三   花、叶类中药的理化鉴定

A 型题

1. B   2. A

X 型题

AB

项目四   果实、种子类中药的理化鉴定

A 型题

B

X 型题

AB

项目五   全草类中药的理化鉴定

A 型题

C

X 型题

AB

项目六   其他类中药的理化鉴定

A 型题

1. C   2. A

X 型题

1. BD   2. AC

项目七   动物类中药的理化鉴定

A 型题

1. C   2. D   3. B   4. D

X 型题

1. ACD   2. BCD